全国高等中医药院校护理专业成人教育规划教材

总 主 编：洪　净

副总主编：徐英敏　蒋冠斌

急救护理学

（供专科、专升本、本科学生用）

国家中医药管理局人事教育司指导

主　　编：吕　静（长春中医药大学）

许　瑞（甘肃中医学院）

副 主 编：（按姓氏笔画为序）

宋　洁（山东中医药大学）

周云仙（浙江中医药大学）

蔡恩丽（云南中医学院）

编　　者：（按姓氏笔画为序）

王惠峰（北京中医药大学）

刘金凤（山东中医药大学）

吕　静（长春中医药大学）

许　瑞（甘肃中医学院）

宋　洁（山东中医药大学）

张昕烨（长春中医药大学）

张春梅（天津中医药大学）

周云仙（浙江中医药大学）

林巧梅（湖南中医药大学第二附属医院）

贺慧娟（湖北中医药大学）

袁　娟（安徽中医药大学）

蔡恩丽（云南中医学院）

主　　审：许　虹（杭州师范大学护理学院）

湖南科学技术出版社

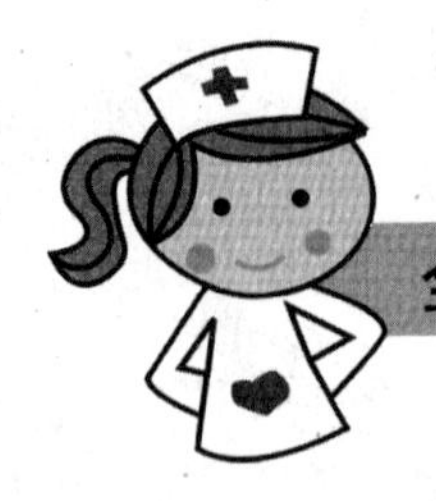

编委会名单

出版说明

《全国高等中医药院校护理专业成人教育规划教材》（专科、专升本、本科）是在国家中医药管理局人事教育司指导下，首次组织全国19家中医药院校护理学院（或护理系）的专家、教授编写的护理专业成人教育规划教材。本套教材的编写，旨在培养适应社会主义现代化建设和临床护理事业发展需要的，德、智、体、美全面发展，具备护理基础理论、基本知识、基本技能以及相关的中医学基础、临床各科等方面的知识和能力，掌握一定的人文社会科学、自然科学和中国传统文化知识，能从事临床护理、科研、教学、管理等方面工作，具有良好的职业道德和职业素质，富有创新意识的护理专业的专门人才。

2012年4月在郑州全国中医药成人教育学会全体理事会上确定根据“政府指导，学会主办，学校联办，出版社协办”的精神编写出版《全国高等中医药院校护理专业成人教育规划教材》（专科、专升本、本科）。即国家中医药管理局人事教育司宏观指导；全国高等中医药院校护理学院（系）广泛参与，既是教材编写的主体，又是教材的使用单位；湖南科学技术出版社负责教材的出版，并协助政府、学会、院校提供编辑出版方面的服务和经费支持。这种运作机制，旨在有机结合各方面的优质资源，有效调动各方面的积极性，有力保证教材的科学性、权威性、公认性和教学适应性。本套教材的编写，秉承简洁、实用、易学的原则，重点突出成人高等教育的特点，着力体现中医药护理学的特色，充分考虑学生毕业后临床技能的需求，兼顾最新护士执业资格考试大纲的要求，写作当中突出“护理措施”、“护理操作”的内容。

2012年6月底在云南腾冲召开了主编、副主编的遴选工作，审定工作由学会的15位常务理事代表学会承担。在认真阅读申报材料、充分评议的基础上，以投票表决形式产生主编、副主编，报国家中医药管理局人事教育司备案。本套教材的主编、副主编队伍阵容强大，具有较高的理论水平、丰富的教学经验和广泛的代表性。

2012年7月，教材主编会议在湖南长沙举行，这次会议研究了教材编写体例和一系列相关工作，标志着本套教材的正式启动。考虑到教学实践需要，便于学生自学复习，本套教材还相应配套了《学习指导与习题集》，以完善教材体系。

最后，我们要感谢参编院校的领导和各位主编、副主编和编者，他们为教材的编写做出了无私的贡献和积极的努力；感谢使用教材的院校领导和师生，他们一直关心教材的编写情况，并提出了很多的宝贵建议。在这里要特别感谢安徽中医药大学护理学院和成教学院对本套教材配套学习指导与习题集的大力支持。诚然，本套教材课程设置是否合理、教学内容详略是否恰当、大纲安排是否切合实际等等，都有待于广大师生在教学实践中不断检验，以便今后修订再版时更趋于完善。由于时间紧，任务重，在编写和编辑的过程中难免存在各种各样的问题，敬请各位读者谅解。

湖南科学技术出版社

2013年8月

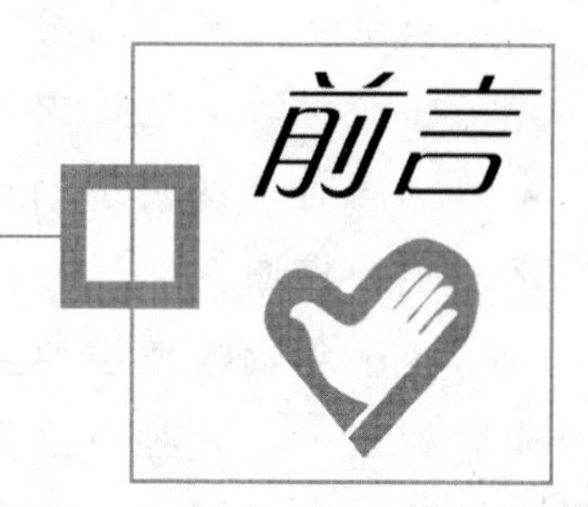

前言

急救护理学是急诊医学中的重要组成部分，是护理学专业的一门必修课程。随着人类疾病谱的改变、社会人口老龄化、意外事故及自然灾害的频发及人们生活节奏的加快，各种心脑血管意外、传染病、急性中毒、灾害及意外伤害等引起的急危重症疾病日益增加，急救护理学作为一门新兴临床学科越来越受到重视，在挽救生命、降低伤残、提高生命质量方面发挥了日益突出的作用。与此同时，各种新的监护、抢救仪器的不断更新和问世，新的抢救、监测技术不断涌现，使急救护理学的研究范畴日益扩大。2011 年国家执业护士考试首次将急救护理学的主要内容纳入考试大纲范畴，彰显了急救护理的重要性日益突出。

在急救护士的培养中，教材建设起着举足轻重的作用。全国高等中医药院校护理专业成人教育规划教材《急救护理学》是在国家中医药管理局人事教育司的宏观指导下，联合全国中医药成人教育学会和全国 10 余所高等中医药院校具有丰富教学经验的教师编写的，以满足急救护理的教学需求。

本教材的特点是：结合国内外急救护理的发展现状，在保持以往急救护理教材基本特色的基础上，将急救护理发展的新知识、新技术等引入教材，在内容上尽量避免与护理专业其他课程重叠，以院前急救-急诊科救治-院内急救为护理模式，重点突出院前急救特色。在力求知识的时代性、适用性、够用性基础上，结合成人教育的特点进行内容组织和编排。

本教材供全国高等中医药院校护理专业成人教育的专科、专升本、本科学生使用。书中及教学大纲中涉及专升本、本科的教学内容则用※标出。教材共分 14 章，重点讲述了急救护理学的基本知识、基本理论、基本技能。

每一章后面附有自学指导，包括重点难点、考核知识点以及复习思考题，以方便随堂练习和自己学习。本书还另外配套出版了学习指导与习题集辅导用书，以供学生自学之用。

在教材编写过程中，我们得到了各位编者所在单位相关领导和同事的大力支持，同时也得到了湖南科学技术出版社领导、编辑的鼎力相助，在此一并表示衷心的感谢。

鉴于急救护理学的发展方兴未艾，内容和技术不断更新，同时限于编者的能力和水平，教材中难免存在不足或疏漏之处，敬请专家、同仁和读者多提宝贵意见，以便我们在重印或再版时予以修正，使其进一步完善。

《急救护理学》编委会

2013年9月

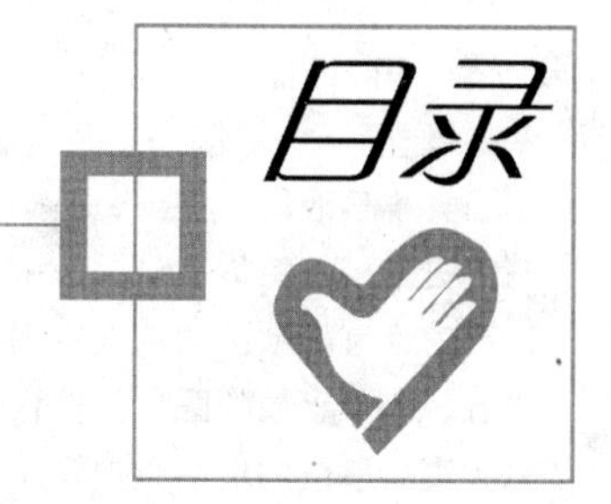

第一章 绪　论

第二章 院前急救

第三章　灾难事故救护

第四章　急诊科护理工作

第五章　重症监护病房

第六章　常用监护技术

第七章　心搏骤停与心肺脑复苏

第八章　常用急救技术

第九章　危重症患者的营养支持

第十章 休 克

第十一章 创 伤

第十二章 急性中毒

第十三章　环境及物理因素损伤

第十四章　临床危象患者的护理

第一章 绪 论

【学习目标】

1. 掌握：

（1）急救护理学的概念。

（2）急诊医疗服务体系的概念。

2. 熟悉：

（1）急救护理学的研究范畴。

（2）急诊医疗服务体系的组织与管理。

3. 了解：

（1）急救护理学的发展史。

（2）急救护理人员的素质要求。

【自学时数】 2学时。

急救护理学是现代护理学的重要组成部分，是以挽救患者生命、提高抢救成功率、减少伤残率、提高生命质量为目的，以现代医学及护理学专业理论为基础，研究各类急危重症患者的救治、监护和科学管理的一门跨专业、跨学科的综合性应用学科。随着社会经济的飞速发展、现代医学的进步和人们对健康需求的不断提高，人类在享受现代文明的同时，也面临着各种突发事件和急危重症的威胁。特别是近20年来，受疾病谱的改变、意外伤害事故的增多、人口和家庭结构改变等方面的影响，使急救护理学的发展日趋完善，在对急危重症患者实施急救和特别监护中起着十分关键的作用。

第一节 急救护理学的发展史

一、现代急救护理学的起源与发展

现代急救护理学的起源可追溯到19世纪南丁格尔时代（F. Nightingale）。1854～1856年的克里米亚战争，由于南丁格尔率领38名护士在前线的救护，使伤员的死亡率由50%下降至2.2%，这充分说明急救护理工作在抢救危重患者中的重要作用。20世纪50年代初，北欧发生了脊髓灰质炎大流行，很多患者伴有呼吸肌麻痹不能自主呼吸，因此出现了最早用于监护呼吸衰竭患者的监护病房。60年代初，随着电子仪器设备的发展，急救护理工作进入了有抢救设备配合的阶段，心电示波装置、电除颤器、人工呼吸机、血液透析仪的应用、急诊医学理论与实践的深化，使急救护理理论和技术得到了进一步的提高和发展，同时，现代监护仪器设备的集中使用，也促进了ICU的建立。70年代中期，在德国召开的国际红十字会参与的一次医学会议上，提出了急救事业国际化、国际互助和标准化的方针，国际间统一了紧急呼救电话、统一急救车上的抢救设备装置及交流急救经验等。

二、我国急救护理学的起源与发展现状

在我国，急救护理学的起源可以追溯到远古时期，人类在总结自身生存和与自然灾害、意外伤害及疾病作斗争的过程中，逐渐开始了急救医学及护理的实践。许多古代医学文献中有不少名医治疗和护理的记载，如东汉张仲景在《金匮要略》中首次提出应用人工呼吸、心脏按压的方法抢救自缢的患者，是最早的中医心肺复苏术记载；东晋葛洪的《肘后备急方》、唐朝孙思邈的《备急千金要方》等都记载了许多急症的医方和救治方法，这些宝贵的医学遗产，体现了中医学在急救理论和方法上的经验和独特见解，为急诊医学和急救护理学的发展奠定了坚实基础。

我国现代急救护理事业的发展也经历了从简单到逐步完善形成新学科的过程。在早期，各医院将危重患者集中在靠近护士站的病房以便于观察和护理；将外科手术后患者送到术后恢复室集中护理，病情稳定后再转回病房。20世纪70年代末期随着心脏手术的开展建立了CCU病房，随后相继成立了各专科或综合性监护病房。1980年10月国家卫生部首次颁发了“关于加强城市急救工作的意见”的文件，促进了我国急救事业的发展；1981年《中国急救医学》杂志创刊；1983年10月，卫生部又颁发了“城市医院急诊科（室）建立方案”，各地医院相继成立急诊科（室）；1986年11月全国人大通过了“中华人民共和国急救医疗法（草案）”，规定“市、县以上地区都要成立急救医疗指挥系统，实行三级急救医疗体制”；1987年5月中华医学会成立了全国急诊医学分会，标志着我国急诊医学开始正式成为一门新的独立学科。2003年国务院正式颁布了“突发公共卫生事件应急条例”，更加体现出我国政府对急救工作的重视和对人民健康事业的关心。恢复高等护理教育后，国家教育部就将《急救护理学》确定为护理学科本、专科护生的必修课程之一，标志着急救护理教育进入了一个崭新阶段。

20世纪90年代以来，随着城市人口的急剧增加、交通事业的飞速发展、人口老龄化、社区服务和家庭护理的出现，使急救医疗和护理工作也面临着许多新的课题。目前我国急诊医疗服务体系、急救网络正逐步得到建立健全，公众急救意识和要求普遍提高，急救护理学在急诊医疗服务体系中已经显现出举足轻重的地位。

第二节　急救护理学的研究范畴

随着急救医学的飞速发展、现代化仪器设备的更新，急救护理学的研究范畴也在不断地扩大和发展，其研究范畴主要包括以下几个部分。

一、院前急救

院前急救是指急症和危重症伤病员进入医院前的医疗救护，包括现场呼救、现场救护、途中监护和运送等环节。及时有效的院前急救为院内进一步救治提供了前期保障，对于维持患者生命、提高抢救成功率，减少伤残率，减轻患者痛苦、预防再损伤等方面均有极其重要的意义。因此，院前急救是急救工作的最前沿阵地。

二、院内急诊科救护

急诊科是医院的独立科室，是急救工作的重要组成部分，负责接收各种急诊患者，对其进行抢救治疗和护理，并根据病情变化，对患者做出出院、留院观察、立即手术、收住专科病房或收住 ICU 的决定。急诊科作为医院急救医疗及护理工作的前哨，其工作质量的优劣直接关系到患者的生命安危，也间接地反映了一所医院的科学管理和医疗技术水平。

三、危重病救护

危重病救护是指受过专门培训的医护人员，在备有先进监护设备和急救设备的加强监护病房，对院外和院内的危重病患者进行全面监测和治疗护理。加强监护病房的建立，提高了危重患者的抢救成功率，并为急救护理积累了宝贵的临床经验。

四、灾难救护

灾难可分为自然灾难和人为灾难，突发性的群体伤亡是许多灾难的共同特征。灾难救护的内容主要包括开展现场自救和互救、组织有关人员赶赴现场、积极寻找伤病员、快速正确的检伤分类、现场急救、及时分流和转送伤病员及灾后防疫等环节。

五、战地救护

战地救护是研究在野外情况下，对大批伤员实施紧急救护的组织措施和工作方法。迅速、准确的战地救护，对挽救伤员的生命、减少伤残、恢复战斗力和对后期治疗、康复都具有十分重要的意义。同时要求医护人员掌握预防化学污染、放射污染及自我保护等与现代战争特点相关的知识。

六、急诊医疗服务体系

急诊医疗服务体系是研究如何建立和完善高质量、高效率的急诊医疗服务系统，并把急救护理措施快速、及时、有效地送到伤病员身边或灾害现场的组织管理方法。

七、急救护理学教育、科研和人才培训

随着急诊医学的发展，必须要做好急救护理人员的业务培训，有计划地组织急救医学讲座、技能培训及现场应急能力培训，不断学习和掌握急救护理的新理论、新技术，更好地适应新时期急救护理工作的需要。同时加强急救护理学的教学工作，积极开展急救护理科学研究及情报、信息交流工作，使急救护理学教学-科研-临床实践紧密结合，促进急救护理人才的培养、提高学术水平。

第三节 急诊医疗服务体系

随着社会的进步和医学科学技术的发展，急诊医学越来越受到人们的重视。传统的急救模式已不再适应现代社会的发展和人民大众求医的需求，这就需要建立一个崭新的急救模式，即“急诊医疗服务体系”，它是集院前急救、院内急诊科（室）诊治、重症监护病房（ICU）救治和各专科的“生命绿色通道”为一体的急救网络，即院前急救负责现场急救和途中救护，急诊科（室）和ICU负责院内救护，是一个有严密组织和统一指挥的急救网络。它不仅可以满足和平时期急诊医疗服务的需要，在战争或灾难出现时也可以应付紧急情况下急诊工作的需要，因而具有广泛的社会性，同时它改变了传统的“等待救护”的急救观念，提高了急救工作的效率。

一、急诊医疗服务体系的组织

为提高各地区急救机构的总体救护水平，各城市需逐步建立健全由急救站、医院急诊科（室）、社区卫生院等基层卫生组织组成医疗急救网，即城市医疗救护网。其工作任务是在城市各级卫生行政部门和所在单位直接领导下，开展现场、途中转运急救和院内急救工作。

（一）急救中心及急救分站的主要任务

1. 急救中心在卫生行政部门直接领导下，负责统一指挥所在城市日常急救工作；急救分站在急救中心的领导下，担负一定范围内的急救任务。

2. 以医疗急救为中心，负责对各科急危重症患者及意外灾害事故受伤人员的现场和转送途中的抢救与监护治疗。

3. 在基层卫生组织和公众中宣传、普及急救知识和急救技术。有条件的急救中心（站）可承担一定的科研、教学任务。

4. 接受上级部门领导指派的临时救护任务。

（二）医院急诊科（室）的任务

1. 承担急救站转送的和来诊的急危重症患者的诊治、抢救和留院观察工作。

2. 有些城市的医院急诊室同时承担急救分站的任务。

（三）社区、乡镇卫生院、红十字卫生站等组织的主要任务

1. 在急救专业机构的指导下，学习和掌握现场救护的基本知识及操作技能。

2. 负责所在社区、乡镇的灾难救护、防火、防毒等知识的宣传教育工作。

3. 一旦出现急危重症患者或意外灾害事故时，在急救专业人员到达前，及时、正确地组织群众开展现场自救、互救工作。

二、急诊医疗服务体系的管理

对急诊医疗服务体系的科学管理是提高急诊、急救工作水平的前提和保障。急诊医疗服务体系的管理主要体现在5个方面。

（一）现场急救人员的组成

1. 第一目击者　能正确进行呼救并参与实施初步急救的人员。

2. 急救中心（站）的医护人员　根据救护的具体情况，随车派出，参与现场急救和转运途中救护的工作人员。

3. 医院急诊科的医护人员　伤病员到达医院后，由急诊科的医护人员继续进行抢救和治疗。

（二）建立院前急救通信网络

通信是现代急救工作中最重要、最先的一环，是急诊医疗服务体系的灵魂。目前我国院前急救机构统一使用的急救电话是“120”，个别地区还积极探索“120”、“110”、“122”、“119”联动机制。逐步建立救护车派遣中心和急救呼叫专线电话，利用通信卫星或无线电通信系统进行通信联系，使急救通信半径能满足急诊医疗服务体系半径的需要，对重要单位、部门和医疗机构设立专线电话，以确保在紧急情况下随叫随通。

（三）改善院前急救运输工具，提高现场救援和转送能力

院前急救运输工具目前仍以救护车为主，救护车内的装备水平现在已成为衡量一个国家或地区急救水平的标志。在沿海地区、林区、牧区以及有条件的城市，应因地制宜地根据急救需要发展急救直升机或快艇。运送患者的交通工具应由国家统一规定车内配置标准，救护车内均需装备无线对讲机，实行统一受理、就近派车、按需送院的原则。各级卫生行政部门要制定急救运输工具的使用管理制度，保证其正常良好的运转。

（四）加强医院急诊科的建设，提高急诊科的应急能力

医院急诊科应有独立的“小区”，要有专门的医护人员编制、一定规模的装备和对内、对外通信联系设施。应不断加强急诊科的业务管理，提高急诊科医护人员的急救意识和素质，建立健全急诊科的各项规章制度，推行急诊工作标准化管理，完善急诊科的硬件设施。

（五）开展社会急救宣传培训工作

利用报刊、电视、广播、宣传栏、讲座等手段，提高全民的急救意识及现场急救知识、基本急救技术操作，如徒手心肺复苏、止血、包扎、骨折临时固定、搬运等简单处理方法。公众对各种场所发现的急危重症患者，都有义务向急救部门呼救、给予现场急救和送往医疗单位。社会各部门或单位，接到急救求援信号时，必须从人力、物力、财力上给予援助。在易发生灾害的地区及工伤事故的厂矿，应组织专业性救援队伍或群众组织，当地的铁路、民航及交通运输部门也要同当地卫生部门建立急救医疗协作关系，一旦发现急危重症患者或发生意外伤害事故时，在专业队伍尚未到达现场之前能正确、及时地进行自救和互救。

第四节　急救护理人员的素质要求

急救护理工作突发性强，工作强度大、病种复杂多变、患者的痛苦和精神压力大，急救人员必须要分秒必争、做出紧急正确的处理。因此，对急救护理人员的综合素质也提出了更高的要求。

一、高度的责任心

人的生命是最宝贵的，对生命的尊重是一个社会文明程度的体现。在急救护理工作中应

本着“救人治病”的基本原则，护理重点应着重强调抢救生命、稳定病情，尽可能减少不必要的延误，树立“时间就是生命”的观念。护理人员应充分认识到急救护理工作对挽救患者生命的重要性，树立爱岗敬业精神、具有高度的责任心、视患者为亲人，全心全意地为人民服务的思想。时刻传承“慎独”作风，在任何情况、任何条件下都必须忠实于患者的利益，令患者及家属放心，成为一名优秀的急救护理人员。

二、扎实的业务素质

急诊、急救患者病种复杂，病情紧急多变，急救护理工作质量的优劣，直接关系到患者的生命安危，因此，护理人员必须刻苦学习急救医学、急救护理学的相关知识和技能，从而具有扎实的理论知识、娴熟正确的操作技能，能在急救护理工作中及时准确地观察和判断病情、及时敏锐地预见到潜在危险与突发变化，及时有效地协助医生实施救护，为挽救患者生命做出自己的贡献。

三、健康的身体素质

急救护理工作具有节奏快、任务重、突发性强、应变性高等特点。面对突发性紧急事件，可能会有大批伤病员需要紧急抢救和治疗，作为急救护理人员必须无条件地投身于抢救之中，其工作负荷及强度可能会骤然增大甚至需要不分昼夜地操劳。因此，首先要求急救护理人员必须具有健康的体魄、清晰的头脑、敏捷的动作和吃苦耐劳的精神，才能承担起艰巨复杂的急救护理工作。

四、良好的心理素质

急救护理工作除了要求护士具有广博的理论知识和熟练的技能外，还应具有良好的心理素质。表现在对患者要有高度的责任感和同情心，只要患者有一线生存的希望，就要尽职尽责地全力投入到救护工作中去。工作中既要有坚定的正义感和法律、法规意识，又要有较强的适应能力、应变能力、良好的忍耐力和自我控制力；既要有饱满的精神状态和强烈的进取心，能以积极、善良的心态去面对身残、心灵痛苦的患者，又能保持乐观的心态、以自己端庄的形象、亲切的语言、熟练的技术给患者以信任感和安全感。还应具有不怕挫折的顽强意志，做到在任何情况下都能坚持不懈地抢救每一位伤病员。

五、较强的管理素质

抢救过程中参与人员多，工作较繁杂，能否组织协调好各有关部门、科室之间的关系，能否将各种护理措施落实到位，能否保证药品器械准确无误地投入抢救，直接关系到救治能否成功。因此，护理人员应具有一定的管理水平，做好科学而周密的管理工作，同时注意做好善后处理工作，及时总结经验，不断提高急救护理工作的效率和质量。

总之，急救护理工作的特点要求我们医护人员必须具备良好的职业素质，时刻保持急救意识和最佳急救技术水平，重视急救及各专科护理基础知识、基础理论、基本技能的学习，并坚持理论与实践相结合，不断认真总结成功的经验和失败的教训，提高在急救护理中分析问题、解决问题的能力。

自学指导

【重点难点】

1. 急救护理学的概念和研究范畴。

2. 急诊医疗服务体系的概念、组织与管理。

【考核知识点】

1. 急救护理学的概念。

2. 急救护理学的研究范畴。

3. 急诊医疗服务体系的概念、组织与管理。

【复习思考题】

1. 急救护理学的研究范畴有哪些？

2. 何谓急诊医疗服务体系？其管理包括几个方面？目前我国还存在的薄弱环节和不足之处有哪些？

3. 简述对急救护理人员的素质要求。

〔吕　静〕

第二章 院前急救

【学习目标】

1. 掌握：

（1）院前急救的概念、原则。

（2）现场评估分类的内容与方法；现场急救护理的内容与方法。

2. 熟悉：

（1）院前急救的特点、任务。

（2）急救呼救的要求；转运与途中监护的内容与方法。

3. 了解：

（1）院前急救的设置及※工作模式。

※（2）计算机在院前急救中的运用；急救出诊准备；赶赴现场阶段；抵达医院阶段；返回待命状态的内容与方法。

【自学时数】 4学时。

在日常生活和工作中，人们都有发生疾病、遭受意外伤害和灾难袭击的可能。2008年，卫生部通报我国第三次居民死因抽样调查结果显示，我国城市主要致死疾病中位于前五位的依次是恶性肿瘤、心脑血管疾病、呼吸系统疾病、损伤和中毒。这些疾病除恶性肿瘤外，大多数带有突发性，而且大多发生在医院以外。因此，及时、有效的院前急救对于抢救患者生命具有非常重要的意义。

第一节 概　　述

对于急危重症患者来说，时间就是生命，发病1小时内为抢救的黄金时间，6小时内为白银时间，6小时以上则称为“白布单时间”（死亡时间）。院前急救的意义在于急危重症患者在发病初期就能得到及时有效的救治，使生命得以维持，同时也减轻患者及亲属的负担和精神压力，使他们得到心理上的安慰。

一、院前急救的概念及特点

（一）院前急救的概念

院前急救（pre-hospital emergency medical care）又称现场急救（first aid）或院外急救（out-hospital emergency medical care），是指对突发伤病受害者（包括灾难事故、意外伤害、急危重症等）给予最初的快速评估与早期的初步救助或治疗。

1. 狭义的院前急救　指由专业急救医疗服务机构（EMSS）的医护人员或相关人员所从事的对突发伤病员的紧急医疗活动，包括进入医院前的呼救、现场紧急处理、途中监护及转运至医院的全过程。

2. 广义的院前急救　指伤病员在发病或受伤时，由救护人员或目击者实施的医疗救护活动，提供医疗救援服务的不仅有专业的医护人员，而且包括其他社会公众，如经过急救培训的红十字会会员、司机、交通警察、过往路人等。非医务人员与专业医护人员密切协作，对伤病员进行有效的基础生命支持，可以提高患者的存活率和减少伤残率。

院前急救是急诊医疗服务体系中最重要的内容和任务之一，及时有效的院前急救对维持患者的生命、防止再损伤、减轻患者痛苦、为后续治疗赢得时间及提高抢救成功率、减少伤残率等方面都有着极其重要的意义。

（二）院前急救的特点

1. 院前急救对象的特点

（1）随机性强：任何急症和灾难的发生都是难以预料的，因此院前急危重症患者的发病时间、病情严重程度、病种以及伤病员人数等均难以预测。因此，院前医疗机构或组织平时应有一定的急救物资储备，以保证能在突发事件发生时有条不紊、忙而不乱地开展急救工作。

（2）紧迫性强：院前急救的对象大多为突然发病或病情突然加重的各种危及生命的急症、创伤、中毒、灾难事故等患者，有时还会出现成批伤病员，抢救时间非常有限，这就要求救护人员迅速反应，快速到达，及时展开有效的救护。

（3）散发性强：院前急救对象大多分散在居所、工作单位、街头等事发现场，救护工作容易受地形、路途、天气等影响，给院前急救工作造成了一定的困难。因此，要求院前急救组织必须准备充分，救护人员、救护车辆、通信器材、急救用品等均处于“待命”状态。

（4）群体危害大：突发事件常造成群体性疾病或伤病，几乎同时或相继出现众多伤病员，其中以事故灾难最常见（如车祸、矿山事故、中毒等）、自然灾害最严重（如地震、泥石流、水灾、火灾等）、战争及恐怖事件最骇人。因此，要求院前急救组织能快速到达，实施现场分类和救护，最大限度地减少伤残率，降低死亡率。

（5）病种复杂：院前急救病种几乎涉及临床各学科且存在着交叉重叠现象，有的还涉及到传染病、中毒或不明原因的疾病等情况。因此，要求院前救护人员不但要有扎实的跨学科、跨专业的医学知识，而且还要具有敏锐的、细致的观察能力以及较强的鉴别诊断能力。

2. 院前急救工作的特点

（1）无规律性：由于院前急救对象的特点，使得院前急救工作在急救时间、方案和场所等方面均无规律可循。因此，救护人员要根据现场情况，因地制宜地采取灵活多变的救护措施，才能把握更多的抢救时机。

（2）社会性广：院前急救涉及社会的各个方面，跨出纯粹的医学领域，需与公安、交通警察、社区、消防、铁路交通、建筑运输、食品、服装等政府部门或相关行业打交道，解决一些非医疗性问题，院前急救是整个城市和地区应急防御功能的组成部分，也是履行政府职能的社会公益性事业。

(3) 流动性大：院前急救活动发生的时间、地点往往不可预知，急救地点可以分散在区域内每个角落，患者流向可以是区域内每一家综合性医院，如遇有突发灾难事故发生，也可能超越行政医疗区域分管范围，到邻近省、市、县救护。

(4) 救护环境差：院前急救多在非医疗条件或不理想的环境下进行，如光线暗淡、马路街头的围观人群拥挤、嘈杂等给评估和诊断病情造成很大困难；如现场的大火、化学毒气、倒塌物、爆炸物等事故现场的险情未排除等可能造成人员的再损伤或危及到救护人员的生命安全；运送途中，救护车震动和马达声常使听诊困难，触诊和问诊也受影响。

(5) 体力强度大：院前急救医护人员，从接到急救指令、迅速反应、抢救患者到转运监护，其中每个环节都要付出大量的体力劳动。如因路况不佳或恶劣天气等的影响，还有可能弃车徒步前往，也有可能爬楼梯。到达现场后，须立即对患者开展抢救，抢救后又要搬运患者，运送途中还要不断密切观察患者病情并处理突发情况，这些环节均需消耗一定的体力。

(6) 以对症处理为主：院前急救工作强调的是速度，因缺乏充足的时间和良好的医疗环境，难以准确地进行鉴别诊断，因此，治疗多以对症处理为主，以达到初步救生的目的，为院内救治创造时间和机会。

二、院前急救的任务

急救中心（站）承担院前急救的任务，其主要任务是合理运用急救技术，采取各种有效的急救措施，最大限度地减少伤病员的痛苦，降低致残率和死亡率，为进一步实施医院内抢救打好基础。

（一）平时对呼救患者的院前急救

这是院前急救主要的和经常性的任务。一般情况下，呼叫救护车的患者可被分为3类。

1. 短时间内有生命危险的危重或急症患者　对这类患者必须现场抢救，目的在于挽救患者的生命或维持基础生命体征。此类患者包括急性心肌梗死、急性中毒、严重创伤、出血、休克等，占呼救患者的10%～15%，应采取的现场急救措施主要有畅通呼吸道、止血、建立静脉通道等，以维持患者生命体征，挽救生命。其中病情特别危重，需要就地进行心肺复苏抢救的患者<5%。

2. 病情紧急但短时间内尚无生命危险的急诊患者　现场急救处理的目的在于稳定病情、减轻痛苦、避免并发症发生。此类患者包括骨折、急腹症、高热、哮喘等，占呼救患者的60%～80%。

3. 慢性病患者　现场急救的目的是需要救护车提供转运服务，而不需要提供现场急救，此类患者约占呼救患者的10%～25%。

（二）突发公共事件或战争时的院前急救

突发公共事件是指突然发生，造成或可能造成重大人员伤亡、财产损失、环境破坏和社会危害，危及公共安全的紧急事件。包括自然灾害（地震、洪水及台风等）、灾难事故（交通事故、化学事故等）、公共卫生事件（食物中毒、传染病等）、社会安全事件（恐怖事件、踩踏事件等）四类。遇到突发公共事件或战争时，应结合具体情况执行有关抢救预案。无预案时应加强现场的调度，做好现场伤员分类、现场救护和合理分流运送。应注意与其他救灾专业队伍如消防、公安、交通等部门密切配合，同时注意急救者自身的安全。

（三）特殊任务时的救护值班

特殊任务是指当地的大型集会、重要会议、国际比赛、外国元首来访等的救护值班。执行救护值班任务的急救系统应处于一级战备状态，各级救护人员应加强责任心，坚守工作岗位，严防擅离职守。

（四）通信网络中心的枢纽任务

通信网络通常由三部分组成：一是急救中心（站）与市民的联络；二是急救中心（站）与所属分中心（站）、救护车、急救医院的联络；三是急救中心（站）与上级领导、卫生行政部门和其他救灾系统的联络。急救中心（站）在通信网络中承担着上传下达、互通信息的枢纽任务。

（五）急救知识的宣传与普及

院前急救的成功率与公众的急救意识、自救和互救能力紧密相关。大力宣传和普及急救知识可以提高院前急救医疗服务的成功率。定期对医护人员、管理人员及社会公众组织持续性的继续教育与培训，可以更新知识，满足公众对健康的需求。同时，普及急救知识、增强公民的急救意识、在社区中开展群众性的救护知识教育、增强应急能力也是全社会的共同责任。平时可通过广播、电视、报刊、网络等对公众普及急救知识，开展有关现场急救及心肺复苏的教育，以提高社会人群对突发灾难事故和急、危、重症的自救、互救能力。

三、院前急救的原则

（一）先排险后施救

实施现场救护前首先评估周围环境，必要时，排除险情后再实施救治。如火灾现场，应先将伤病员救离火灾现场；触电现场，应先切断电源。

（二）先复苏后固定

现场伤病员中如有心跳、呼吸骤停且合并有骨折的患者，应先实施心肺复苏，使患者心跳、呼吸恢复后，再进行骨折的包扎与固定。

（三）先止血后包扎

现场伤病员中如有大出血，同时又有创口或骨折时，应根据伤病员的情况，先选择适宜的方法止血后，再进行伤肢的包扎和固定。

（四）先重伤后轻伤

现场救护中应遵循先抢救危重伤病员，后抢救较轻者。但大批伤病员同时存在时，在时间、人力和物力条件有限的情况下，进行伤检分类后，在遵循“先重后轻”原则的同时，应重点抢救有存活希望的伤病员。

（五）先施救后运送

在现场医疗条件良好的情况下先进行初步的紧急处理后，再实施转运。运送途中，密切观察患者的生命体征及病情变化，必要时采取相应的急救措施，如电击除颤、气管插管、心肺复苏等。

（六）急救与呼救并重

现场如有成批伤病员，又有多名救护人员在场时，要密切分工合作，急救和呼救同时进行，以尽快争取到外援。如只有一名救护者在现场时，应根据具体情况进行施救与呼救。

（七）内外衔接一致

要求院前急救措施完善，并按规范填写或记录医疗文书，做好与院内的交接工作，做到交接记录完整，避免前后重复、遗漏或其他差错，保证急救工作的连续性和有效性。

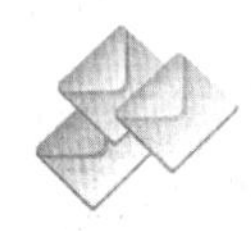

知识链接

世界急救日

2000年红十字会与红新月会国际联合会规定，每年九月的第二个星期六为“世界急救日”，其目的是呼吁世界各国重视急救知识的普及和急救技能的培训，让更多的人士掌握急救技能，以便在事发现场挽救生命和降低伤害。

第二节　院前急救的组织体系

目前世界各国都已建立了应急救援体制，但存在着较大的差别。社会医疗机构和企业自身救援救护机构共同承担着院前急救的任务和工作。

一、院前急救的设置

急救中心（站）的数量、选址、规模和建筑设施等方面，要根据区域的地理位置、经济实力、人口密度、急诊需求、医疗条件、文化及交通运输状况综合考虑，合理布局。

（一）数量与规模

乡、镇设急救点，县、区设急救站，城市设急救中心。拥有30万以上人口的地区，应建有一个院前急救中心（站）并使用“120”急救专线电话。

1. 急救网络　城市医疗急救网络是在城市各级卫生行政部门和所在单位统一领导下实施急救的专业组织，承担现场急救、途中护送以及医院急救抢救全过程的工作。城市要建立健全急救站、医院急诊科（室），并与街道卫生院等基层卫生组织相结合，组成医疗急救网，明确各自的工作任务。

2. 区域人口与急救车辆比例　每5万～10万人配置一辆急救车，车况良好。

3. 急救车与医护人员、驾驶员配编比例　工作人员总数应根据车辆数设置，一般1辆急救车配编5人，即驾驶员、医生、护士、担架员等。驾驶员数量与急救车辆数配比以5∶1为妥。

4. 急救半径与急救反应时间要求　急救半径和平均反应时间是反映院前急救质量最为重要的指标。急救半径是指急救单元执行院前急救服务区域的半径，即院前急救服务范围的最长直线辐射距离。我国规定城市急救半径应≤5 km，农村急救半径≤15 km。急救反应时间是指急救单元接到呼救电话开始，至急救车到达现场所需时间。平均反应时间指区域内每次反应时间的平均值，我国市区要求15分钟以内，郊区要求不超过30分钟。

（二）基本设备

1. 通信设备 包括专用急救电话、计算机与网络、通信卫星导航等。

（1）急救电话：我国统一的医疗急救电话号码是“120”。电话呼救是院前急救中的重要措施之一。在接打呼救电话时应注意以下几点：

1）拨打急救电话的原则是先抢救后呼救，呼救与急救同时进行，如在场目击者只有一人，患者呼吸、心跳停止，应先做心肺复苏1～2分钟，再尽快拨打呼救电话；若现场有多人，呼救及急救应同时进行。

2）接通电话后，“120”话务员要询问对方的姓名和联系电话，以便取得再联系。然后迅速了解伤病员的病情、严重程度，发生的时间、原因、伤病员数量，身边有无家属、同事、朋友或医护人员，以及已经采取的救护措施等。联系电话要保持畅通，以便救护人员随时通过电话联络，进一步了解病情和电话指导抢救。

3）询问伤病员的姓名、性别、年龄、住址（包括区、街道、门牌号或乡镇、村）等救护车地点周围明显标记或标志物以及通往等车或事发地点的最佳道路等。如伤病员为老人或儿童，还应将其子女或家长姓名、电话号码、联系方式等告诉话务员。如有急救车来，最好有人提前到附近路口等候，特别是夜间，以便急救人员可迅速、准确地到达现场。

4）如遇突发事件有大批伤病员时，应请求对方协助向有关单位呼救，争取更多医疗资源援助，并通知有关上级主管部门，启动应急预案。

5）如伤病员为独自一人且神志清楚时，拨通“120”急救电话，同样要把详细地址、姓名、病情等告诉对方，以求速来急救，或呼救邻居速来协助。

6）上述通话时间尽可能快速，一般不超过3分钟。说清楚以上内容，得到“120”指挥中心示意挂机后方可挂机。

※（2）计算机在院前急救中的运用：院前急救需要信息支持，计算机发挥了不可替代的作用，不仅能快速处理急救过程中的信息，有利于各部门及时参与急救，而且还能为科学管理、各类咨询提供服务。目前，计算机在院前急救中的运用大致有以下几个方面：

1）显示救护车辆的动态变化：在卫星定位系统支持下，救护车的在站待命、执行任务、空车返站三种动态变化可在电脑屏幕上显示（通常用3种颜色识别）。调度员在指挥调度室，可一目了然地通过屏幕观察到救护车辆的动态变化。

2）自动三方或多方通话：是现代通信技术和计算机功能开发的完美结合。①可实现呼救者—调度人员—医务人员多方通话，计算机会自动将患者的电话号码、家庭住址、来电时间显示在屏幕上。同时，呼救和应答时的对话也会自动同步录音。②突发事件—调度中心—指挥领导的通话与录音。将灾难现场情况以声音、影像形式快速返回之后，急救中心协助管理部门和人员指挥救灾。

3）指导派车：在各类信息输入计算机后，计算机会自动显示救护车的动态状况，一遇有呼救信号，计算机会依据编制的程序，提供最佳调度方案。调度人员可参考电脑屏幕动态显示和调度方案决定派车。

4）急救资料存储：可输入计算机存储的资料主要包括出车次数、人次、车速、距离、病种、病情分类、疗效、联动资料、收费、油料消耗等。这些资料一般要求在调度过程中完成统计，这样可以即时查阅有关的业务资料，也可按报表提供的数据输入计算机，以备查阅。

5）医疗资源信息存储或咨询：将区域内危重症患者病情输入电脑存储，遇有持入网卡的患者在院前（或院内）发病需抢救而既往病史又不清时，可以通过健全的通信网络实现计算机查询，从而提高抢救成功率。

（3）全球导航定位系统（GPS）：通过空间固定不动的卫星，为海、陆、空的各类用户提供高精度的三维位置、速度和时间信息服务。GPS 可使急救调度人员很容易掌握救护车的位置、速度和状态。利用 GPS 技术结合电子地图（CLS）、声像传感系统（CCS）可迅速建立指挥调度系统。

2. 交通工具　各救护中心应配备一定数量的救护车，岛屿上配备急救艇，有条件者配备直升飞机。

3. 基本急救设备　每辆急救车上必须准备现场急救和途中急救最基本的医疗设备与足够的药品，如心电监护仪、除颤仪、心电图机、吸氧装置、气管插管包、简易呼吸器、便携式呼吸机、负压吸引器；抗休克、止血的药物；包扎、固定物品，如止血带、三角巾、绷带、颈托、夹板等；各种注射器及输液用品等。

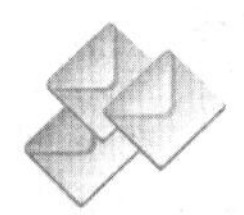

知识链接

GPS的作用

GPS 即卫星定位系统。它可提高救护车使用效率，在尽可能短的时间内，调动距离院前急救地点最近的救护车赶赴现场，提高急救出诊速度。通过大屏幕显示，可直观院前急救全过程、便于掌握第一手资料，并开展远程指挥，提高抢救成功率，充分展现急诊医疗体系的现代化、高科技、高效率及快速反应能力。

※二、院前急救的工作模式

目前，我国主要城市的院前急救组织管理形式各有特点，按其与医院关系大致可分为以下 5 种模式。

（一）综合自主型（北京模式）

综合自主形式急救中心是指有独立的急救中心，以具有现代化急救水平和专业配套设施的独立型北京市急救中心为代表，实行院前急救—急诊科急救—ICU 急救一条龙的急诊医疗体系。北京市急救中心在新建社区和近郊区扩建、兴建急救网点，努力达到急救半径 3.5 km，急救反应时间 5～10 分钟，从而接近发达国家的急救反应时间 4～7 分钟的水平。其流程为：伤病员通过“120”电话向急救指挥中心呼救，指挥中心接到呼救后，立即由急救中心或急救网点派人派车赶赴现场急救，并监护运送伤病员回急救中心或协作医院继续救治。

（二）依托型（重庆模式）

急救中心附属于一家综合医院，患者经院外处理后可收入自己医院或送到附近医院。其流程为：伤病员向市县救护中心呼救，救护中心的院前急救部派人派车赶赴现场急救，并监护运送患者到附近医院或回救护中心继续救治。

（三）指挥型（广州模式）

由急救指挥中心负责全市急救工作的总调度，以若干医院急诊科为区域，按医院专科性质分科负责急救的模式。其流程为：伤病员通过“120”电话向市急救指挥中心呼救，指挥中心接到呼救后，立即通知该区域承担院前急救任务的医院急诊科，由值班护士告知有关医生、护士及驾驶员赶赴现场抢救，并监护运送伤病员回本院治疗。

（四）单纯型（上海模式）

由市医疗救护中心及其所属分站与该市若干医院紧密协作的急救模式。全市设有一个急救中心，各县、区设有分站，分站可设在协作医院内或附近，协作医院大多是区、县中心医院。其流程为：伤病员向救护中心呼救，中心站调度室派就近分站出车出人到现场急救，监护运送患者到协作医院继续救治。

（五）附属消防型（香港模式）

香港的院前急救机构由政府消防处管辖，并与警察部门密切协作，报警电话为“999”。这种模式与大部分发达国家的救护系统模式相同，其特点是急救适应性强，除了承担疾病引起的急症救护外，还可承担工伤意外、化学品中毒、自杀、交通意外、淹溺等救治。由于配有先进的仪器设备，在急救中独立完成任务的水平很高。但是，要求经费投入量较大，对人员素质和装备水平要求也很高。其流程为：伤病员通过“999”电话向消防处呼救，消防处接到呼救后，立即通知就近救护站出车出人到现场急救，并监护运送伤病员回辖区医院或患者指定医院继续救治。

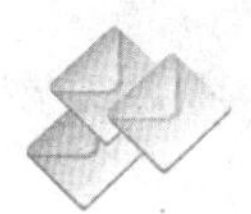

知识链接

第一反应者

第一反应者（first responder）是指能在现场为突发伤害或危重症患者提供紧急救护的人。包括现场急危重症患者身边的人（如亲属、同事、救援人员、警察、消防员、保安人员、公共场所从业人员等），参加过救护培训并获得相关证书，能在事发现场利用所学的救护知识与技能救助患者。

第三节 院前急救护理的程序阶段

院前急救是为进入医院以前的急危重患者提供的特殊医疗服务，包括发病现场对医疗急救的呼救、现场抢救、转运与途中监护等环节。院前急救活动具有明显的阶段性，各个阶段又有不同的内容和特点，主要有以下几个阶段，共同组成一个完整的急救“应急反应链”。

一、急救呼救阶段

紧急呼救（urgent call for help）是指在各种事件与地点，发生了危急重症或伤情，由当事者自己、现场目击者或伤病者亲属等，在第一时间内拨打急救电话，向急救中心求援。

在急危重症患者发病或受到意外伤害到达医院前的阶段，患者既是伤病当事人，也可能是第一发现者。当院前仅有伤病者自己且意识清楚时，多数伤病者能够进行呼叫请求援助，有的可能就地采取自救措施。但是也有不少伤病者已失去表达能力，不能呼救，只能被其他人或等待被其他人发现、实施呼救和救护。

目前，我国各地医疗急救中心统一呼救电话号码为“120”，不仅受理已发生的急危重症、意外伤害的紧急呼救，而且能为公众提供及时有效的现场急救应对指导。世界上其他国家均有自己规定的紧急呼叫号码（表 2-1）。

表 2-1　各国急救呼叫号码一览表

急救号码	国家名称
999	英国、波兰、肯尼亚、马来西亚、中国香港、爱尔兰（或 112）
120	中国
911	美国、加拿大、多米尼亚
112	德国、冰岛、荷兰、瑞典、芬兰、摩纳哥、坦桑尼亚
111	新西兰
119	日本、韩国
15	法国
03	白俄罗斯、俄罗斯

无论在居所、公共场所、街道或意外伤害事发地，遇到紧急情况，第一反应者都应该立即利用本人或旁人的移动电话、现场附近的固定电话等一切可利用的通信工具拨打“120”求援。同时选用正确、有效、简单的方法施救，维持伤病者的基本生命体征，等待医疗人员与救护车的到达，为伤病者尽可能地争取抢救条件和时间。紧急呼救要求如下：

1. 对日常呼救的要求　见本章第二节。

2. 对灾难事故呼救的要求

（1）除日常呼救要求外，还需要讲明灾难事故的性质、严重程度，事故有可能的发展趋势和预计的伤病员人数。

（2）动态地向急救中心调度员汇报现场情况，如所需的医务人员、物资、医疗器械和药品等，以便及时补充，为抢救成功提供前提和保障。

3. 与急救人员联系的要求

（1）急救人员在出诊（出车）的同时，应与呼救者约定迎接救护车的地点。等车地点应选择在有明显标志、设施或特征性建筑周边。如果在小区、居民大院或单位大门时，呼救者应到小区或大院的门口迎接救护车。如果呼救者能主动、简要地说明行车路线则更好，以便救护车能快速而准确地到达目的地。

（2）对于危重症患者，在急救人员到达之前，不宜随意搬动。

（3）呼救者到达约定地点后，应及时与救援中心取得联系，不要随意离开。待救护车到达时，主动挥手示意接应，以免耽误时间。

※二、急救信息处理阶段

急救信息汇集于急救信息中枢，并立即向院前急救医疗单位发出急救指令。通常院前急救指挥中枢接收到急救呼救信息后，1 分钟内对院前急救指令做出反应或执行急救指令。

※三、急救出诊准备阶段

良好的准备是急救人员快速出诊的先决条件，所有值班或待命的急救单元都应该事先做好院前急救出动的准备，人员、物资、车辆时刻处于待命状态，需要时立即出发。急救人员还应进行特殊的准备（中毒、传染病现场防护用品等），以备特殊情况下的应急需要。要有多种预案措施或准备，应对特殊情况或突发事件。急救单元收到调度指令白天 3 分钟、夜间 5 分钟登车，司机迅速启动车辆，调整 GPS 定位状态，驶向现场。

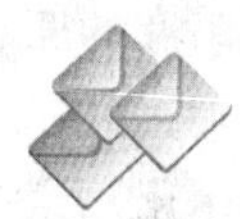

知识链接

急救单元

在医疗救护专用的运输工具内配有急救通信设备、急救医疗设备、急救药品，同时配有相应的急救技术人员，能独立完成医疗急救任务的基本单位称为急救单元。按不同的运输工具可分为空中、水上、陆上 3 种。目前国内急救医疗机构主要配置陆上的急救单元。

※四、赶赴现场阶段

急救人员和救护物资到达急救现场的过程，即急救资源移动的过程。因此，赶赴现场的道路尽量选择捷径，快速安全，尽可能缩短路途时间，到达院前急救现场定位要准确。携带的药品和器械尽可能符合急救需求。医生在车上进一步用电话了解现场情况，并保持通信畅通，随时指导现场人员自救互救。护士准备并调试救护设备。

五、现场评估分类阶段

（一）现场评估

现场评估包括环境评估和伤情评估，在对急危重症伤病员进行病情评估的过程中必须树立挽救生命第一的观点，应强调边评估边救治的原则。

1. 环境评估　重点对环境中现存的或潜在的危险因素以及可利用资源进行评估。急救人员赶赴现场后，应快速评估现场是否存在对伤病员、救护者继续造成伤害的危险因素，如环境存在危险因素（如触电、中毒、火灾等），应在消防、公安、交通部门的协助下迅速将伤病员撤离危险环境。

（1）到达现场后，应立即通过实地感受、眼看、耳听、鼻嗅来判断现场异常情况，自身和伤者及旁观人群是否身处险境等。

（2）及时评估事件或疾病的起因，环境中存在的危险因素，现场可利用的资源，需要何种支援及可采取的行动等。

（3）保障环境安全，注意危险电源、煤气等，充分评估急救者的自身体力及救援能力等。

（4）如条件允许，应使用呼吸面罩、呼吸膜、医用手套、眼罩等个人防护用品。

2. 危重伤情评估　目的在于发现可危及生命的危重伤情并及时处理。其内容主要包括三大系统（即中枢神经系统、呼吸系统和循环系统）的五项体征：意识、呼吸道、呼吸、循环和瞳孔。

（1）意识：呼唤并轻拍或推动伤病员的肩部，患者有睁眼或肢体运动等反应，则表明意识存在；婴幼儿则拍击足跟或捏掐其上臂，如能哭泣，则表明意识存在。如伤病员对上述刺激无反应，则表明意识丧失。

（2）呼吸道：检查患者说话及发音是否正常，清醒的、能说话的患者呼吸道是否通畅；如果伤病员出现咳嗽、呼吸困难等，表明可能存在呼吸道梗阻，继续检查可能造成阻塞的原因，如口、鼻、咽、喉部有无异物，有无呕吐物、血块、黏液、牙齿脱落等情况，解开伤病员的衣领、腰带，迅速清除伤病员呼吸道异物，对舌后坠造成的阻塞，可立即将舌牵出固定或用口咽通气管。

（3）呼吸：危重伤病员常出现呼吸变快、变浅、不规则，叹息样或停止。通过看、听等感觉的方法判断患者是否有自主呼吸。用眼观察伤病者胸部是否有起伏，危重伤病员将棉絮丝靠近其鼻翼，放在鼻孔前方，看是否有摆动；用耳尽量接近伤病员的口鼻，听有无呼气声；用面颊感觉患者有无气流呼出。有呼吸时应评估呼吸频率、深浅度、节律有无改变，有无呼吸困难、被动呼吸体位、发绀或三凹征。呼吸停止者立即行人工呼吸。

（4）循环：可通过触、摸、量、看的方法判断伤病员的循环情况。触摸颈动脉搏动是否存在，测脉率、节律等。胖婴幼儿应将其上臂外展，触摸其肱动脉的搏动是否存在；触摸伤病员肢体皮肤，了解皮肤温度、有无湿冷，判断末梢血液循环情况；现场有血压计，可测量血压了解循环情况；观察皮肤、黏膜颜色是否苍白或青紫，看肢体、躯干有无出血。

（5）瞳孔大小及反应：观察瞳孔是否等大等圆，瞳孔对光反射、压眶反射、角膜反射是否存在，以判断有无颅脑损伤、脑疝、脑水肿或药物中毒等。

（二）现场检伤分类

现场检伤分类是根据伤病员的生命体征、受伤部位、出血量多少来判断伤情的轻重，对伤病员进行简单分类，以便掌握救治重点，确定救治运送顺序，充分发挥人力、物力的作用，提高抢救成活率，降低伤残率和死亡率。

1. 检伤方法　在完成现场危重病情评估后，应针对伤病员具体情况，进行全身的评估，即由上到下、由外到内的评估，目的在于发现伤病员所有的异常情况或外伤。

（1）头部体征：

1）面部及头颅骨：有无面色苍白或潮红，有无大汗；头颅骨是否完整，有无血肿或凹陷，有无出血、撕裂伤、挫伤等。

2）眼：有无出血、充血，是否有视物模糊或视力障碍。观察瞳孔大小和对光反射情况。

3）鼻：有无血液或脑脊液自鼻孔流出，鼻骨是否完整或变形，有无呼吸气流。

4）耳：耳郭是否完整，耳道中有无异物、有无血性或清亮液体流出，是否有耳鸣、听力障碍等。

5）口：口唇有无青紫、外伤，口腔内有无异物、呕吐物、血液、食物或脱落的牙齿。经口呼吸者，观察呼吸的频率、幅度、有无呼吸困难，呼气中有无异味。

（2）颈部体征：检查颈前部有无损伤、出血、血肿、气管偏移、皮下气肿，颈后部有无压痛点。触摸有无颈动脉的搏动，检查有无颈椎损伤。

（3）脊柱体征：检查脊柱有无侧突、畸形，有无脊柱活动度异常。检查时，手平伸向伤病员后背，自上向下触摸，检查有无肿胀或形状异常。在怀疑存在脊髓损伤时，切不可盲目移动伤病员身体。

（4）胸部体征：检查胸廓有无异常隆起或变形，观察有无压痛，以确定有无骨折并定位。胸部有无创伤、出血，吸气时两侧胸廓有无扩张、是否对称；两手分别放在伤病员两侧腋中线轻轻施压，观察伤病员有无疼痛，以确定两侧有无肋骨骨折。

（5）腹部体征：观察腹壁是否对称、有无淤血和开放性伤口；腹肌有无紧张、压痛和反跳痛；肠鸣音是否正常。

（6）骨盆体征：两手分别放在伤病员髋部两侧，轻施压力，观察伤病员有无疼痛，以确定是否有骨盆骨折。观察外生殖器有无损伤。

（7）四肢体征：检查四肢长骨和关节有无异常形态、肿胀或压痛等骨折征象。意识清醒的患者，可嘱其活动肢体，检查肌力和皮肤感觉。检查有无足背动脉搏动，并观察肢端、甲床末梢循环是否正常。检查时应两侧进行对照，但尽量避免移动肢体。

2. 分类标记　通过检伤分类，给伤病员挂上相应的病情分类卡，以便参加抢救的医护人员按分类卡进行相应处理。分类卡上的项目包括：伤病员的姓名或编号、初步诊断、是否需要现场紧急处理等。分类卡统一挂在伤员左胸的衣服上。伤员病情轻重程度通常用不同颜色的卡片来区分。

（1）危重伤：标记为红色，即危重症伤病员，在短时间内伤情可能危及生命，需立即采取急救措施，并在医护人员严密监护下送往医院救治，应优先处置、转运。如窒息，昏迷，严重出血，严重头、颈、胸、腹部创伤，严重烧伤，异物深嵌重要器官等。

（2）重伤：标记为黄色，即重症伤病员，伤情重但暂不危及生命，可在现场处理后由专人观察下送往医院救治，次优先处置、转运。如脑外伤、腹部损伤、骨折、大面积软组织损伤、挤压伤等。

（3）轻伤：标记为绿色，即轻症伤病员，伤情较轻、能行走，经门诊或手术处理后可回家休养，可延期处置、转运。如软组织损伤、轻度烧伤、扭伤、关节脱臼等。

（4）死亡：标记为黑色，此类伤病员意识丧失，大动脉搏动消失，心跳、呼吸停止，瞳孔散大。一般由其他辅助部门处置。

3. 分类要求　伤病员现场分类标准有两种：一种是以现场处理的时间先后顺序为标准的分类；另一种是以伤病员病情轻重程度为标准的分类。两种分类方法既有区别又有联系，使用时要有机结合。分类时要抓住重点，以免耽误伤病员的抢救时机，判断伤病情要迅速，一个伤病员应在1～2分钟内完成。具体要求如下：

（1）专人承担分类：应由经过训练、经验丰富、有组织能力的医护人员承担分类工作。

（2）边抢救边分类：分类工作是在特殊而紧急情况下进行的，不能耽误抢救。

（3）分类先后有序：应遵循先危后重，再轻后小（伤势小）的原则。

（4）分类应做到快速、准确、无误。

4. 现场急救区的划分　现场存在大批伤病员时，最简单、有效的急救区应划分为四个区域，以便有条不紊地进行急救。

（1）收容区：伤病员集中区。在此区给伤病员挂上分类卡，并对有生命危险者开展必要的抢救工作。

（2）急救区：接受红色和黄色标志的危重伤病员，并提供进一步的抢救，如对休克者建立静脉通道，补充血容量等。

（3）后送区：接受能自己行走或较轻的伤病员。

（4）太平区：停放已死亡者。

5. 分流　根据现场检伤分类，危重伤和重伤患者经现场急救处理、生命体征基本平稳后可分流至附近医院或专科医院；轻伤病员经一般处理后可分流至住处、暂住点或社区卫生服务中心；死亡者做好遗体处理和善后工作。

六、现场急救护理阶段

做出初步评估后，护理人员应协助医生对伤病员实施救护措施，如安置体位、维持呼吸及循环功能、建立静脉通路、为伤病员松解衣服等，保证其生命体征的平稳，维持其基本的生理功能，等待进一步的救治。这些救护措施的实施可穿插在评估和体检过程中，有的可由护理人员独立完成，有的则需要医护人员合作完成。

（一）安置体位

根据病情的轻重与不同，在不影响急救处理的情况下，采取与病情相适应的体位。

1. 复苏体位　心搏骤停者取仰卧位，并安置在硬地面上或在软垫上放置硬木板，解开衣领纽扣和裤带，立即实施心肺复苏术。

2. 恢复体位　昏迷或舌后坠伴呕吐者，应取平卧位头偏向一侧或屈膝侧卧位，以免分泌物、呕吐物吸入气管引起窒息或舌后坠引起呼吸道堵塞。

3. 合理体位　根据受伤性质、部位等综合评估后采取合理的体位。如胸部受伤者（气胸、肋骨骨折等）应取半坐卧位，以减轻呼吸困难；腹痛或腹部伤者，应取屈膝半卧位，以放松腹肌；休克患者可取头和躯干抬高20°～30°，下肢抬高15°～20°的中凹卧位，使患者放松并保持呼吸道通畅；面部朝下的伤病员，必须要移动时，应整体翻转，即头、颈、肩、躯干同时转动，并始终保持在同一轴面上，避免躯干扭曲。

（二）维持呼吸系统功能

及时清除口、咽和气管内的异物及痰液，保持呼吸道畅通。对呼吸停止者，建立人工呼吸道如行环甲膜穿刺术或气管插管术，应用简易人工呼吸器等。昏迷者采用口咽通气管或用舌钳拉出舌头固定，以防止舌后坠。呼吸困难的伤病员及时给予氧气吸入。

（三）维持循环系统功能

对呼吸、心搏骤停者，立即行心肺复苏，建立有效的循环、呼吸；对创伤出血、休克等危重伤病员，应快速建立静脉通道，按医嘱给予药物，静脉输液时尽量选用静脉留置针；对高血压急症、心力衰竭、急性心肌梗死或各种休克进行心电监护，必要时配合医生进行电除颤或体外心脏按压。

（四）维持中枢神经系统功能

在现场急救实施基础生命支持的同时，即开始采取脑复苏的措施，进行头部重点降温，以提高脑细胞对缺氧的耐受性，保护血脑屏障、减轻脑水肿、降低颅内压、减少脑细胞的损害。

（五）对症处理

协助医生进行止血、包扎、固定及搬运，应用药物或其他方法进行降温、引流、解毒、解痉、止痛、止吐、止喘等对症处理。

（六）心理护理

院前急救伤病员病情严重且复杂，对于突然遭受的意外伤害或疾病，没有思想准备，常表现为惊慌、焦虑和恐惧，此时患者家属视救护人员为“救星”。因此，医护人员要有良好的应急能力、敏锐的观察力，要以沉着冷静、迅速敏捷、忙而不乱的态度和精湛的急救技能实施救护，并运用非语言交流手段给予伤病员安全感和信任感。避免对清醒患者反复提问，不在患者面前讨论病情，应用安慰性语言、尽量使患者能安静休息并减轻其心理压力。

（七）松解或去除伤病员衣服

在现场处理猝死、创伤、烧伤等伤病员时，为方便救治，均需适当地脱去衣裤、鞋、帽。松解伤病员衣服，需要掌握一定的技巧，以免因操作不当而加重伤情。

1. 脱上衣法　解开衣扣，将衣服尽量推向肩部，背部衣服向上平拉。如为一侧上肢受伤，可遵循先健侧后患侧的原则，先提起健侧手臂，屈曲手臂，将肘关节、前臂及手从腋窝处拉出，脱下健侧衣服，将扣子包在里面，打成圈状，从颈后或腰部平推至患侧，然后拉起衣袖，使衣袖从患侧上臂脱出。如伤病员生命垂危、情况紧急，或穿有套头式衣服较难脱去时，为避免医患纠纷，应快速征得伤病员或其家属同意后，用剪刀剪开衣袖。

2. 脱长裤法　伤病员取平卧位，解开腰带及裤扣，从腰部将长裤推至髋下，保持双下肢平直，不可随意抬高或屈曲，将长裤拉下脱出。如确知伤病员无下肢骨折，可抬高小腿，将长裤拉下。

3. 脱鞋袜法　托起并固定伤病员踝部，解开鞋带，先向下、再向前顺足趾方向脱下鞋袜。

4. 摘除头盔法　头部受伤患者因其所戴头盔会妨碍呼吸，应及时摘除头盔。取出头盔的方法是一人支撑住伤病员颈部、托住下颌，保持头和脊柱在一条直线，另一人在伤病员头侧，解开或剪断头盔带，用力将头盔的边向外侧扳开，解除夹头的压力，再小心向上、向后移动头盔，缓慢脱出。动作应稳妥、轻柔，以免加重伤情。

（八）保存离断肢体

及时妥善处理好离断肢体，如手指、脚趾或被离断肢体，现场应先用无菌纱布包好后放入塑料袋内，同时将碎冰放在塑料袋外面，离断肢体应随伤病员一同送往医院。注意不可将其直接放入液体内或碎冰中，以免加重离断肢体的液化坏死。

七、转运与途中监护阶段

转运阶段是急救单元运载患者抵达医院的过程。首先要根据患者的病情，本着就急、就重、就近、就医院能力、就患者意愿的原则选择合适的医院。急救转运人员根据所要到达的医院选择最佳路线，保证途中快速和安全。在途中，医护人员要对伤病员的病情进行监护，继续院前救护的措施，必要时进行抢救。

（一）转运前的准备

转运前要保证伤病员病情稳定，运输车辆及通信设备准备妥当后方可出发。

1. 伤病员准备　危重患者经过紧急处理后病情稳定或相对稳定，无直接威胁生命的因素存在，或者直接威胁生命的危险因素得到有效控制或基本控制的情况下，可考虑进行转运。危重患者须由有经验的专业急救人员护送，转运前必须认真检查患者并了解受伤经过及现场治疗情况，记录患者生命体征，确定呼吸道通畅情况，静脉通道的可靠性，骨折临时固定的牢固情况等。

2. 运输准备　运送危重患者时，所用运输工具的可靠性、适用性和稳定性必须有保障。

3. 通信准备　安全转运患者的另一个重要因素是通信和联络必须通畅可靠，包括车载电话和专用无线电台。现在，很多城市急救车安装了卫星定位系统，有利于指挥者随时掌握车辆转运情况并就近调度派车。

（二）正确搬运

具体搬运技术详见第八章。

（三）转运

1. 转运工具的选择　选择合适的转运工具，将伤病员妥善地送往医疗机构，也是保证院前急救任务顺利完成的重要措施之一。转运工具的选择一般根据院前急救任务、伤病员的数量、性质和区域环境来确定。

（1）一般个体或群发意外事故，现场急救多根据需要选择不同类型的救护车。

（2）路途较远、现场环境较差等特殊情况可选择飞机或直升飞机。

（3）沿海、岛屿等水域环境可选择救护船艇。

（4）距离医院较近的急性患者，可选择方便的运输工具，如平板车、三轮车、担架和轮椅等。

2. 常用转运工具及其特点

（1）担架：是灾难急救转运伤病员最常用的工具，结构简单、轻便耐用，一般不受道路、地形的影响。担架有铲式担架、板式担架、四轮担架、帆布担架等，也可现场用木板、树枝等制作。缺点是转运速度慢、人力和体力消耗大，且易受到气候条件影响。担架转运伤病员行进过程中，伤病员头部在后，足在前，以便随时观察病情变化。行进途中，担架员的步调力求协调一致、平稳。务必要将伤病员固定在担架上，但应注意松紧适宜。上下楼梯时应保持担架处于水平位，在狭窄楼道拐弯等处，应保证伤病员安全，防坠落摔伤和碰伤。

（2）救护车：是救护、转运伤病员的最常用的转运工具，是院前急救的基本保障。常用救护车有指挥型、普通型、抢救型、专科型（如运输型救护车、心血管疾病救护车、产科救护车、X线诊断车、传染病救护车等）。救护车上抢救设备齐全，并有随车医护人员。汽车转动的特点是转运速度快，受气候条件影响小。但易颠簸，易引起伤员晕车，出现恶心、呕吐，甚至加重病情，也可影响途中救护工作。

（3）轮船、汽艇：轮船转运平稳，但速度慢、易引起晕船。汽艇一般作为洪涝灾害时的运输工具。

（4）飞机：转运速度快、效率高、平稳，不受道路、地形的影响。但易受气象条件的影响。另外，飞机在上升和下降的过程中，由于气压的骤然变化对肺部病变、肺功能不全等伤病员不利，腹部受伤或术后的患者可引起或加重腹部胀气、疼痛，缝合的伤口裂开；高空湿度低、气压低，对气管切开患者不利；飞机的噪声、震动、颠簸也可引起伤病员晕机、烦躁、恶心和呕吐等；高空中温度、湿度较地面低，飞机转运时要注意加强患者呼吸道的湿化，如气管插管患者应配备雾化器，在飞机起飞前应将气囊内注气量适当减少。一般的伤病员横放为宜，休克患者头朝向机尾，以免飞行中引起脑缺血；颅脑外伤致颅内高压者应在骨片摘除减压后再空运；脑脊液外漏的患者应用多层无菌纱布加以保护，以免空中气压低引起脑脊液外漏，导致逆行感染；腹部外伤者行胃肠减压术后再空运。

3. 转运途中监护

(1) 体位：伤病员在途中的体位，根据转运工具的特点和伤病情进行安置和调整。在不影响治疗、病情的前提下，应协助伤病员取舒适、安全的体位。如一般伤病员取平卧位；恶心、呕吐者，取侧卧位，以防呕吐物吸入气管引起窒息；昏迷者，将头偏向一侧，以防舌后坠或分泌物阻塞咽喉与呼吸道，必要时将舌牵出；胸、肺部损伤者，可用支架或被褥将背部垫起或取半卧位，以减轻呼吸困难；心脏病患者出现心力衰竭者取坐位，有利于呼吸；下肢损伤者，抬高下肢以减轻肿胀；颅脑损伤、高血压、脑出血患者，可适当垫高头部，以降低颅内压。

(2) 严密监护：加强途中病情监测，保证安全转运。

1) 观察病情和生命体征变化：密切观察伤病员的意识、体温、脉搏、呼吸、血压及口唇黏膜颜色等。有条件应使用便携式多功能监护仪监测患者的生命体征、血氧饱和度及心电活动。

2) 医护配合实施各种急救技术及合理应用救治设备：及时给予止血、心肺复苏、电除颤、气管内插管、静脉穿刺等。根据伤病员病情，合理应用简易人工呼吸器、呼吸机、除颤仪等救治设备，对气管内插管患者要给氧或机械通气，保持呼吸道通畅。

3) 妥善固定各种管道：保持吸氧管、输液管、导尿管、胸腔及腹腔引流管等通畅，防止因体位变动、途中颠簸或伤病员烦躁导致管道扭曲、脱出。

4) 动态观察救护措施的效果：如创面出血有无改善、止血措施是否有效、肢体末梢循环情况等，尤其是应用止血带者。

5) 心理护理：注意与清醒患者的语言交流，了解患者的意识状态，帮助缓解紧张情绪，有利于稳定患者的生命体征。

(3) 保障特殊伤员转运安全：疑有脊柱损伤者，搬运时保持脊柱轴线稳定，将其身体固定在硬板担架床上，密切观察病情变化；疑有颈椎损伤者，在头部两侧用沙袋固定，并加以制动保护。如有颈托，应根据患者颈围的大小、颌底部至胸骨顶的距离选择合适尺寸的颈托，运送途中尽量避免颠簸；疑颈、胸和腰椎损伤的伤病员，应由3～4人完成搬运，使患者脊柱保持平直，严防躯干前屈或扭转，并将伤员固定在硬担架床上。

(4) 记录：做好抢救记录，内容包括患者症状、体征，所做抢救措施，用药名称、剂量、效果等，记录要客观、真实、准确、及时，以备医护人员交班查询。

※八、抵达医院阶段

伤病员转送至医院后，要与接诊医护人员做好交接班工作。对病史、已采取的急救措施、所用药物、各种留置管道以及目前状况等详细交班，以保证后期救护的连续性。

院前急救的上述8个阶段即为一个“院前急救周期”。急诊救护人员完成一次院前急救任务后，可以再接受第二次急救任务。如无院前急救任务，便可返回原地进行休整或补充救护用品，等待执行下一个任务。

※九、返回待命状态

完成上述院前急救任务后，急救人员返回原地（急救中心、医院急诊科或区域急救站），为执行下一次院前急救任务进行准备工作，如短暂休整、补充药品器材、仪器、车辆维护及保养等。

自学指导

【重点难点】

1. 现场评估分类的内容与方法。
2. 现场急救护理的内容与方法。
3. 转运途中的监护要点。

【考核知识点】

1. 院前急救的概念、特点、任务与原则。
2. 院前急救的设置与※工作模式。
3. 院前急救护理的程序阶段：急救呼叫、※信息处理、※出诊准备、※赶赴现场、评估分类、急救护理、转运与途中监护、※抵达医院、※返回待命阶段。

【复习思考题】

1. 简述院前急救的概念及原则。
2. 院前急救现场评估时，对伤病员危重伤情的评估内容有哪些？如何评估？
3. 伤病员转运途中监护的要点有哪些？

〔许　瑞〕

第三章 灾难事故救护

【学习目标】

1. 掌握：

（1）灾难事故的概念；灾难事故救护的基本原则和现场救护要点。

（2）常见灾难伤病员的现场医疗救护要点。

（3）灾后卫生防疫的主要措施。

2. 熟悉：

（1）灾难事故的特点和※医疗救护程序；灾难事故医学救援的组织形式。

（2）灾难事故时机械、生物因素所致伤病类型；灾后卫生防疫的重点疾病。

3. 了解：

（1）灾难事故的分类；灾难事故医学救援组织的建立和※应急流程。

（2）灾难事故时气体尘埃因素所致疾病和※灾难损伤综合征。

（3）常见灾难伤病员的现场自救要点。

（4）灾后易发生疫情的原因；※灾后卫生防疫部门的工作重点。

【自学时数】 4学时。

灾难伴随着人类社会的发展，千百年来从未停止过，人类在与自然界的斗争中也在不断地增长抗击灾难的能力。21世纪是一个灾难和意外伤害的多发期，印度洋海啸、美国“9·11”事件、“SARS”的肆虐、四川“5·12”大地震、世界各地战争不断、恐怖袭击、核辐射及生化武器的危害等频繁发生，自然灾难和人为灾难已严重影响到人类的健康和生存。

第一节 概　　述

在整个灾难救助工作中，医疗救援是其中一个非常重要的环节。由于突发事件和灾难事故的应急处理不同于一般的医疗工作，因此，如何有预见、有针对性地开展应急救治，成为现代急救医学面临的重大课题。

一、概念

世界卫生组织对灾难所下的定义为：任何能引起设施破坏、经济受损、人员伤亡、健康状况及卫生服务条件恶化的事件，如其规模已超出事件发生社区的承受能力而不得不向社区外部寻求专门援助时，就可称其为灾难。

灾难事故从广义上讲包括自然灾难在内的所有灾难，从狭义上讲主要是指突发的社会安全和公共卫生事件，包括各种工业事故、交通事故、火灾、爆炸、毒气泄漏、放射性物质泄漏、烈性传染病以及恐怖袭击等。

灾难护理学作为新兴学科，起步较晚，目前还没有统一的概念。日本灾难护理学会根据目前灾难护理的发展状况将灾难护理定义为：所谓灾难护理，即护理人员系统、灵活地应用有关灾难护理特有的知识和技能，与其他专业领域开展合作，为减轻灾难对人类的生命、健康所构成的危害而开展的活动。

二、灾难事故的分类

目前国际上尚无统一的灾难分类体系，我国大多根据以下方法对灾难进行分类。

（一）根据灾难的原因分类

1. 自然灾难　由自然因素引起，包括火山爆发、地震、海啸、台风、洪水、干旱、滑坡和雪崩等。

2. 人为灾难　由人为因素引起，包括工业事故、交通事故、恐怖袭击、核辐射及生化武器的危害等。

（二）根据受灾的形式分类

1. 突发性灾难　发生突然、无法预计，造成的危害也较大，如地震、火山爆发和洪水等。

2. 渐变性灾难　发生缓慢、历时长、范围广、具有隐蔽性，容易被忽视，但危害严重。如环境污染、森林面积减少、生态平衡破坏等引起的或即将引起的灾难，都属于渐变性灾难。

（三）根据灾难与灾难原因的关系分类

1. 原生灾难　由灾难原因直接引起的灾难，如火山喷发的火山灰及岩浆、有毒气体直接引起的灾难。

2. 次生灾难　灾难原因诱发的其他灾难，如火山喷发诱发的火灾。

3. 衍生灾难　是原生灾难和次生灾难引发的间接灾难，如火山喷发后的气候反常。

（四）根据灾难的性质分类

1. 气象性灾难　如水灾、旱灾、风灾、冰雹等。

2. 地质性灾难　如地震、山崩、滑坡、泥石流和地面沉降等。

3. 环境性灾难　如空气污染、水源污染、噪声污染、温室效应、臭氧层空洞和电磁污染等。

4. 疫病性灾难　如流行性感冒、病毒性肝炎、艾滋病、霍乱和天花等。

（五）根据灾难所致伤病员人数分类

1. 一般事故　伤病员人数 10 人以下，或死亡 2 人以下（含 2 人），事故无发展趋势，伤亡人数不再增加。

2. 重大事故　伤病员人数 10 人以上，或死亡 3 人以上（或涉及外籍公民和有社会影响人士），事故基本得到控制，伤亡人数基本不再增加。

3. 特大事故　伤病员人数在 20 人以上，或死亡 6 人以上，事故趋势继续发展，伤亡人数不断增加。

三、灾难事故的特点

（一）突发性和严重性

灾难事故常在人们意料不到的情况下突然降临，并且瞬间造成大批人员伤亡、出血、骨折、烧伤、脏器损伤和窒息等，若不及时救护，便有死亡、致残、留有严重后遗症的危险。重大的灾难不同程度地使周围的环境受到一定的破坏，道路、水电等中断，使现有的医疗设备不能发挥应有的作用，给医学救援带来种种困难。

（二）复杂性和广泛性

灾难事故造成的伤害性质、种类和程度极其复杂，灾难事故的复杂性、广泛性与其性质、种类、严重性和当时人群所处的环境条件密切相关，如地震可引发建筑物倒塌、燃气管道断裂、工厂设施破坏、化学物质运输管道破裂和传染病暴发等，给灾难医学救援工作增加了难度。

（三）救治任务的艰巨性和紧迫性

灾难事故现场常出现公用设施瘫痪、断电、缺水、通信受阻等情况，生态环境也会遭到严重破坏，食物、药品不足。伤病员被埋压在废墟里，挣扎在洪水中，被困在火场内，封闭在飞机残骸、车厢里。现场还有可能有火、气、毒、水、震、滑坡、泥石流、爆炸、疫情等安全隐患，给医疗救护带来很大困难。此时，救灾任务艰巨而紧迫，并且需要大量外援力量快速而有效地投入救治。

（四）救援力量构成的多元性

灾难救援工作是一项错综复杂的综合性工程，重大灾难不仅要有多学科医疗卫生技术的综合应用，医疗救护、卫生防疫工作的相互配合，还需要和整个救灾系统如排险、运输、通信、给养、后勤、公安、法制等各个部门密切联合，只有将各部门综合成为一个有机整体，在各级政府统一调度、统一指挥下，才能根据实际情况井然有序地实施高效率的医学卫生救援工作。

四、灾难事故救护的基本原则

突发性灾难事故救护的基本原则是指灾难事故急救过程中必须遵循的基本要求。

（一）镇静求助原则

当突发灾难事故发生时应保持镇静，设法维持好现场秩序，并立即拨打急救电话（“120”或“999”），启动EMSS系统。同时根据事件性质拨打相关紧急电话（如“110”、“119”、“122”等）。

（二）就地抢救原则

根据伤情对伤病员进行分类抢救，处理原则是：先抢后救、抢中有救，先重后轻，先急后缓，先近后远。对窒息、心跳停止和呼吸困难的伤病员，应快速将其头部置于后仰位并托起下颌，使其呼吸道畅通，同时施行人工呼吸、胸外心脏按压等复苏操作。

（三）转运救治原则

对伤情稳定、转运途中不会加重伤情的伤病员，应迅速组织人力，利用各种交通工具，快速将伤病员转运到附近医疗单位进行急救。

（四）服从统一指挥原则

现场抢救一切行动必须服从有关领导的统一指挥，不可我行我素、各自为政。

※五、灾难事故的医疗救护程序

对突发灾难事故现场的伤病员实施医疗救护，通常分为3个阶段。

（一）现场抢救

灾难事故现场一般较混乱，组织指挥非常重要，应快速组成临时现场救护小组，统一指挥，这是保证抢救成功的关键措施之一。避免慌乱，尽可能缩短伤病员等待抢救的时间，应用先进科技手段，体现“立体救护、快速反应”的救护理念，提高救护成功率。

（二）后送伤员

对伤病员及时检伤分类，做好后送前的医疗处置，救护人员可协助医护人员后送，使伤病员在最短时间内获得及时有效的治疗。在后送途中，对危重伤病员要实施不间断地监护与抢救。

（三）医院救护

将危重伤病员尽快送到医院救治，对某些特殊伤的伤病员，应送往有条件的专科医院进一步救治。

六、灾难事故的现场救护要点

（一）迅速使伤病员脱离险境

使伤病员迅速脱离险境是抢救的先决条件，无论何种场合，只要存在危险因素，如火灾现场的爆炸因素、地震现场的再倒塌因素、毒气泄漏现场的毒气扩散因素等，都可能危及伤病员和抢救者的生命，使抢救者无法完成急救任务，甚至危及到自身的安全。因此，必须要先将伤病员转移至安全处。

（二）迅速对伤情作出正确判断与分类

1. 伤情判断　①呼吸情况：呼吸道是否通畅，呼吸是否正常。②循环情况：有无大动脉搏动、有无循环障碍、有无大出血。③意识情况：有无意识障碍、瞳孔是否等大等圆、对光反射是否正常等。

2. 检伤分类　经过现场伤员分检，可将伤病员分为危重伤、重伤、轻伤和死亡者。再根据伤情轻重程度给伤病员挂上相应的病情分类卡。

（三）及时采取措施抢救危重伤病员的生命

灾难现场抢救时，既要及时迅速，又要分工合作，确保救治措施的前后衔接，既不中断又不要重复，在救治过程中统一认识，树立整体观念。其主要内容有：①维持患者呼吸道通畅，及时清除异物，解除呼吸道梗塞，可使用口咽通气管。②对有呼吸障碍或呼吸停止者进行人工呼吸（包括气管内插管）。③对发生心搏骤停患者实施心肺复苏。④对意识丧失者采取侧卧位，防止窒息。⑤迅速止血。⑥解除气胸所致的呼吸困难。⑦骨折临时固定。⑧对极度衰弱及低血容量的患者补充能量及扩充血容量。

（四）防止或减轻后遗症的发生

灾难事故若不及时救护，便有死亡、致残、留下严重后遗症的危险，因此，必须在现场及时、有效地开展救护工作，从而达到“挽救生命，减轻伤残”的目的。①尽快给予伤病员生命支持。②采取预防措施，防止病情加重或发生继发性损伤。③对脊柱损伤的患者切不可随意搬动，以免发生或加重截瘫。

第二节　灾难时医学救援的组织管理

大型自然灾难或恶性事故一旦发生，往往来势凶猛，受灾面积广泛，瞬间即可造成大批人员伤亡和巨大财产损失。原有的医疗卫生设备、交通运输、人力资源以及生命给养系统，可在灾难发生的刹那间遭到破坏，甚至瘫痪。在现场，需要组织救护人员帮助伤病员脱离险境、协助抢救和转送；各级救治机构，在一定的时间内，也有成批的伤病员不断地进入，经过救治，再成批转送。

灾难伤病员的脱险、抢救、医疗和转送等工作，涉及面广，影响因素多。为了使整个救治工作高效、规范地进行，必须要有经过训练的、具有一定组织能力的人员进行调度、控制与协调。这种对灾难伤病员救护工作中的管理活动称为灾难医学救援组织管理。

一、灾难事故时医学救援组织的建立

（一）成立各级急救领导小组

各级政府、急救机构应成立由主管领导和相应科室负责人组成的领导小组，负责统一指挥、调度及组织现场急救、转运和组织院内急救工作。

（二）组成急救梯队

1. 第一梯队　由事发当地急救机构当日急救值班的车辆、医护人员、司机、担架人员组成。

2. 第二梯队　由当地卫生应急部门领导、急救指挥中心值班领导、专家、司机及所有增援的急救应急队伍组成。

3. 第三梯队　包括急救医疗网络后续车辆、医护人员、司机及其他相关人员。

（三）建立急救专家组

1. 急救专家由本地重点学科具有副高以上技术职称的专业技术人员担任。

2. 在本地发生大型突发公共卫生事件和灾难事故时，急救专家组成员应能确保在10分钟内出发，以最短的时间到达现场指导并展开急救工作。

3. 急救专家除有精湛的医疗技术外，还应具有团结协作、以大局为重的团队精神，在处置突发事件时，服从当地“120”指挥中心的统一领导和指挥。

（四）急救人员、车辆

1. 二级以上医疗机构，专业从事院前急救任务的急救小组不少于3组，每组由从事临床工作3年以上的医生、2年以上的护士和司机、担架员组成。

2. 各急救机构配备急诊专用急救车不少于2辆。

3. 急救车内药械，急救、通信等设备，按卫生部相关要求装备。

4. 急救车应保持车况良好，应备有监护型急救车。

※二、灾难事故时医学救援组织的应急流程

（一）指挥调度流程

1. “120”急救中心在接到事故呼救电话后，调度员应立即做出反应，详细了解事故性质、地点和伤亡人数。

2. 迅速调度离事故现场最近的急救机构人员和车辆前往事故地点，并根据事故性质调度其他值班车辆赶往现场或待命做好应急准备。

3. 向急救指挥中心领导、当地卫生局应急办和总值班报告灾情性质、地点、人数、伤情、灾情趋势（是否发展）、已经采取的措施、现场急需的救援物资。

4. 通知有关人员（各级部门领导、需继续增派的急救单位），迅速赶往急救现场或按领导指示到指定地点报到、集合、待命。

5. 通知相关网络医疗机构按急救预案集中车辆、人员，各医院急诊科做好接收伤病员准备。

6. 根据现场汇报和领导指示派出增援车辆及人员。

（二）第一梯队现场急救流程

1. 最先到达现场的急救小组应立即了解现场的情况，及时进行检伤分类并向“120”指挥中心报告。报告内容有：

（1）灾难事故的性质，现场准确地点、道路交通毁损情况与救援路线。

（2）伤亡人数、受伤程度和部位；现场已采取的措施和急需支援的人员及物资，如车辆、药品和器械等。

（3）重要伤病员的身份，以及后送情况。

（4）事故是否已被控制，发展趋势等。

2. 驾驶员应将救援车辆停放在便于开展急救和分流的安全地点。

3. 当地卫生行政领导未到达前，急救医生可临时担任现场指挥任务。

（三）灾难事故时医疗救援组织的现场指挥

1. 现场指挥的确立

（1）到达现场的当地最高卫生行政部门领导即为灾难事故现场医疗救援总指挥。

（2）“120”急救指挥中心现场领导应配合现场医疗救援总指挥做好救援工作，在当地最高卫生行政部门领导未到达之前临时担任现场医疗救援总指挥。

2. “120”急救指挥中心现场指挥工作流程

（1）根据急救指挥中心值班调度人员的报告迅速判断事故的性质，迅速赶往现场。

（2）与当地卫生部门的领导和急救专家迅速查看伤病员并再次检伤分类，统计现场伤亡人数。

（3）保持与急救指挥中心的联系，紧急调动急救资源。

（4）及时联络上级领导机构，在省、市和卫生行政部门领导下统一开展现场急救，并与其他应急系统（如公安、武警、消防、交通和军队等）联络，协调配合做好现场救援工作。

（5）利用当地条件组织急救医疗和转运，对重伤和必须进行紧急处理的伤员进行就地抢救。

(6) 根据事故性质、伤病员情况请示现场总指挥，确定分流地点和人数，果断组织伤病员的分流。

(7) 指挥车辆驾驶员作为医疗运输员与交警配合，负责调配和指挥现场急救车辆。

3. 现场分流原则

(1) 灾难抢救现场的分流应由“120”急救指挥中心统一指挥，任何单位和个人必须服从统一安排。

(2) 伤病员的分流应遵循就近、专科、实力和承受能力的原则，合理分流。

(3) 特大灾难事故伤病员特别多时，应遵照卫生行政部门统一部署，按急救预案分流。

(4) 社会影响重大的事故，原则上应将伤病员分流至当地最高级别医院救治并相对集中。

(四) 灾难事故现场医疗救援组织的工作要点

1. 明确职责，分工合作，忙而不乱。

(1) 灾难事故现场在卫生救援组织未到达之前，由当地政府、公安等部门组织群众自救互救，并向上级政府及急救指挥中心呼救。

(2) 急救指挥中心接到呼救后，立即指挥调度人员、车辆、设备、药品等，以最短时间、最快速度奔赴出事地点。

(3) 救治原则：先排险后施救，先救命后治伤。

2. 迅速调查灾难性质和原因，快速诊断，因地制宜开展急救医疗工作，控制和稳定局面。

3. 及时向主管部门呼救，根据灾难的严重程度，集中卫生救援力量，分类处理伤病员，先抢救危重伤病员，再转运经初步处置后的轻伤病员。

4. 医务人员分工明确，紧密配合，分秒必争地进行急救，防止差错事故发生。驾驶员、担架员服从医务人员安排做好相应工作。

5. 指定专人向患者家属及单位领导讲明病情及预后，取得家属及单位理解与配合，防止发生医疗纠纷。

6. 指定专人向卫生主管部门汇报救治工作进展情况。

7. 院前急救人员填写“伤票”，院内医护人员做好分流伤病员的病情、抢救记录，与接收转运伤病员的医护人员认真做好交接工作。

8. 急救人员对现场进行搜寻，做好伤病员的检伤分类工作。

三、灾难事故时医学救援的组织形式

灾难时医学救援的组织形式是对灾难伤员医疗和转运工作的组织方式，包括救治机构的设置、救治任务和救治范围等。

(一) 灾难事故的分级救治

灾难事故时医疗救护一般可分为三级，即第一级现场救护；第二级早期治疗；第三级专科治疗。灾难时伤员多，伤情复杂、严重，迫切需要系统的、完善的阶段救治。

1. 第一级现场救护　由地方或军队组织的医疗队与战士、民兵、公安及消防队员、红十字会员、群众、担架员等共同组成抢救小组，在灾区现场，对伤病员实行初步急救措施。首先将伤病员从各种灾难困境中抢救出来，然后根据伤员情况分类，并就地进行心肺复苏、止血、包扎、固定和其他急救措施，再将经过急救的伤病员设点集中起来，转送到早期治疗机构中。

2. 第二级早期治疗　由灾区原有的医疗机构或外援的医疗队负责，单独设立也可由两者合作共同组织实施。其基本任务是：对经过第一级现场抢救小组处理或未经处理而直接来的伤病员进行检伤分类、登记、填写简要病历；实行紧急治疗，包括开颅减压、气管插管或气管切开、开放性气胸治疗、胸腔闭式引流、腹部探查、手术止血、抗休克、挤压伤筋膜切开减压、伤口清创、四肢骨折复位及抗感染等措施；留治传染病患者、轻伤患者或暂不宜转送的危重患者；将需要专科治疗或需较长时间恢复的伤病员转送到灾区附近或较远的指定医院。

3. 第三级专科治疗　由指定的设置在安全地带的地方或军队医院担任。其主要任务是收容灾区医疗站、医院转送来的患者，进行确定性治疗，直到痊愈出院或转院。

伤病员总体治疗过程分为三级救治，但每一个患者，不一定都要经过三级救治。重伤病员或需专科治疗的患者最终治疗机构是第三级，部分伤病员只经过现场处理后给予门诊或巡诊治疗，不需送到早期治疗机构。

（二）分级救治的要求

分级救治将医疗与转送相结合，在技术上由低级到高级分三步进行，每个伤病员要经过几个医生诊治，为确保救治质量，必须要遵守统一的要求。

1. 迅速及时　时间对于挽救生命、提高治愈率、减少伤残率非常重要。灾难伤病员的救治最首要的是“快”，为此，首先是做好现场抢救，迅速帮助伤员脱离险境，对危急伤员迅速采取果断措施，保住生命；其次，救治机构要尽可能靠近现场，缩短转送距离；第三要使用快速转送工具；第四要加强救治机构的管理，提高工作效率。

2. 前后衔接，分工合作　为了确保分级救治的质量，各级救治措施要前后衔接，既不中断，又不重复。前一级要为后一级救治做好准备，创造条件，争取时间；后一级要在前一级救治的基础上，补充尚未完成的措施，并实施新的救治措施，使救治措施前后紧密衔接，逐步扩大、完善治疗措施。救护人员首先要对各种灾难损伤特点和发生发展规律、救治理论原则有统一认识。第二要树立整体观念，认真执行本级救治范围，属于本级该做的，不能推到下一级，以防失去救治的及时性；不属于本级做的，在未完成本级的救治范围之前，或者条件不具备时，不要勉强去做，以免影响救治质量。第三要按规定填写统一格式的医疗文书，使前后继承性救治有文字依据，便于医生了解前一级救治机构已经进行了哪些救治，并以此制订下一步治疗计划。

3. 转送与医疗结合　在转送过程中，进行必要的、不间断的伤情观察和医疗护理，确保伤病员迅速安全地到达医疗机构。

第三节　灾难所致伤病类型

根据灾难的性质及严重程度，灾难伤病类型大致有如下几种。

一、机械因素所致的伤病

此类伤病多是直接机械因素损伤，如挤压伤、车祸、战伤、泥石流、台风等各种因素引起的摔伤或砸伤等所致，对机体造成直接损害，使其完整性遭到破坏，如骨折、挤压、撕脱、挫伤、扭伤和裂伤等，常合并出血、感染等危及生命的状况，如果得不到及时救护，病死率极高。

二、生物因素所致的疾病

灾难发生后由于致病菌的存在，可能发生各种疾病。此类疾病不同于平时，其特点是范围广、传播快、病情重、病死率高。灾期和灾后生物因素所致疾病有以下几种类型。

（一）呼吸道疾病

灾后引起的呼吸道疾病主要可分为3类：

1. 流行性呼吸道感染　由甲、乙、丙类流感病毒及其他变异流感病毒所致。
2. 普通呼吸道感染　由呼吸道合胞病毒、副流感病毒、腺病毒或冠状病毒等引起。
3. 其他　由其他致病原所致的疾病，如百日咳、流行性腮腺炎、流行性脑脊髓膜炎、猩红热和肺结核等。

（二）肠道疾病

霍乱、阿米巴痢疾、肝炎（如甲型病毒性肝炎）、伤寒、细菌性痢疾和其他非特异性感染性腹泻等。

（三）虫媒性疾病

疟疾、流行性乙型脑炎、斑疹伤寒、鼠疫和绦虫病等，或由病原体直接穿透皮肤进入人体所致的疾病，如血吸虫、钩端螺旋体和钩虫等。

（四）其他

如结膜炎和真菌感染等。

三、气体尘埃因素所致疾病

此类疾病主要是火山喷发或森林大火产生的烟雾所致，其最致命的伤害是窒息。

※四、灾难损伤综合征

由于灾难对人类生存构成了巨大的威胁，灾难发生时的恐怖场景及紧张状态，以及灾后留下的毁灭性破坏，使灾难幸存者无论是肉体还是精神上都留下了难以抚平的创伤，都可使人们的心理和躯体之间出现不平衡，出现悲观、愤怒、对环境的不满等应激状态，从而产生一系列的病理、生理改变并引起疾病。

（一）生理应激反应

生理应激反应包括机体平衡失调引起的灾难应激性疾病，如消化道应激性溃疡、心血管病加重、应激性高血糖等。

（二）灾难性心理障碍

灾后心理平衡失调所致的疾病统称为灾难应激病或创伤后应激病，对伤病员自身健康和社会危害很大。此类疾病是一组临床综合征，其病理生理学基础是中枢神经系统生理功能障碍或失常。

第四节　常见灾难伤病员的现场救护

一、交通事故的现场救护

现代社会，人们工作、生活离不开交通工具，因此，交通事故是全球意外伤害中最常见的，其中以公路交通事故（车祸）为最常发生。交通事故所致的伤害大多分为减速伤（如紧急刹车、两车相撞的车内致伤）、撞击伤、碾挫伤等造成的各类骨折、软组织挫裂伤、脑外伤、各种内脏器官损伤等。

（一）交通事故的现场自救要点

1. 驾驶员如被方向盘撞到胸部、腹部后，尽量不要移动身体，可立即拨打急救电话求救，或者呼喊请别人帮助；如果发现车内有起火等隐患，应离开车转移到安全地带，等待救护人员到来。

2. 如有出血，应用毛巾或其他替代品临时包扎，以免失血过多；如有骨折则不宜乱动，应尽快对伤肢进行简易固定（可用木板或直的树枝等）；如脊柱受伤，应避免移动躯体，可在原地等待救护人员来救助处理。

（二）交通事故的现场医疗救护要点

1. 迅速报警，统一指挥　紧急拨打急救电话“120”或道路交通事故处置电话“122”。在实施多功能合一的地区，拨打报警电话“110”，报告出事地点、受伤人员及伤情。当发生重大交通事故时，现场要统一指挥，迅速组织人员进行抢救。

2. 伤情评估　应迅速判断伤员有无呼吸、心搏骤停、肝脾破裂、胸腹大出血或颅脑伤等，还应注意车祸后因翻车、高处坠落等原因引起的脊椎骨折和脊髓损伤、骨盆损伤以及多器官的严重损伤。对意识清醒的伤病员可询问其伤在何处（疼痛、出血、活动受限等），立即检查患处，进行对症处理。

3. 伤检救护　现场救护人员一定要紧密结合事故发生的原因、性质，确认现场情况、伤者受伤时的姿势、当时所处的位置、事发后的瞬间变化以及损伤最重的部位，进行仔细观察、全面分析，从而作出现场判断，按照先重伤后轻伤的原则，正确实施现场急救。如伤者被压于车轮或其他物体下，禁止强拉、硬拽，以免加重损伤的程度。据伤员受伤情况对其进行通气、止血、包扎、固定、搬运和维持生命体征的急救措施，对疑有骨折应尽量简单固定后再进行搬运。

4. 分类转送　严重车祸出现大量伤员时，必须进行正确的伤情分类，将危重伤员尽快转送合适的医院及时抢救，以降低死亡率。

二、火灾的现场救护

在各类自然灾害中，火灾是一种不受时间、空间限制，发生频率最高的灾害。现代社会使火灾发生的范围不断地扩大，如高温天气导致的森林大火、家庭使用的各种电器短路、煤气泄露、电线老化等，石油化学工业中的大批危险品都可能引起火灾和爆炸。

（一）火灾的现场自救要点

1. 保持沉着冷静　根据火势实情选择最佳的自救方案，应当保持沉着、冷静，切忌盲目乱跑，更不要大声叫喊，否则火区内的烟雾和火焰会随着叫喊声而被吸入呼吸道，造成伤害。只有沉着、冷静，根据火势、房型迅速地选择最佳自救方案，才能化险为夷。

2. 防烟堵火　当火势尚未蔓延到房间内时，要紧闭门窗、堵塞孔隙，防止烟火窜入。若发现门、窗发热，说明大火逼近，这时不要开窗、开门，可以用浸湿的棉被等堵封，并不断浇水，同时用折成多层的湿毛巾捂住口、鼻，一时找不到湿毛巾可以用其他棉织物替代。

3. 设法脱离险境　根据地形、设施选择安全的方法脱离现场。

（1）正常楼梯下楼：如果所处的区域还没有起火或火势不大，可以用水浸湿的毯子或棉被包裹全身后，快速从楼梯跑下去。

（2）从阳台、窗户逃生：如果楼梯脱险已不可能，可顺着墙外排水管下滑或用结实的绳子（床单、被套撕成条状连成绳索）一端拴在暖气设施上，顺绳而下，打结要牢固，防止滑脱。

（3）必要时，低楼层可跳楼：二楼、三楼可先将棉被、席梦思垫等扔到窗外，然后再顺绳而下，最后跳在这些垫子上。

4. 防止烟气伤害　在烟气较大的情况下，应及时喷水，可以有效地降低浓烟的温度，抑制浓烟蔓延的速度；用湿毛巾或布蒙住口鼻，可以过滤烟中的微碳粒，减少烟气的吸入；关闭与着火房间相通的门窗，能减少浓烟的侵入；从烟中出逃时，如烟不太浓，可俯身行走；如烟较浓，应低首俯身，贴近地面，以避开处于空气上方的毒烟。

5. 迅速熄灭身上火焰　衣服着火时，切勿奔跑呼叫，以免风助火势，造成吸入性损伤。可迅速采取脱掉衣服或双臂抱胸、卧倒打滚的方法扑灭，也可用湿毯子包裹打滚，切忌用手拍打，防止手部烧伤致残。不可用灭火器直接向着火人身上喷射，因为灭火器内的药剂会引起伤口感染。如果身上火势较大，来不及脱衣，周围又无人帮助灭火时，可尽快跳入附近较浅的池塘、水池、小河中，将身上的火熄灭。

6. 发出信号，寻求救援　发生火灾时，呼叫往往不易被发现，白天可以用竹竿、木棒等撑起鲜艳的衣物，不断摇晃，红色最好，其次为黄色、白色，或不断向窗外扔不易伤人的衣服等软物品，或用力敲击面盆、锅等发出求救声音。黑夜时可打开手电筒。

7. 勿因财物而贻误逃生良机　一旦发生火灾，应因地制宜，在情况允许时，顾及财物，但危急火势下，切不可舍命救物。

（二）火灾的现场医疗救护要点

1. 报警　发生火灾，立即拨打火警电话“119”或急救“120”电话报警，报告事发地点及情况。

2. 转移　迅速将伤员转移出火灾现场，安置到新鲜空气流通处。解开衣领、裤带，适当保暖，密切观察伤情。

3. 抢救生命　保持伤者呼吸道通畅，对呼吸困难者，可给予氧气吸入。对呼吸、心跳停止者应立即实施心肺复苏术。

4. 保护创面　对Ⅰ度烧伤者，应迅速脱去伤员衣服或顺衣缝剪开，可用冷水冲洗或浸泡10～20分钟；对严重烧伤引起的水疱，不应剪破以免细菌感染，不要在创面上涂任何油脂或药膏，用干净的布、衣服盖在创面上以保护烧伤创面。

5. 对症处理　酌情给予镇静、止痛及保暖等措施。如伴有外伤大出血者应尽快止血，骨折者应进行临时固定。

6. 及时转送　大面积烧伤者，应尽快组织转送到医院进行治疗。

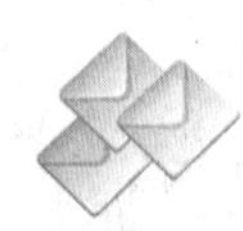

知识链接

火灾逃生口诀

熟悉环境，暗记出口。通道出口，畅通无阻。扑灭小火，惠及他人。保持镇静，明辨方向。不入险地，不贪财物。简易防护，蒙鼻匍匐。善用通道，莫入电梯。缓降逃生，滑绳自救。避难场所，固守待援。缓晃轻抛，寻求援助。火已及身，切勿惊跑。跳楼有术，虽损求生。逃生预演，临危不乱。

三、水灾的现场救护

水灾泛指是由河流湖泊和水库遭受暴风雨侵袭而导致堤坝塌陷而引起的，一般以洪涝灾害为主。海底地震、飓风和反常大浪大潮等也可能造成水灾。近些年来，水灾在我国频繁发生，而且灾情越来越严重，给我国经济发展造成了严重的打击，人员伤亡也十分惨重。因此，面对频繁无情的水灾，及时有效的救护非常重要。

（一）洪水时现场自救要点

1. 选择避难所　洪水到来时，来不及转移的人员，要迅速向就近的山坡、高地、楼房、避洪台等地转移，或者立即爬上屋顶、楼房高层、大树、高墙等地势高的地方暂避。

2. 自救准备　如洪水继续上涨，暂避的地方已难自保，则要充分利用准备好的救生器材逃生，或者迅速找一些门板、桌椅、木床、大块的泡沫塑料等能漂浮的材料扎成筏逃生。

3. 寻求救援　如果已被洪水包围，要设法尽快与当地政府防汛部门取得联系，报告自己的方位和险情，积极寻求救援。注意尽量不要游泳逃生，不可攀爬带电的电线杆、铁塔，不应爬到泥坯房的屋顶。

4. 自救保命　如已被卷入洪水中，要保持冷静，切勿大喊大叫，应迅速头后仰，口向上，尽量使口鼻露出水面，进行呼吸，不能将手上举或挣扎，以免使身体下沉，并尽可能抓住固定的或能漂浮的物体如树木、木板、桌椅等，寻找机会逃生。

5. 防止意外伤害　发现高压线铁塔倾斜或者电线断头下垂时，一定要迅速远避，防止直接触电或因地面“跨步电压”触电。

6. 等待救援　多人等待救援时，应尽可能地靠拢在一起，一方面心理上可得到一些安慰和鼓励，更重要的是可以进行互救。

（二）落水者的现场医疗救护要点

见第13章中“淹溺”的救护。

四、地震的现场救护

我国位于世界上最强大的环太平洋地震带，是世界大陆地震最多的国家，强度大的地震在瞬间就会造成严重灾害。虽然目前人类还不能完全避免和控制地震，但是只要能掌握自救互救技能，就能使灾害造成的损失降到最低限度。

（一）地震发生时在家中的自救要点

1. 保持镇定 迅速关闭电源、煤气、自来水开关。

2. 紧急避险，就近避震 大地震从开始到震动过程结束，时间不过十几秒到几十秒，因此，最重要的是紧急避震，不应耽误时间。能撤离时，要迅速有序地疏散到选定的安全地区，不要拥挤在楼梯和过道上。来不及撤离的，应就近避震，震后再迅速撤离到安全地方，可快速跑到墙角或者空间相对较小、柱子较多的房间躲避，如卫生间、厨房等。

3. 选择合适的避震空间 尽可能躲避在室内结实、能掩护身体的物体旁或易于形成三角空间的地方。

（1）室内较安全的避震空间有：承重墙墙根、墙角；有水管和暖气管道等处。

（2）室内最不利避震的场所有：没有支撑物的床上；吊顶、吊灯下；周围无支撑的地板上；玻璃（包括镜子）和大窗户旁。

（3）切忌躲避到阳台、楼梯或乘电梯逃生：因阳台、楼梯是楼房建筑中拉力最弱的部位，电梯在地震时会卡死、变形。

4. 做好自我防护 在躲避过程中，随手抓起软物，如枕头、靠垫等保护头部，避免头部受伤。同时，掩住口鼻，蹲下或坐下，尽量蜷曲身体，降低身体重心。脸朝下，额头枕在两臂上；或抓住桌腿等身边牢固的物体，以免震时摔倒或因身体失控移位而受伤。常用方法有如下。①保护头颈部：低头，用手护住头部或后颈。②保护眼睛：低头、闭眼，以防异物伤害。③保护口、鼻：情况允许时，可用湿毛巾捂住口、鼻，以防灰尘、毒气吸入。

5. 平时准备 最好在平时就备好应急包，里面装有头盔、水、压缩饼干、小手电筒、哨子等物品，放置在易于取到的位置。

（二）地震发生时，在办公室及公共场所的自救要点

1. 地震时注意天花板上物品（如灯具）掉落下来。

2. 地震时躲在办公桌下或坚固的家具附近或靠支柱站立，远离窗户。

3. 地震时切忌急着冲出门，请勿使用电梯。

4. 听从现场工作人员的指挥，不要慌乱，不要涌向出口，避免拥挤造成踩踏。

（三）地震发生时，在室外的应对措施要点

1. 不要靠近楼房、树木、电线杆或其他任何可能倒塌的高大物体。为避免地震时失去平衡，应下蹲或躺在地上。切勿躲在地窖、隧道或地下通道内，因地震产生的碎石瓦砾会填满或堵塞出口。

2. 在盛夏发生地震，除情况紧急，否则外出避难时应穿上尽可能厚的棉衣和棉制的鞋袜，不要穿易着火的化纤衣服。尽量避免裸体外逃，因裸露的身体容易被四处飞溅的火星、玻璃及金属碎片击伤。

3. 不要在道路上奔跑，以免被飞泻而下的招牌、门窗等物品砸伤，最好能佩戴安全帽。

4. 若正在驾驶车辆，勿紧急刹车，应减低车速，靠边停放。若行驶于高架桥上，应小心迅速驶离。若在车内，乘客应用手牢牢抓住拉手、柱子或座位等，并注意防止行李从架上掉下伤人。

5. 若在郊外，应远离山崖边、河边、海边，找空旷的地方避难。

（四）地震后的现场自救要点

1. 保持沉着、镇静　如被埋压在废墟下，周围又是一片漆黑，只有极小的空间，一定不要惊慌，要沉着，树立生存的信心，相信有人会来救援，要设法保护自己，并分析所处环境，寻找出路或等待救援。

2. 做好自我保护　地震后，常有多次余震发生，处境可能继续恶化，在这种不利的环境下，首先要保持呼吸畅通，挪开头部、胸部的杂物，闻到煤气、毒气味道时，用湿衣服等物捂住口、鼻；避开身体上方不结实的倒塌物和其他容易引起掉落的物体；扩大和稳定生存空间，用砖块、木棍等支撑残垣断壁，以防余震发生后，环境进一步恶化。

3. 设法脱离险境　如果找不到脱离险境的通道，要尽量保存体力，用石块敲击能发出声响的物体，向外界发出呼救信号，不要哭喊、急躁和盲目行动，这样会大量消耗精力和体力。要尽可能控制自己的情绪或闭目休息，等待救援人员到来。如果受伤，要设法自我包扎，避免流血过多。

4. 维持生命　如果被埋在废墟下的时间较长，救援人员未到，或者没有听到呼救信号，就要想办法维持自己的生命，尽量寻找食品和饮用水并节约使用，必要时自己的尿液也能起到解渴作用。

（五）地震的现场医疗救护要点

1. 现场营救　现场营救过程中，要特别注意埋压人员的安全。

（1）先近后远：先救近处的人，再救远处的人。如果舍近求远，会错过救人良机。

（2）先挖后救、挖救结合：利用各种器械救人，但不宜多人踩踏，以免破坏埋压人员所处空间周围的支撑条件，引起新的垮塌，使埋压人员再次遇险。使用的器械（如铁棒、锄头、棍棒等）不要伤及埋压人员。一般群众以挖为主，医护人员以救为主，将抢挖、急救、运送进行合理分工，提高抢救工作效率。

（3）建立通风孔道：对埋在瓦砾中的幸存者，先建立通风孔道，以防缺氧窒息。埋压时间较长，一时又难以救出时，可设法向被埋压者输送饮用水、食品和药品，以维持其生命。

（4）保护脊柱：如已经发现幸存者躯体显露，在与其对话的同时，轻拉伤病员双足或双手，从缝隙中缓慢将其拖出，注意保持伤者脊柱水平轴线及稳定性。

（5）先检伤后救治：从瓦砾中救出伤员后要及时检查伤情，首先快速清除伤者头面部、胸腹部的沙土和口中异物，保持呼吸道畅通。如伤员有颅脑外伤、神志不清、面色苍白、血压下降、大出血等危重症时，应优先救护，并尽快送往医院。

2. 止血、包扎　砸伤和挤压伤是地震中最常见的伤害。挤压伤时，应设法尽快解除重压。对于开放性创伤，外出血应先止血、抬高患肢，同时呼救。对开放性骨折，不应现场复位，以防止组织再度受伤，一般用清洁纱布覆盖创面，做简单固定后转运到有条件的地方进一步救治。不同部位骨折，按不同要求进行固定。并参照不同伤势、伤情进行分类、分级，送医院进一步处理。脊柱骨折者要正确搬运。

3. 妥善处理伤口，预防破伤风和气性坏疽　遇到大面积创伤者，要保持创面清洁，用干净纱布包扎创面，怀疑有破伤风和产气杆菌感染时，应立即与医院联系，及时诊断和治疗。

4. 防止地震引起的“次灾害”　火灾是地震中常见的一种“次灾害”，起火时应尽快脱离火灾现场，具体措施见火灾的救护。如有煤气泄漏，应立即用湿毛巾、衣服等捂住口鼻，千万不能使用明火。如有毒气泄漏时，用湿毛巾捂住口鼻，绕到上风方向，震后及时转移。

5. 预防灾后疫情　要尽早深埋尸体，注意饮食、饮水卫生，做好防疫消毒，防止大灾后的大疫。

6. 预防猝死　因地震的震动和恐怖场面，原有心脏病、高血压患者，其病情可能会加重、复发甚至导致猝死，此类伤病员在救护中应密切观察。

7. 及时转运　通过汽车、飞机、火车等交通工具将伤者转送到医院救治。

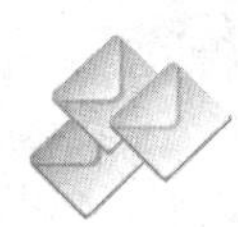

知识链接

地震征象

震前动物有预兆，群测群防很重要。牛羊骡马不进圈，猪不吃食狗乱咬。
鸭不下水岸上闹，鸡乱上树高声叫。冰天雪地蛇出洞，大猫携着小猫跑。
兔子竖耳蹦又撞，鱼跃水面惶惶跳。蜜蜂群迁闹哄哄，鸽子惊飞不回巢。
家家户户都观察，综合异常作预报。

第五节　灾后防疫

灾后防疫是指突袭而来的灾难发生后，因为生态环境平衡遭受严重破坏，动植物丧失生命而导致腐烂变质，产生的疫源通过昆虫和微生物携带、传递细菌病毒，导致发生疫情。因此，灾后在抢救灾民的生命和财产时，保证大灾之后无大疫也是灾民生命安全的重要保障。

一、灾后易发生疫情的原因

（一）空气污染

地震、火灾、海啸、火山喷发等引起的山石与房屋倒塌，产生大量烟尘、灰尘或有毒气体，造成空气与饮水、饮食的污染。

（二）水源污染

灾后人畜尸体未能及时消毒或掩埋而发生腐烂，地震使厕所等卫生设施遭到破坏，污水、垃圾、粪便严重污染环境与水源。

（三）虫媒滋生

由于环境与卫生条件恶化，气候炎热，可引起蚊蝇及病菌大量滋生；灾后鼠类无处藏身，四处流窜，引起疾病传播。

（四）居住与生活条件的恶化

灾难使灾民正常的生活秩序被打乱，灾后住在帐篷、简易板房，伤病员与老弱病残者更易遭受疾病袭击。

（五）精神、心理因素

家园的毁坏、亲人的离去，灾民们的心灵遭受了沉痛的打击，引起机体的抵抗力下降。

（六）饮食条件极差

灾区缺水断粮，饮用被污染的水，食用霉变食物，食品质量无法保证。

二、灾后卫生防疫的重点疾病

（一）经水和食物传播的肠道传染病

本类传染病主要通过消化道传播，如霍乱、伤寒、痢疾、甲型肝炎等。

（二）人畜共患疾病和自然疫源性疾病

1. 经皮肤接触传播的疾病　如鼠媒传染病、钩端螺旋体病、流行性出血热和寄生虫病。

2. 经昆虫叮咬的虫媒传染疾病　如疟疾、流行性乙型脑炎、登革热等。

3. 因人群聚集、居住拥挤造成的接触传播和呼吸道传播疾病　如麻疹、百日咳、流脑、上呼吸道感染、流感、手足口病、结膜炎以及肺结核等。

（三）皮肤病

常见的皮肤病有浸渍性皮炎、虫咬性皮炎、尾蚴性皮炎等。

（四）意外伤害

常见的意外伤害包括溺水、触电、中暑、外伤、毒虫咬螫伤、毒蛇咬伤、食物中毒等。

※三、灾后卫生防疫部门的工作要点

（一）加强生活饮用水监测工作

指导集中式和分散式饮用水消毒处理。加强水质监测，增加监测频次，在灾后的半个月内坚持每天监测，特别是做好集中式供水单位监测工作。

（二）开展环境整治

指导群众清理室内外环境，修复破损、排除积水、清理垃圾、修复厕所和其他卫生设施，彻底处理人畜粪便、腐烂植物和动物尸体、清除蚊蝇滋生地。

（三）加强卫生消毒工作

坚持“先进行清理、后实施消杀灭”的原则，分阶段分层次科学实施消毒、杀虫和灭鼠。

1. 抓重点　对重点区域如灾民临时安置点、厕所等场所进行消毒。

2. 科学消毒　每个乡镇、社区要设置消毒药品配制供应点，对基层干部、群众培训后开展消毒工作。

3. 分阶段　即先清理、后消毒、再灭虫。

4. 消毒与灭鼠工作相结合，防止鼠传播疾病的发生。

（四）加强灾民临时安置点的卫生管理

加强临时安置点环境卫生指导管理，加强医学巡查，为转移人员开展医疗服务，及时发现传染病疫情。

（五）加强传染病疫情监测、分析

实行疫情日报告和“零”报告制度，各医疗卫生单位要确定专人负责，将每天疫情通过日报表和直接网络上报。灾区疾控中心要做好重点传染病的疫情分析与预测预报工作，主动搜索疫情，加强发热、腹泻等症状监测，一旦发生重大传染病疫情和食物中毒、不明原因疾病等突发公共卫生事件，要立即上报，并迅速开展流行病学调查，采取有力措施，防止事态扩大或疫情的扩散蔓延。

（六）加强食品卫生管理，切实保障灾区群众食品卫生安全

协同质监、工商、药监等有关部门加强食品安全检查，依法打击制售伪劣食品的违法行为，查处销售和使用被洪水浸泡的粮食及各类食品、淹死的家畜、家禽的行为，规范食品生产经营行为。

（七）大力开展卫生宣传和健康教育

组织多种形式的传染病防治知识宣传和健康教育活动，宣传灾后食品安全、饮水卫生知识。教育灾区广大群众不饮用生水，食物要煮熟煮烂，使广大群众真正了解和掌握传染病防治的基本知识，增强群众自我保护意识和自身防病能力。

（八）加强医疗救治工作

1. 各医疗卫生机构要开通绿色通道，积极为受灾群众做好医疗救治工作。

2. 充实医疗卫生救治防疫队伍，分赴各受灾区开展巡回医疗和灾后防病工作。

3. 采取特异性预防措施，抓好重点人群、重点地区、重点传染病、重点环节的传染病防治工作。对可能发生的传染病疫点内密切接触者或其他易感人群进行应急接种或预防服药。

四、灾后卫生防疫的主要措施

（一）注意饮用水卫生，严把食品卫生关

不喝生水，喝开水或符合卫生标准的瓶装水、桶装水；装水的缸、桶、锅、盆等必须保持清洁，并经常倒空清洗；对取自井、河、湖、塘的临时饮用水，一定要消毒后方可饮用。灾民应严格注意不吃生食，不食淹死、病死家畜家禽，不食腐败变质的食品。食物入口前煮熟蒸透。集体食堂与饮食行业做好餐具消毒，食品容器做好生熟分开，避免交叉污染。禁止销售霉变等不符合卫生标准的食品，切实防止“病从口入”。

（二）加强环境卫生管理，加强家畜的管理

应重点抓“三管”（管水、管饮食、管粪），“三灭”（灭蝇、灭蚊、灭鼠）和“一清理”（清理环境）的群众性卫生防病突击活动，预防食源性疾病、虫媒传染病和自然疫源性传染病的发生。消灭蚊蝇滋生场所，做好厕所卫生管理，清除垃圾污物、填平积水坑凹，杜绝随地便溺，保持环境清洁卫生。对水退村庄环境做到先清理后消毒、再重建和迁回。灾民应注意消毒被水浸泡的被褥，尽量睡高铺，保持室内通风。家畜家禽圈棚要经常喷洒灭蚊药，栏内的禽畜粪便也要及时清理，不让其尿液直接排入河水、湖水、塘水中。

（三）做好防蝇灭蝇，防鼠灭鼠，灭螨防螨等媒介生物控制工作

粪缸、粪坑中加药杀蛆；室内用苍蝇拍灭蝇，食物用防蝇罩遮盖；动物尸体要深埋，土层要夯实。人群较集中的地方，也是鼠类密度较高的地方，当发现老鼠异常增多的情况，应及时向当地有关部门报告。保持住所和附近地面整洁干燥，不在草堆上坐卧、休息。

（四）保持皮肤清洁干燥，预防感染

每个人的毛巾、脸盆、手帕应单用，如果不得不与患者共用脸盆，则应让健康人先用，患者后用，用完以肥皂将脸盆洗净。不用手、尤其是脏手揉眼睛。下水劳动时，每隔 1～2 小时休息 1 次。每次劳动离水后，一定要洗净脚，穿干鞋。当发现脚部皮肤破溃并有加重趋势时，应暂时不要下水，如必须下水时要设法穿长统靴。有足部皮肤病的应尽量避免下水。

（五）在血吸虫病流行区，不接触疫水是预防血吸虫病最好的方法

接触疫水前，在可能接触疫水的部位涂抹防护药，穿戴防护用品，如胶靴、胶手套、胶裤等。如意外接触疫水，应主动去血防部门检查，发现感染应早期治疗，防止发病。

（六）保持心理健康，关注特殊人群

保持积极的心理状态和良好的生活规律。为老弱病残孕及婴幼儿尽量提供较好的生活和居住环境，告知人们如果感觉身体不适，特别是发热、腹泻患者，要尽快寻求医生帮助。

自学指导

【重点难点】

1. 灾难事故救护的基本原则、现场救护要点。
2. 常见灾难伤病员的现场救护。
3. 灾后卫生防疫的主要措施。

【考核知识点】

1. 灾难事故的分类、特点，灾难事故救护的基本原则，※医疗救护程序，现场救护要点。
2. 灾难事故医学救援组织的建立、※应急流程、组织形式。
3. 灾难所致伤病类型（机械因素、生物因素、气体尘埃、※灾难损伤综合征）。
4. 常见灾难伤病员的现场救护（交通事故、火灾、水灾、地震的现场自救与医疗救护）。
5. 灾后易发生疫情的原因、卫生防疫的重点疾病、※灾后卫生防疫部门的工作重点，灾后卫生防疫的主要措施。

【复习思考题】

1. 简述灾难护理学的概念。
2. 简述灾难事故救护的基本原则和现场救护要点。
3. 地震现场如何开展医疗救护？
4. 灾后卫生防疫的主要措施有哪些？

〔许　瑞〕

第四章

急诊科护理工作

【学习目标】

1. 掌握：急诊护理工作流程及处理原则。

2. 熟悉：

（1）急诊科的任务及护理工作特点。

（2）急诊科的工作制度。

3. 了解：

（1）急诊科的设置、※组织结构、人员配备、急诊患者及家属心理护理。

※（2）急诊护士素质要求。

【自学时数】 4学时。

急诊科是医院急重症患者最集中、病种最多、最复杂的科室，是所有急诊患者入院救治的必经之地，是实施院内急救的最主要场所。医院内急诊救护是指医院急诊科的医护人员对各种急诊患者进行抢救和护理，并根据不同的病情做出紧急手术、收住专科病房或重症监护病房、转院、留急诊观察及出院等各种不同决定。急诊科除了承担接收急诊患者的任务，还承担院前急救、意外灾害性事故的抢救工作。急诊科护理工作水平高低，直接体现了所在医院的管理水平和医疗护理质量，在临床实践中，急诊科护理工作应根据现代急诊急救护理的特点和规律，建立科学的管理模式、制订可行的工作制度，用先进的护理管理理论和现代的管理技术及方法指导临床护理实践，以达到高效率、高质量的救护目标。

第一节　急诊科的任务与设置

一、急诊科的任务

（一）急诊

急诊科首要而且也是最主要的任务是为患者提供紧急、便捷、全面的急诊急救护理服务，帮助健康出现危机者做出紧急的决定，以及提供及时救护措施，避免死亡和伤残，包括配合抢救、参与院前急救及重症监护工作。

（二）急救

当突发事件或自然灾害发生时，医护人员应尽最大的努力参加、组织救护活动，前往第一现场。必要时将“流动急诊室”搬到患者身边进行现场救护。同时在医疗监护下，将患者安全地护送至医疗单位进行继续救治工作。

（三）培训

建立健全各项急救技术操作规程，对医护人员进行专业培训，不断更新知识，加速急诊人才的成长。面向广大群众，积极开展急救知识的宣传教育活动，以多种形式普及宣传各种急救常识，如止血、包扎、心肺复苏技术等，提高群众急救意识。

（四）科研

急诊科区别于其他专科的特色在于可以直接获得重症患者病情改变的第一手资料，急诊护士更是与患者直接接触，能够对病情与护理效果进行最准确地观察和得到最快的反馈，因此平时要注意积累，寻找规律，从而提高急诊急救工作水平。同时，这项任务也包括急诊科护理教学及管理方面的研究。

二、急诊科设置

医院急诊科多是突发性急危重症患者，所以，布局设置要一切从应急出发。急诊科应独立或相对独立成区，位于医院的一侧或前部，要设置鲜明的标识，有明显的指路标识，夜间有指路灯标明，便于引导患者就诊。急诊科应有独立的进出口，门口方便车辆出入，急诊大厅应宽敞，以利于担架、患者、家属、工作人员的流动。室内采光明亮，保持良好的通风，通信设备齐全。急诊科合理的布局、完备的设施、畅通无阻的绿色通道、良好的急救环境，是保证急救质量的重要条件之一。根据急诊工作的特点，具体的设置如下：

（一）基础设施与布局

1. 预检室　或称分诊室，设立在急诊科门厅入口明显位置，是急诊患者就诊的第一站。标志应清楚，室内光线应充足，面积应宽敞，便于进行预检、分诊。预检室由有经验的护士值班，具体负责分诊和挂号工作。预检室内应设有分诊台、候诊区，各类通信装置，以便及时与应诊医生联系及组织抢救。还需备有基本检查的医疗检查器械如血压计、听诊器、体温表、手电筒、压舌板等。

2. 抢救室　急诊科抢救室应临近急诊预检分诊处，一般设在急诊室入口最近处。根据需要设置相应数量的抢救床，每床净使用面积不少于12 m^2，配有环形静脉输液天轨，遮帘布，床头设中心给氧装置、中心吸引装置。抢救室内需备有抢救患者必需的仪器设备、物品和药品。有条件的医院应设各专科小型抢救室或内科系统抢救室和外科系统抢救室。这样在互不干扰的情况下，有利于抢救工作有条不紊地进行。

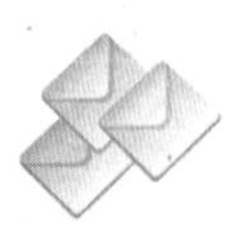

知识链接

急诊科抢救室常备的仪器设备、物品和药品

1. 常用的仪器设备　备有“五机”，包括呼吸机、心电图机、电动吸痰器、电动洗胃机、除颤起搏器。

2. 常用的器材　备有“八包”，包括腰椎穿刺包、气管切开包、静脉切开包、清创缝合包、输液包、输血包、导尿包、胸腔及腹腔穿刺包，此外胃肠减压包、开胸包、烧伤包也是应备的。

3. 常用的急救药品　抗休克药、抗心律失常药、强心药、血管活性药、中枢神经兴奋药、镇静镇痛药、止血药、解毒药、利尿药、降压药及常用的液体。这些药品应放在急救车内，便于随时移至床旁抢救。

3. 急诊诊察室　在预检分诊室周围设有内科、外科、妇产科、儿科、眼科、耳鼻喉科、皮肤科等专科诊室。室内除备有必要的诊察用具和设备外，还需按各专科特点备齐急诊用的器械和抢救用品，做到定期清洁消毒、定期检查其功能是否正常。有条件的医院，可以做到儿科急诊室与成人急诊室分开设置，有单独的出入口，避免发生交叉感染。

4. 治疗室　位置一般靠近护士办公室，便于为急诊患者进行各种护理操作。根据各医院的不同条件，可分为准备室、注射室、输液室、处置室等，各室内应有相关配套设施。治疗室内应有无菌物品柜、配液台、治疗桌、肌肉注射和静脉穿刺盘，消毒用品，室内还应有空气消毒、照明设备以及脚踏式洗手池。

5. 清创室或急诊手术室　位置应紧靠抢救室与外科诊察室。清创室设有诊察床、清创台。清创缝合所用的各种用物要齐备，如各种消毒液、清创缝合包、敷料、洗手池、落地灯及其他照明设备、消毒设施等。急诊手术室常规设立无菌手术间和清洁手术间，并配有更衣室和刷手间等。

6. 急诊观察室　观察床位一般可按不低于医院总病床数的6%设置。室内设置原则上与普通病房基本相似，护理工作程序也大致同医院内普通病房。

7. 急诊监护室　位置与急诊手术室和急诊抢救室邻近，以便充分利用资源。室内设监护床，床位数主要根据医院具体因素来确定，一般占总床位数的1%～2%，床边应备有监护仪、呼吸机、心电图机、供氧装置、负压吸引装置、轨道式输液架、输液泵及推注泵等设施。急诊监护室的作用是由专职医护人员对在急诊科诊断未明、生命体征不稳定、暂时不能转送的危重患者或急诊手术后的患者进行加强监护，发现异常及时处理和抢救。

8. 隔离室　有条件的医院应在预检分诊室附近设有隔离室，并配有专用厕所，一旦发现有传染病可疑患者，护士应立即对其执行隔离，并通知专科医生到隔离室会诊，确诊后转送专科病房或专科医院，并注意患者的排泄物要及时处理消毒，及时报告疫情。

9. 辅助检查室　辅助设施一般包括急诊挂号室、急诊收费处、急诊药房、急诊检验室、急诊超声室、急诊X线室和急诊CT室等。

10. 其他　急诊输液室、医护办公室、值班室等。

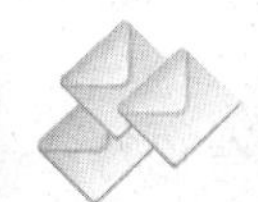

知识链接

中医院急诊科布局特点

中医院急诊科布局应按照卫生部颁布的《急诊科建设与管理指南》相关要求进行设置，应设置中医综合处置室，并保证24小时中药饮片或中药配方颗粒服务，有条件的可以设置急诊煎药室。

中医院急诊科设备设施配置应与医院级别、科室功能相适应，在配备基本诊疗设备的同时，应配备针灸器材（针灸针、艾条、刮痧板、火罐等）、中药结肠透析设备等有助于提高中医诊疗水平的设施设备；如设置急诊煎药室的，应配备煎药设备。急诊药房应当储备足够数量用于急救治疗的中药针剂。

（二）急诊绿色通道

急诊绿色通道也称为急救绿色生命安全通道，是医院内针对急危重患者提供的快捷、高效的服务系统，一律实行“三先后一”的原则，即优先抢救、优先检查、优先住院、后按情况补办医疗相关手续原则，实行先救治，后缴费。在我国目前医疗人力资源相对不足的情况下，急诊绿色通道的建立是救治急危重症患者最有效的机制。

1. 急诊绿色通道的救治范围　各种急危重症需立即抢救的患者和“五无”人员（无姓名、无单位、无地址、无家属、无经费保证）。原则上所有生命体征不稳定和预见可能危及生命的各类急危重症患者均应纳入急诊绿色通道，不同的医院因医疗人力资源、医疗配置、医疗水平、急救制度、患者结构等多种因素影响，具体把哪些患者纳入急诊绿色通道，可能有所不同。

2. 急诊绿色通道的硬件要求　设有分诊台、抢救室、诊察室、手术室、急诊病房、急诊监护室、急诊收费、急诊化验、急诊药房、急诊B超、急诊放射等多个区域，这些区域应布局紧凑，流向合理，均有醒目的标志及引导指示标牌，可采用绿色或红色的标牌和箭头，有利于急诊患者就诊。

※（三）急诊科组织结构

通常500张床位以下的医院设急诊室；500张床位以上的医院应设急诊科。急诊科为一级临床科室，直接受院长或主管业务副院长的领导，实行科主任负责制，三级综合医院急诊科主任应由具备急诊医学副高以上专业技术职务任职资格的医师担任，二级综合医院的急诊科主任应当由具备急诊医学中级以上专业技术职务任职资格的医师担任。急诊科主任负责本科的医疗、教学、科研、预防和行政管理工作，是急诊科诊疗质量、患者安全管理和学科建设的第一责任人。通常设科主任1名，副主任1～2名，主治医师、住院医师若干名。护士长1～2名，护士若干名，由医院护理部统一管理。三级综合医院急诊科护士长应当由具备主管护师以上任职资格和2年以上急诊临床护理工作经验的护士担任。二级综合医院的急诊科护士长应当由具备护师以上任职资格和1年以上急诊临床护理工作经验的护士担任。护士长负责本科的护理管理工作，是本科护理质量的第一责任人。

※（四）急诊科人员配备

急诊科应当根据每天就诊人次、病种和急诊科医疗和教学功能等配备医护人员。应当配备足够数量、受过专门训练、掌握急诊医学的基本理论、基础知识和基本操作技能，具备独立工作能力的医护人员。

1. 医师　急诊科应当有固定的急诊医师，且不少于在岗医师的75％。中医院急诊科医师中持有中医类别执业医师的比例不低于60％，并根据工作需要配备其他类别的执业医师。医师梯队结构合理。除正在接受住院医师规范化培训的医师外，急诊医师应当具有3年以上临床工作经验，具备独立处理常见急诊病症的基本能力，熟练掌握心肺复苏、气管插管、深静脉穿刺、动脉穿刺、心电复律、呼吸机、血液净化及创伤急救等基本技能，并定期接受急救技能的再培训，再培训间隔时间原则上不超过2年。

2. 护士　急诊科应当有固定的急诊护士，且不少于在岗护士的75％，护士结构梯队合理。急诊护士应当具有3年以上临床护理工作经验，经规范化培训合格，掌握急诊、危重症患者的急救护理技能、常见急救操作技术的配合及急诊护理工作内涵与流程，并定期接受急救技能的再培训，再培训间隔时间原则上不超过 2 年。中医院急诊科护理人员应系统接受中医知识与技能培训，西医院校毕业的护士在三年内中医知识与技能培训时间不少于 100 学时。

3. 其他医务工作者　急诊科以急诊医师及急诊护士为主，承担各种患者的抢救、鉴别诊断和应急处理。急诊患者较多的医院，还应安排妇产科、儿科、眼科、耳鼻咽喉科等医师承担本专业的急诊工作。急诊科可根据实际需要配置行政管理和其他辅助人员。

第二节　急诊科的护理管理

急诊科应当建立健全并严格执行各项规章制度、岗位职责和相关诊疗技术规范、操作规程，保证医疗护理服务质量及安全，有效的急诊科护理管理工作是急诊抢救工作顺利进行的重要保证。

一、急诊科护理工作质量要求

急诊护理工作质量是急诊科护理管理的核心问题，良好的护理工作质量是取得良好医疗效果的重要保证。急诊护理工作应站在患者的立场上制定管理目标，根据目标确立急救管理规划与措施，并认真落实。

※（一）管理目标

1. 医护人员应树立全心全意为人民服务的思想，具有良好的医德和献身精神，工作热情主动、急患者之所急。

2. 时间观念强，所谓急诊的急就是指患者病情急，诊治要快，耽误不得，时间就是生命。

3. 急诊科应配备与其任务、功能、规模相适应的急诊医疗设备和药品。所有急诊抢救物品要保持性能良好、数量规格齐全、固定地点放置、专人负责管理，严格执行交接班制度。

4. 各种抢救记录、表格、病历等书写必须客观、真实、及时、完整、清楚。

（二）急诊管理措施

1. 建立常见急症的抢救工作程序。医护人员应有丰富的临床抢救经验，能熟练掌握各种抢救仪器的性能和使用方法，并具备排除一般操作故障的能力。

2. 强调急危重患者的抢救成功率，根据医院的技术水平拟定常见急诊病种的抢救成功指标。

3. 抢救工作组织要严密，真正做到人在其位、各尽其责，使抢救工作井然有序地进行。

4. 积极采取各种防范措施，杜绝医护差错事故的发生。

※二、急诊护理人员的素质要求

急诊科工作性质对护理人员的素质有着特殊的要求，主要有以下几个方面。

（一）高尚的医德

1. 热爱急诊工作　急诊护士是医疗先遣部队的一员，院内抢救过程中，急诊护士是与死神在争夺时间。急诊科始终处在抢救患者生命的最前沿，生死就掌握在分秒间，时间的紧迫性和生命的神圣性赋予急诊护士使命感和自豪感。这是令人骄傲倍感光荣的工作，因此值得热爱，值得急诊护士为之牺牲个人利益。

2. 热情服务患者　患者利益第一，急患者所急，想患者所想。不怕脏，不怕累，和蔼可亲，耐心细致，善解人意，解除患者及家属的顾虑。

3. 高度责任感　时间就是生命，必须争分夺秒、果断迅速；同时应认真谨慎，仔细周密，严格查对，防止忙中出错。

4. 知情与保密　尽管急诊抢救分秒必争，但护士必须明白患者及其家属仍有知情权。为安抚患者及家属，应尽量在适当的时候及时给予解释与安慰，以避免因误会引起纠纷。在急诊抢救中，会涉及一些特殊的病史与病症（比如自杀者的隐情或特殊感染），有时患者不希望别人知道，有时甚至会牵涉到法律纠纷，急诊护士有尊重患者自尊、保守秘密的义务，不可将其当作谈话资料四处宣扬。

5. 团结协作，服从指挥　急诊护理工作内容广泛，与医生及医院各部门都有密切联系，急诊科护士在工作中要与其他人员相互理解、相互尊重、相互配合协作，不互相推诿责任；同时，要服从统一调度指挥，以“救死扶伤，生命第一”为原则。

6. 慎独　慎独就是在无人在场和监督之下，也能够严格要求自己，实行自我监督。急诊科是一个特殊场合，很多时候患者不能或来不及对其治疗知情或家属不能立即赶到，这就要求不论有无患者及家属在场，护士都要按照规章制度办事，不做违反道德良心或不合法的事。

（二）熟练的业务

专业素质是胜任岗位所必须具备的专业化知识和技能。急诊所面对的患者常常有多种疾病共同存在，或会涉及内、外、妇、儿等各专科疾病中的急性病、危重病，需要这些专业范畴的知识，这就要求护士具有扎实的基础理论知识，比较广泛的临床护理经验及熟练的技能，要加强“三基”（基础知识、基础理论、基本技能）的训练，以便能熟练配合医生进行抢救工作。

（三）健康的心理

1. 高度的注意力、敏锐的观察力和敏捷的思维力　急诊患者往往病来势凶猛、病情变化急骤、病因复杂、症状体征多样。因此，当有患者来诊时，不论是分诊还是抢救，不论是留观还是转送，都不能松懈怠慢，疏忽大意，必须敏锐观察病情动态变化，敏捷反应，迅速应对处理。

2. 深切的同情心和坚强的毅力　急诊工作的特殊性决定了急诊护士常常要面对诸如车祸伤、高楼坠落伤、意外灾难事故等情况，或是大量呕吐、大小便失禁等脏、臭的情况，同时还会遇到危险场地的院前救护工作等艰巨的任务。如果没有深切的同情心，就会厌恶脏和臭；如果没有克服困难的坚强意志，就难以完成急诊救护任务。

3. 情绪稳定，沉着冷静　急诊科（室）的工作具有很强的科学性和时间性，急诊患者的生命和安全与医护人员息息相关。在抢救急危重患者过程当中往往出现意想不到的紧急情况，护士应在整个工作过程中做到遇事不慌、沉着冷静、准确迅速地配合抢救工作。如果护士在工作中马马虎虎，犹豫不决，缺乏责任心和积极的工作态度，势必影响急诊抢救的顺利进行。

（四）强健的体魄

急诊室的护理工作繁琐，节奏紧张。护士除了完成全天正常的门诊护理工作以外，还需要有充沛的精力随时进行急危重患者的抢救工作。抢救急危重患者的时间或长或短，有时需长时间的特护，有时刚抢救完前一个危重患者，护士又马上面临下一场紧张的战斗，加班加点成了家常便饭。因此，急诊科的护士必须有较强的耐力与体力，动作机敏，能吃苦耐劳，才能圆满完成各项急诊护理工作。

三、急诊科工作制度

急诊科应根据《执业医师法》、《医疗机构管理条例》和《护士条例》等有关急诊方面的各项规章制度、法律法规需要，结合急诊科工作实际，制定适合本院急诊工作制度及有关规定，使医疗护理工作规范、有章可循。

（一）首诊负责制度

1. 凡是第一个接待急诊患者的医院、科室和医师为首诊医院、首诊科室和首诊医师。首诊医师发现涉及他科或确系他科患者时，应在询问病史、体格检查、写好病历并进行必要的紧急处置后，才能请有关科室会诊或转科。不得私自涂改科别，或让患者自行去预检分诊处改科别。

2. 凡是遇到多发伤、跨科疾病或诊断未明的患者，首诊科室和首诊医师应首先承担主要诊治责任，并负责及时邀请有关科室会诊。在未明确收治科室前，首诊科室和首诊医师应负责到底。

3. 如需要转院且病情允许搬动时，由首诊医师向医教科（医务处）汇报，落实好接收医院后方可转院。

（二）急诊观察室管理制度

1. 收治对象　急危重症不宜搬动的患者；符合住院条件，无床位暂不能入院的患者；某些病症经治疗病情尚未稳定者，如高热、腹痛等；不能立即确诊，离院后病情有可能突然变化者。传染病患者不予留院观察。

2. 治疗和护理　要按时、详细、认真地进行交接班工作，重要情况应做书面记录。急诊科（室）值班医师早晚要各查床 1 次，重病随时查访，要贯彻三级医师查房制度，及时修订诊疗计划，提出工作重点。急诊值班护士要主动巡视患者，并及时记录和反映情况。

3. 留观时间　一般不应超过 3 天。

（三）抢救室管理制度

1. 抢救工作制度　医护人员应按岗定位，按照相应疾病的抢救程序进行工作，严密观察患者病情变化，及时详细地做好记录。严格执行查对制度，防止差错事故，执行口头医嘱时应加复述。应根据患者病情，及时予以给氧、吸痰、建立静脉通路、人工呼吸、胸外心脏按压、止血等应急处置，待病情稳定后方可移动。

2. 抢救室物品管理制度　应备齐中西医抢救药品、物品、器械和敷料等，并放在固定位置，设专人管理，要有明显标记，不准任意挪动、挪用或外借。器械用后应立即清理、消毒，然后放回原处，消耗部分及时补充，以备再用。药品应经常检查，发现霉变、虫蛀或变质等情况应随时报告并更换。抢救室内一切物品、药品、器械，每天核对 1 次，做到班班交接，账物相符。

3. 涉及法律问题患者的处理办法　立即通知科主任、医务科并上报治安部门。同时发挥人道主义精神，积极救治。病历书写要实事求是、准确清楚，保管好病历切勿遗失和被涂毁。开具验伤单及诊断证明时要实事求是，并经上级医师核准。对医疗护理工作以外的问题不随便发表自己的看法。保留服毒患者的呕吐物以便做毒物鉴定。昏迷患者的财物保管：交给家属（要有第三者在场）或值班护士代为保管（2 人签字）。留观期间有家属或公安人员陪守。

（四）急诊绿色通道的相应制度

1. 急诊绿色通道的首诊负责制　由首诊医护人员根据患者病情决定是否启动急诊绿色通道。通知相关环节人员，并及时报告科主任和护士长或相关院领导，组织领导抢救工作。首诊医护人员在绿色通道急救中，要随时在场并做好各环节的交接工作，适当的时候嘱患者家属或陪同人员补办医疗手续。

2. 急诊绿色通道记录制度　纳入急诊绿色通道的患者应有详细的登记，包括姓名、性别、年龄、住址、就诊时间、陪护人员及联系电话、生命体征情况和初步诊断等。患者的处方、辅助检查申请单、住院单等单据上须加盖“急诊绿色通道”的标志，保证患者抢救运输的畅通。

3. 急诊绿色通道转移护送制度　首诊医护人员在转移急诊绿色通道患者前必须电话通知相应环节人员，途中必须有急诊科首诊医护人员陪同并有能力进行途中抢救，交接时应明确交代注意事项和已发生或可能发生的各种情况。

4. 急诊绿色通道备用药品管理制度　急诊科应备有常规抢救药物，并有专门人员或班次负责保管和清点以保证齐全可用。抢救急诊绿色通道患者时可按急需先用药，后付款。

第三节　急诊预检分诊

一、急诊护理工作特点

（一）急

急诊患者发病急，变化快。因此，急诊护理工作中要突出一个“急”字，分秒必争，迅速处理，争取抢救时机。

（二）忙

急诊患者就诊时间、人数及危重程度难以预料，随机性大，可控性小，尤其是在发生意外灾害、事故、急性中毒、传染病流行时，更显得工作繁忙。因此，平时必须做到既有分工，又有合作。遇到成批伤病员时，能进行高效能的组织指挥和协调，使工作忙而不乱。

（三）多学科

急诊患者疾病谱广泛、病种复杂，病情危、急、重，尤其是疑难病情及复合伤，常常涉及多个系统、多个脏器、多学科护理知识及技能，这就要求急诊护士的自我素质要高，具有跨学科、跨专业领域的护理知识与技术。

（四）易感染

急诊患者没有选择性，可能患有传染病，易造成交叉感染，如流行性感冒、痢疾等。因此要特别注意严格分诊，严格执行无菌技术操作和消毒隔离制度。

（五）涉及法律及暴力事件多

急诊经常有涉及法律及暴力事件的患者，如车祸、打架斗殴等，与其他医疗部门相比，工作情况更复杂。因而，急诊护士必须具备良好的法律意识和组织管理协调能力，才能使复杂的工作变得有序。

二、急诊护理工作流程

急诊护理工作是急诊医疗体系的重要组成部分，主要包括接诊、分诊、急诊处理等环节。这些环节紧密衔接，可使患者尽快获得确定性的专科治疗，最大限度地降低患者的伤残率、病死率及医疗纠纷。

（一）接诊

接诊是指医护人员以最短的时限、最熟练的医学技巧，对到达医院急诊科患者的病情有一个较明确的判断。预检护士对到达急诊科的患者要热情接待，快速接诊就位，耐心做好解释工作，以免产生误会。要以良好的工作态度，树立好“窗口”形象。一般急诊患者可坐着候诊，对危重患者，急诊护士应根据不同病情合理安置就位。如果是由救护车等运输工具送来的急诊患者，应主动到急诊科（室）门口接应，与护送人员一起搬运患者并安置就位。

急诊接诊的方法有很多，如望闻问切法、谈心解释法、心理调控法、事例举证法、强制执行法、最佳时机法、选择诊治法、利用威信法等，急诊护士通常采用以下方法：

1. 望闻问切法　医护人员通过自己的眼、耳、鼻、口、手等感觉器官感受患者的症状、体征，从而判断病情，以便快速救治。

（1）望诊：通过观察患者的面容表情、面色、呼吸、体位、姿态、语言等来判断患者的病情。

（2）闻诊：通过自己的听觉和嗅觉来分辨患者的声音变化和发出的某种特殊气味，以判断患者的相关疾病。

（3）问诊：通过询问患者和知情人，以了解疾病的历史和现状。有许多疾病靠问诊即可得出初步诊断或确诊。

（4）切诊：通过自己的触觉，对患者的一定部位进行触、摸、压、按、切，以了解病情的方法。

2. 谈心解释法　医护人员为实现救治的目的，与患者进行思想和情感交流的口头表达方式。对不具有或缺乏医学知识的患者或家属，讲解有关医学知识、疾病的诊断、治疗及转归，使其能够懂得一定的医学知识，从而配合医护人员进行医疗活动，达到康复的目的。谈心解释的技巧有：注意观察，先后有序；认真聆听，仔细体会；明确目的，突出重点；以情动人，打动感情；以理服人，实事求是。

3. 选择诊治法　是常用的接诊方法，在接诊过程中，医护人员根据患者的病情和医疗条件，为患者提出合适方案供患者选择，同时要注意：目的要明确，方法要有效，权衡利弊，不强人所难。

（二）分诊

分诊是指对急诊就诊患者进行快速、重点地收集资料，并将资料分析、判断，分清疾病的轻、重、缓、急及所属专科，进行初步诊断、安排救治程序及分配专科就诊的技术。分诊是急诊护理工作中重要的专业技术，时间一般应在2～5分钟内完成。一个合格的分诊护士，不仅应具有多专科疾病的医疗护理知识，还要具备病情发展的预见能力，是集护理学、医学、心理学和社会学于一身的护理工作者。如果分诊错误，则可能延误抢救治疗时机，甚至危及患者生命。

1. 资料收集　通常接诊和分诊密不可分。在分诊过程中，护理人员首先要运用接诊的方法，收集资料，对患者的病情进行初步判断，才能达到分诊的目的。

2. 分诊分类　经资料收集、分析判断，根据病情一般可将患者分为4类。

Ⅰ类：危急症，患者生命体征极不稳定，需要立即抢救，如得不到紧急救治，短时间内会导致生命危险，如心脏呼吸骤停、持续严重的心律失常、休克、大出血、昏迷、严重的呼吸困难、反复抽搐、急性重度中毒、致命性的创伤、大面积烧伤等。

Ⅱ类：急重症，有潜在的危险，病情有急剧变化的可能，需要紧急处理与严密观察，如心肌梗死、外科危重急腹症、突发剧烈头痛、严重创伤、严重烧伤、严重骨折、高热等。

Ⅲ类：亚紧急，一般急诊，患者生命体征尚稳定，没有严重并发症，可排队等候就诊，如闭合性骨折、小面积烧伤、腹痛等。

Ⅳ类：非紧急，可排队等候，也可到门诊诊治，如轻、中度发热，皮疹，皮肤擦伤等。

3. 分诊技巧　一般来讲，急诊患者主诉的共性有：症状突出，如高热、疼痛、晕厥、抽搐等，并就这一症状表达出自己的承受能力。到医院急诊科就诊患者共有的心理特点是：认为自己的病是最严重的，如果能得到医生的尽快处理，症状就会很快缓解。急诊科护士必须根据急诊患者的这一特点，在诊察的基础上，及时准确地进行分诊处理。由于公式易记，实用性强，所以临床上常用公式法分诊，以下几种公式供参考。

（1）SOAP公式：Larry Weed将分诊概括为SOAP公式，即主诉、观察、估计、计划4个英文单词第一个字母组成的缩写。SOAP公式易记，实用效果较好，是分诊工作中常用的技巧。

S（subjective，主观感受）：收集患者的主观感受资料，包括主诉及其伴随症状。

O（objective，客观现象）：收集患者的客观资料，包括症状及异常体征。

A（assess，估计）：对收集的资料进行综合分析，得出初步判断。

P（plan，计划）：根据判断结果，进行专科分诊，并按轻、重、缓、急有计划地安排就诊。

举例分析：患者高速驾驶摩托车，因避让行人，从车上摔下，被交警紧急送入医院。目前患者神志不清，头上有一处5 cm左右的头皮裂伤，出血不止，无呼吸困难、无脑脊液漏。

S（主诉）：高速驾驶摩托车，因避让行人，不慎从车上摔下，被交警送入医院。

O（观察）：患者神志不清，头上有一处5 cm左右的头皮裂伤，出血不止，无呼吸困难，无脑脊液漏。

A（估计）：患者有明确的颅脑外伤，是否还有颅骨骨折、颅内损伤，需经神经外科检查。

P（计划）：将患者紧急送入急诊清创手术室，迅速包扎止血、开放静脉通道，同时呼叫神经外科医生进行处理。

(2) PQRST 公式：适用于疼痛的患者。即诱因、性质、放射、程度、时间 5 个英文单词第一个字母组成的缩写。

P (provoke，诱因)：疼痛发生的诱因，哪些原因能使疼痛加重或缓解。

Q (quality，性质)：疼痛的性质，如绞痛、钝痛、刀割样、电击样、针刺样、烧灼样等。

R (radiate，放射)：疼痛的位置，有否放射痛，放射到哪些部位。

S (severity，程度)：疼痛的程度如何，可以选择用数字评估法，把无痛到不能忍受的疼痛用数字 1～10 来比喻，相当于哪个数的程度。

T (time，时间)：疼痛开始、持续、终止的时间。

举例分析：患者，女性，54 岁。参加朋友生日宴会后出现腹痛，伴恶心、呕吐，疼痛如刀绞一样，弯腰时疼痛稍缓解。疼痛位于右上腹，并向右肩部放射。疼痛剧烈，但勉强忍受，如果用数字 1～10 表示，患者说自己的疼痛“大约相当于 7”。以往曾有 1 次类似发作，每次均在饱餐后，持续时间不等。

P (诱因)：患者在参加朋友生日宴会后出现腹痛，伴恶心、呕吐，弯腰可使疼痛稍缓解。

Q (性质)：自诉疼痛如刀绞一般。

R (放射)：疼痛位于右上腹，向右肩部放射。

S (程度)：疼痛剧烈，但勉强能忍受。如果用数字 1～10 来比喻疼痛，患者说自己的疼痛“大约相当于 7”。

T (时间)：以往曾有 1 次类似的发作，每次均在饱餐后，持续时间不等。

患者的病史和症状与急性胆囊炎的表现十分相似，判断可能是外科急腹症，故请外科医生诊治。

(三) 急诊处理

处理是医护人员将进入急诊科（室）的患者，经评估分诊后，根据不同的病种和病情，给予及时、合理的处置。

1. 急危重患者处理　病情危急的患者立即使其进入绿色通道，实行先抢救后补办手续的原则。由分诊护士立即送入抢救室紧急抢救，或送进急诊手术室施行急诊手术处理，最后进入急诊重症监护病室（EICU）进行加强监护。在紧急情况下，如医生未到，抢救护士可酌情予以急救处理，以争取抢救时机。如止血、给氧、吸痰、建立静脉通路、气管插管、人工呼吸、胸外按压、除颤等措施。

2. 一般患者处理　预检分诊护士对来急诊科（室）就诊的患者办理分科就诊手续，并做好预检分诊登记，包括姓名、性别、年龄、职业、接诊时间、初步判断、是否为传染病、患者去向等项目，书写规范，字迹清楚。病情复杂难以确定科别的，按首诊负责制处理。由“120”转入的患者，分诊护士应立即去接诊，迅速安置。因交通事故、吸毒、自杀等涉及法律问题者，应立即通知有关部门。对于由他人陪送而来的无主患者，先予分诊处理，同时做好保护工作。神志不清者，应由两人以上的工作人员将其随身所带的钱物收拾清点并签名后上交保卫科保存，同时设法找到其亲属。

3. 传染病患者处理　疑似传染病患者应将其进行隔离，确诊后及时转入相应病区或转传染病医院进一步处理，同时做好传染病报告工作与消毒隔离措施。

4. 成批伤病员处理　遇成批伤病员就诊时，护士应对患者进行快速检伤、分类，分流处理，并通知门诊部和医务处值班人员，进行协调工作，尽快使患者得到分流处理。

5. 患者转运处理　对病重者需辅助检查、急诊住院、转 ICU、去急诊手术室或转院，无论转入哪里，途中均须由医护人员陪送监护，并将患者病情及处理经过向相关科室医护人员交班。

在各类急诊患者的处理中，应及时做好各项记录，执行口头医嘱时，应复述一次，经两人核对后方可用药，抢救时未开书面医嘱或未做记录的，应及时补上，并做好交接工作，对重症患者进行床头交班。

三、护理程序

护理程序在急诊科对急危重症患者的抢救过程中起着关键的作用。急诊者进入急诊室，护士开始分诊评估时，即启动了护理程序。通过对患者的护理评估，确定护理诊断，制定护理计划，实施护理措施，进行护理评价这 5 个步骤环环相扣，达到最终解决问题的目的，使急救护理工作更系统化、规范化、制度化，提高了急救护理质量。

（一）护理评估

接诊患者后，急诊护士迅速进行护理评估，包括望、触、叩、听等基本物理检查，尤其侧重于对生命体征变化的观察及发现潜在的护理问题。在评估时应注意三清：听清患者或陪送人主诉；问清与发病或创伤有关的细节；看清与主诉相符合的症状体征及局部表现。进行检查时原则上尽量不移动患者身体，尤其是对不能确定的创伤患者，以免加重病情。同时，护士言语和蔼，动作轻柔，通过与患者交流，了解患者的心理活动，针对不同的心态，做耐心细致的解释工作，关心、安慰、鼓励患者，使患者配合好各项检查及操作。

（二）护理诊断

在急诊科，患者发病急、病情重，急诊护士必须迅速根据病情，确立护理诊断。由于综合诊治的特点决定了急诊患者护理问题复杂，涉及多系统和多方面，且往往存在较多的潜在护理问题。因此，急诊护士在确定护理诊断时，要考虑全面、周到，不能忽略潜在的护理问题。例如癫痫患者，其潜在的护理问题为窒息、严重跌伤、脑水肿、酸中毒等。

（三）制订护理计划并立即实施护理措施

急诊护士根据存在或潜在的护理问题，制订相应的护理计划，并立即实施护理措施。在实施护理措施中，要注意以下几方面。

1. 立即制订急救护理方案，施行相应的急救护理措施，如气管内插管、胸外按压、人工呼吸、除颤、给氧、建立静脉通路、冷敷、包扎、止血、固定等。对潜在的护理问题应备好所需的急救仪器、药品及相关物品。

2. 预检分诊护士应按病情、病种计划安排就诊。对待诊患者应注意动态观察，并根据病情变化及时调整就诊次序。对等待就诊者提供有计划的针对性服务，如测脉搏、血压、呼吸，快速测血糖、监测心电图等。

3. 对留急诊监护室、观察室的患者，应根据病情做再次评估，进行计划、实施。

4. 对需要转到急诊手术室、ICU、专科病房患者应进行途中监护。

5. 必要时为患者提供送检标本、取血、取药等服务。

（四）及时评价护理效果

对每一位急诊患者至少 1 小时评估 1 次。急症患者每 15 分钟再评估 1 次。如果已达到预期目标，应终止护理程序；未达到目标，应寻找原因，修改护理计划及措施并再实施，直至达到目标。

四、急诊患者及家属的心理护理

急诊患者都是在短时间内疾病发生或加重，出乎意料，缺乏心理准备。病情、年龄、社会文化背景、经济状况不同等因素也对患者及其家属的心理产生影响，因此，急诊护士必须了解急诊患者及其家属的心理特点、运用有效的交流方式，加强沟通，才能与他们建立良好的护患关系，消除他们的心理压力，提高救护质量。

※（一）急诊患者及家属的心理特点

1. 恐惧感　呼吸困难、疼痛、出血、高热、腹泻等急危重症，造成躯体的难受不适，往往使患者感到预后难测，产生焦虑与恐惧；周围急诊患者的痛苦表现，也加重了患者的恐惧感。

2. 优先感　急诊患者及家属往往认为自己的疾病最重，要优先处理。有时对分诊护士安排的就诊次序不理解，出现烦躁、生气甚至发怒等。

3. 陌生感　急诊患者及家属到急诊室，一是对周围环境陌生，二是由于就诊时间短，医患之间沟通少，使患者及家属对医护人员、服务人员也感到陌生，会使其产生紧张、不信任的心理，对治疗及护理不利，也容易产生医患矛盾。

4. 无助感　由于疾病复杂，反复多个科室的会诊、多项多次的检查等，使患者及家属较长时间得不到医疗结果的信息，他们会产生焦虑与无助。

（二）急诊护理中的护患沟通

1. 分诊护士应将急诊患者进行快速、准确地分诊、分流，使他们尽快就诊。暂时不能满足患者即刻就医的需要时，应耐心解释以取得理解，避免患者与家属出现不良的情绪和心理反应，造成不良的后果。

2. 护士应主动向患者及家属介绍急诊科的设施与布局，急诊科患者的就诊特点，有关治疗和作息的安排以及医院的相关规定，使他们尽快熟悉环境，消除陌生感与恐惧感，自觉遵守医院规定和配合诊疗。

3. 热情真诚地对待患者，处理问题沉着果断，技术操作准确熟练，从而赢得患者及家属的信任。在救护过程中，随时将健康教育渗入其中，如消化道大出血病情未稳定的患者，要告知应卧床休息，绝对不能站立行走，否则会造成晕倒致伤的危险等，取得患者的合作、提高救护效果。

4. 所有检查、治疗和护理操作要及时、快速，避免延误医疗救治时间，减少患者的痛苦与潜在危险，稳定患者的心理，缓解其紧张情绪，以达到最佳救治效果。

5. 尊重患者及家属的知情权，及时解释或通告病情、治疗方案和预后的变化。耐心倾听家属的诉说，对其疑问及时给予解答，尽量消除其顾虑，促进相互理解。注意保护患者隐私，维护其身心完整性。

急诊科护士常常会接触到各种意外伤害事故，如斗殴致伤、交通事故、自杀、他杀、吸毒过量等，随着患者进入医院，当事双方的矛盾也易随之转移到医护人员身上。所以，护士在整个护理过程中，应有法律意识，更要加强自我保护意识，谨言慎行。同时要有高度的责任心，良好的职业道德，严格遵守规章制度、操作规程，严防忙中出错。

（三）急诊患者及家属的心理护理

1. 评估心理状态　可以采用交谈法、观察法等收集资料。收集资料的内容包括患者的心理反应及心理需要；以往的心理健康状况，如个性特征、人际关系、行为方式、适应能力、应对能力；家庭经济状况及其家庭成员之间的关系；家族史、个人生活史、治疗史等。

2. 心理护理要点

（1）有急有缓：根据患者病情的轻重缓急，先处理紧急的、严重危害身心健康的心理反应。

（2）沉着冷静：医护人员娴熟的操作技术和严谨的工作作风，不仅是赢得时间使患者转危为安的保证，同时对患者来说也是精神上的支持、鼓舞和依靠力量，所以在患者面前必须要沉着、稳重、严肃、有条不紊地进行抢救护理工作，来稳定患者的情绪。

（3）有的放矢：对导致患者不良心理反应的原因，有的放矢地进行心理护理，对疾病错误的认识而导致的焦虑，首先对患者进行有关医学知识的解释和教育。

（4）与抢救同步：心理护理可与抢救同步进行，情况允许时，护士可边观察边了解患者的心理反应，或一边实施操作一边说明意图，达到既消除患者疑虑又取得良好配合的目的。

（5）主动与患者及家属“心理换位”：谅解患者及家属的过激行为，对患者不能训斥、嘲讽，及时医治或积极预防患者的心理创伤，设法使其在心理状态上尽快适应急诊情况。

（6）动员社会支持系统给患者以心理支持：急诊患者多由亲友或同事陪送，护士应从言谈举止上给予适当安慰和必要的心理指导，指导他们如何配合医疗护理工作，以及对患者的关心与支持。在不影响治疗的情况下，尽量让家属陪伴患者，消除其孤独感与无助感，使患者心理得到支持与稳定。少数危重患者有可能抢救无效，应事先通知家属，使他们有一定的心理准备。对濒死和死亡的患者，做好家属的心理疏导工作，严肃、认真地做好死者的善后护理，体现出对死者的关爱、同情与尊重。

自学指导

【重点难点】

1. 急诊科的任务及护理工作的特点。
2. 急诊科护理工作流程。
3. 急诊科护理处置要点。

【考核知识点】

1. 急诊科的任务与设置。
2. 急诊科工作制度。
3. 急诊护理工作特点和工作流程。
4. 急诊患者及家属的心理护理。

【复习思考题】

1. 患者，女性，68岁，原有慢性阻塞性肺病病史8年。半小时前因提拉重物后，突感胸闷、胸痛不适，继之出现气促，呼吸困难。来急诊科时，患者大汗淋漓，呼吸极度困难，口唇发绀，脉搏细速，不能平卧。请问：若正好你是今天的预检分诊护士，你如何用SOAP公式进行分诊？

2. 简述急诊分诊工作的一般程序和方法。

3. 对来急诊科就诊的危重症患者和疑似传染病患者应如何处理？

4. 在急诊科的护理工作中，如何建立良好的护患关系？

〔袁　娟〕

第五章 重症监护病房

【学习目标】
1. 掌握：
(1) 重症监护病房（ICU）的概念、综合性 ICU 床位数设置、护士与床位数比例。
(2) ICU 患者的转入和转出护理。
(3) ICU 患者常见的心理问题及心理护理。
2. 熟悉：
(1) ICU 收容对象范围；ICU 的模式。
(2) ICU 护士应具备的能力；※ICU 的工作制度。
(3) ICU 的监护内容。
3. 了解：
※（1）ICU 的感染监控。
※（2）ICU 的护理伦理问题。
【自学时数】 2 学时。

早在 19 世纪 50 年代，英国将需要紧急救治的伤员集中在靠近护士站的地方，成立抢救室，并将手术后患者放在与手术室临近的病室内。这些从实践中得出的真知成为麻醉恢复室乃至重症监护病房（intensive care unit，ICU）的雏形。1958 年美国建立具有麻醉外科、内科等科室参与的 ICU；1982 年北京协和医院设立了第一张 ICU 病床，1984 年正式成立了综合性 ICU；1985 年解放军 304 医院成立了 ICU。

第一节 概　　述

ICU 是以救治各类重症及多器官功能衰竭患者为主的诊疗体系。ICU 的任务是运用危重病医学理论，集中具有抢救危重患者经验的医护专业人员，集中先进的监护与治疗仪器于一体，对各科急危重症患者集中加强监护、治疗和护理。ICU 的建设是医院现代化的一个标志，也是危重病医学发展的需要。ICU 的抢救水平已成为衡量一所医院现代化急救医疗水平的重要标准。

一、ICU模式

ICU模式主要依据医院的规模及条件进行设置。目前大致分为以下几种模式：

（一）专科ICU

一般为临床二级科室所设立的ICU，如心内科ICU（cardiac care unit，CCU）、呼吸内科ICU（respiratory care unit，RCU）等，是专门为收治某一专科危重患者而设立的，多属某一专业科室管理，对抢救本专业的危重患者有比较丰富的经验。不足之处在于收治病种单一，不能接收其他专科重症患者。

（二）综合ICU

为一独立的临床业务科室，受院部直接管辖，收治医院各科室的危重患者。该模式有利于发挥人才和设备的资源优势。目前国内发展趋势以综合ICU和专科ICU为主。

（三）部分综合ICU

介于专科ICU与综合ICU之间，即由医院内较大的一级临床科室组成的ICU，如外科ICU（surgical ICU）、内科ICU（medical ICU）、急诊ICU（emergency ICU）等，主要收治各专科或手术后的危重患者。

二、ICU设置

ICU地理位置设置的总体原则是交通便利，方便患者转运，周边环境相对安静和清洁，保证患者的治疗和护理，减少对ICU的污染。通常靠近电梯、手术室、复苏室或急诊科等相关科室。

（一）床位设置

ICU床位数应根据医院规模或病区的床位数来设置。一般综合性医院综合ICU床位数应占全院总床位数的1%～2%，以8～12张床位较为经济合理，既能保证工作效率，又能减少院内感染，也可根据人力、物力、房间条件设置每单元床位数。ICU床位使用率以65%～75%为宜，超过80%说明ICU的床位数不能满足医院的临床需求，应该扩大规模。ICU每张床占地面积不小于20 m^2，以25 m^2为宜，充足的空间有利于进行各种复杂抢救。

（二）中心监护站设置

原则上设在所有病床的中央地区，以稍高出地面、能够直接观察到所有病床的扇形设计为佳。中心监护站内设置中心监护仪、计算机等设备，存放病历夹、医嘱本、治疗本、病情报告本及各种记录表格，是记录各种监测指标的场所。

（三）人员编制

ICU为各类危重患者集中的场所，工作量大，监护治疗手段繁多，操作技术复杂，故对医护人员的配备要求明显高于一般科室。对于一般综合性ICU，医生与床位的比例为（1.5～2）∶1，护士与床位的比例为（3～4）∶1。以10张床为例，需要配备医生15～20名，护士30～40名。ICU还应配备清洁人员、仪器保养和维修人员。在发达国家，ICU工作人员还包括物理治疗师、感染控制师、呼吸治疗师、药剂师、营养师、心理治疗师和社会工作者等。

（四）仪器设备条件

ICU常用的仪器设备包括各专科监测治疗设备、诊断仪器设备和护理设备等。

1. 专科监测治疗设备 呼吸系统监测治疗设备包括呼吸功能监测装置、呼吸机、简易呼吸器、气管插管与气管切开包、脉搏氧饱和度和呼气末 CO_2 监测仪等；循环系统监测治疗设备包括心电监护仪、血流动力学监测设备、主动脉内球囊反搏装置、临时心脏起搏器、除颤器等；泌尿系统监测治疗设备包括血液透析和腹膜透析装置、尿比重计、血液超滤机等；中枢神经系统监测治疗设备包括颅内压监测仪、脑电图监测仪等。

2. 诊断仪器设备 床边X线机、超声仪、快速血糖监测仪、血气分析仪等。

3. 护理设备 可调节高度、倾斜度的多功能医用监护床、输液恒温器、输液泵、注射泵、肠内营养输注泵、冰帽、冰毯等。

（五）其他

ICU内应具备完整的床边供应系统。每张病床床头安置氧气、负压吸引、空气压缩等装置，多功能电源插座，可移动的床头灯等，每张床的上方应设有升降功能的输液导轨。ICU照明要求能够正确辨认患者皮肤颜色、口唇及四肢末梢颜色，病室照明要明亮，但以不影响患者睡眠为最佳。

第二节 ICU管理与感染控制

一、ICU功能

综合性ICU必须具备一定的功能，才能承担起繁重的监测、治疗和抢救任务。这些功能包括心肺复苏；呼吸道管理及氧疗；持续生命体征监测和有创血流动力学监测；紧急心脏临时起搏；快速检测各种化验结果；较长时间支持各脏器功能；全肠道外静脉营养支持；转送患者过程中有生命支持的能力等。

二、ICU管理

（一）收治对象

ICU收治对象包括临床各科的危重患者，这些患者往往病情危重，危及生命，需要特别监护和治疗，且有可能恢复健康。适合ICU收治的对象包括：

1. 有严重并发症的心肌梗死、严重的心律失常、急性心力衰竭、不稳定型心绞痛患者。
2. 各种类型的休克、循环衰竭、弥散性血管内凝血（DIC）患者。
3. 严重创伤、大手术、心肺脑复苏患者。
4. 各系统器官功能衰竭患者。
5. 水、电解质、渗透压和酸碱严重失衡患者。
6. 各种中毒和意外伤害患者。

由于ICU资源及医疗费用的限制，有些患者虽然病情危重，但也不宜收治在ICU，如脑死亡患者；恶性肿瘤晚期患者；老龄自然死亡濒死期；急性传染病和精神病患者；无急性症状的慢性疾病患者；无望或某种原因放弃治疗者。

（二）组织领导

ICU实行院长领导下的科主任负责制，科主任全面负责科内工作，如定期查房、组织会诊和主持抢救工作。ICU应该具备自己的专业队伍，设有一整套强化治疗手段，同时也要更多地听取专科医生的建议，把更多的原发病留给专科医生解决。医生的配备通常采取固定和轮转相结合的形式。护士长负责ICU的护理管理工作，包括护士工作安排、护理质量检查、医嘱执行情况及护理文书书写等。护士是临床第一手资料的收集者，是ICU的主体，承担着监测、护理和治疗等任务。

（三）ICU护士应具备的能力

ICU危重患者多，随时可能发生危及生命的病情变化，而护士与患者密切接触，如果能够准确判断和及时处理，就可能在极短时间内挽救患者的生命。因此，ICU护士应具备以下能力：

1. 自我学习的能力　ICU护士应不断学习循环、呼吸、泌尿等重要系统的生理、病理基础知识及内、外、急诊科常见急危重症疾病的护理知识，丰富和完善自己的知识结构，提升自己的业务理论水平。

2. 娴熟的操作能力　ICU护士应掌握急救仪器、设备的使用方法，准确使用除颤仪、简易呼吸器等抢救设备进行复苏处理，以保证抢救工作的顺利进行。

3. 灵活的应变能力　ICU护士应具备应对突发紧急情况的处置和应变能力，紧急情况下能与医生密切配合，准确实施心肺复苏术、气管内插管术、电除颤术等，以赢得抢救和治疗的时机。

4. 敏锐的观察能力　ICU患者病情危重、变化快，要求ICU护士能有效运用视觉、触觉、听觉、嗅觉等感官系统，密切观察患者的病情变化，及早发现问题，迅速救治，最大限度地挽救患者生命。

5. 良好的沟通能力　ICU患者病情危重，身体极度虚弱或因行气管内插管或气管切开术等情况而暂时失去语言能力，ICU护士应能够灵活运用手势、眼神、面部表情等非语言交流方式与患者进行有效沟通，必要时也可以借助写字板进行交流。

（四）工作制度

为保证工作质量，提高工作效率，ICU应建立一套科学、严格的工作制度，包括抢救制度、岗位责任和培训制度、消毒隔离制度、仪器使用保管制度、查对制度、探视制度、交接班制度等。

1. 抢救制度　严格规范的抢救制度是ICU患者抢救成功的前提。ICU护士要明确抢救的目的和原则，有预见性地制定有效的护理措施。其次，要明确抢救的程序，优先保证患者生命体征平稳。另外，抢救过程中要分工明确，听从指挥，密切合作，严格执行操作规程，详细做好抢救记录。抢救完毕要做好物品的处理和消毒工作。

2. 岗位责任和培训制度　ICU护士要明确工作职责，严格遵守规章制度，在职责范围内进行抢救护理工作。ICU护士必须经过严格的专业培训，在有条件的医院，ICU护士应经过筛选和6～12周专业培训。同时，应制定在职培训计划，以不同方式进行继续教育，了解学科进展，掌握最新急救护理技术。

3. 消毒隔离制度　预防和控制感染是ICU的重要工作内容，从事重症监护的工作人员必须严格遵守洗手制度、穿脱隔离衣制度、床旁隔离制度，认真执行无菌技术操作规程，定期对ICU空气、物品、仪器进行净化消毒及微生物学检测，预防和控制ICU感染的发生。

4. 仪器使用保管制度　ICU仪器和设备必须专人负责管理，应配有专门技术人员负责调试、维修及保养，做到定期检查、定期保养维修，有故障时及时处理，使其处于良好的备用状态。各班人员使用仪器时应严格遵守操作流程和规范。

5. 探视制度　由于ICU患者病种多样、病情危重，为避免交叉感染，一般不允许家属及无关人员进入ICU。探视者可通过床头对讲机与患者通话，通过玻璃墙与患者交流，尽可能满足患者及家属的心理需求。

6. 查对制度　严格遵循三查七对制度，包括操作前、操作中、操作后查对，核对姓名、床号、药名、剂量、浓度、时间和用法，注意患者用药后的反应。输血者还要核对血型、交叉配血试验结果、血制品种类等。检查药物有无变质、沉淀及浑浊，药物的有效期，有无配伍禁忌，包装是否完好等，确保用药安全。

※三、ICU感染控制

ICU感染属于医院内感染，是ICU患者在医院内获得的感染，包括在住院期间发生的感染和在医院内获得而出院后发生的感染，但不包括入院前或入院时已经存在的感染。ICU收治的患者病情严重，自身免疫力下降，再加上ICU各种侵入性检查、治疗较多，使患者随时处于发生感染的危险之中。因此，加强ICU感染控制是ICU管理工作中的重要内容之一。

（一）ICU易发生感染的原因

1. 患者因素　ICU收治对象多为各种类型的休克、复合伤、脏器移植等大手术以及心、肺、肾等重要脏器功能衰竭的患者，原有的基础疾病严重，机体抵抗力差，是引起院内感染的重要原因之一。

2. 环境因素　ICU是各种危重患者集中救治的场所，将不同病种、不同感染程度和感染部位的危重患者集中治疗护理，极易引起交叉感染。ICU布局不合理、消毒隔离设施不全，无空气净化装置等也是造成感染的重要原因。

3. 药物和治疗因素　不合理的使用抗生素，可引起耐药菌株的增加和机体正常菌群的失调，使原来不致病或在特定条件下才致病的病原菌大量繁殖，进而导致医院感染；严重哮喘、器官移植、过敏患者常需大量应用免疫抑制药和激素，使患者免疫力下降；各种有创监测和诊疗技术如气囊漂浮导管监测、中心静脉压监测、各种人工气道、留置导尿管等的应用，破坏了机体皮肤黏膜的完整性，成为医院获得性感染的直接原因。

4. 其他因素　医护人员缺乏严格的消毒和隔离知识，对院内感染危害性认识不足，对监控措施重视不够或管理不严亦可造成感染；医护人员的手及物体表面被污染，血制品、医用器材被污染，或各类检查、监测和治疗仪器设备及物品等消毒不彻底等，也会增加ICU院内感染的发生机会。

（二）常见的ICU感染部位

ICU感染一般以下呼吸道、泌尿道和腹部感染最常见。外科ICU感染以泌尿道、手术部位、呼吸道、血液感染居多；内科ICU中以呼吸道、泌尿道、血液感染最常见。

1. ICU获得性肺部感染　其死亡率位居ICU医院感染的首位。其感染的发生与ICU患者易发生误吸、呼吸机的使用以及医源性因素有关。常见的病原菌主要是革兰阴性杆菌，其次是革兰阳性球菌，此外还有真菌、原虫、病毒和寄生虫等。

2. ICU获得性泌尿系统感染　在我国仅次于ICU获得性肺部感染，位居第二。其感染的发生与插管的方法、留置导尿管的时间、导尿的操作技术、患者的易感性、患者自身菌群的感染有关。主要的致病菌是革兰阴性杆菌，其次是革兰阳性球菌、真菌，偶有病毒感染。

3. 血管内导管的相关性感染 ICU介入性检查、治疗多，危重症患者多经受有创血压监测、深静脉置管、漂浮导管监测等有创操作，病原菌可随导管经皮肤伤口侵入皮下组织至血管内，也可经导管内腔直接进入血液循环，引起血管内导管的相关性感染。常见的病原菌有革兰阴性杆菌、革兰阳性球菌及真菌。

4. 深部真菌感染 由于ICU患者病情重，机体抵抗力差，长期应用激素、抗生素、免疫抑制剂等，使存在于口咽部、胃肠道、皮肤表面的真菌由共栖菌变成侵入菌，导致呼吸道、泌尿道、血管内导管等部位的感染。常见致病菌有真菌、假丝酵母菌属、新生隐球菌、曲霉菌属等。

（三）ICU感染控制

ICU是院内感染的高发区，也是细菌高度耐药区域。因此，加强ICU感染的控制是当前医院管理工作的一个重要内容。感染源、易感宿主和传播途径为传染链的三要素。切断传染链、保护易感人群、保护人体正常免疫功能和微生态平衡是预防和控制ICU内感染的原则。ICU感染控制措施包括：

1. 人员要求 ICU医护人员，应具有较强的预防感染的意识，掌握感染监控知识和技能，自觉遵守各种消毒隔离制度。

（1）严格更衣、换鞋制度：工作人员进入ICU前，应更换室内工作衣、工作鞋、戴好帽子和口罩。外出时必须加隔离衣，更换外出鞋。护理感染患者时，应穿防护服。探视人员进入ICU也应更换清洁的外衣和鞋子。

（2）建立严格的洗手制度：院内感染可通过医护人员的双手传播，为减少病原菌在ICU的传播，应建立严格的洗手制度。在接触不同患者或接触同一患者不同部位前后、执行各种技术操作及无菌操作前后、处理便器后以及进入或离开ICU时，均必须洗手。病室内应有洗手池，最好是感应水龙头。定期进行手的消毒效果监测，洗手后细菌总数$\leqslant$5 CFU/cm^2，且未检出致病菌为合格。

（3）严格执行无菌操作技术：医护人员应认真执行各项无菌操作技术，进行无菌操作前必须戴好口罩、帽子并洗手。

2. 空气净化及环境消毒 保持空气清新和环境清洁是预防ICU患者感染的重要手段。

（1）通风：通风是减少空气中致病微生物有效而简易的方法。自然通风，即开窗换气，每天2～3次，每次20～30分钟。机械通风是在空调设备内安装滤过装置，以减少空气中的尘埃。

（2）紫外线消毒：紫外线灯为光照空气消毒，每10～15 m^2房间安装1盏30 W紫外线灯，高度距离地面2.5 m左右，每天2次，每次20～30分钟，可降低空气中50%～70%悬浮微生物。

（3）喷雾或擦拭消毒：室内无患者时，可用1%过氧乙酸喷雾消毒，喷雾前将监护设备包好，以防损坏。病房内物体表面用0.2%过氧乙酸擦拭消毒，墙壁每周1次，病床、床头柜、医疗器械及门窗表面每天1次，地面每天4次。

（4）限制人员出入：ICU内空气污染最严重的区域多为入口处和走廊，特别是医师查房和护士交班以及家属探视时间更为严重，因此，应将进入ICU的人员减少到最低限度，包括限制探视人员以及减少医师、护士不必要的出入。

3. 设备用品消毒　使用消毒不彻底的医疗设备及用品是导致患者感染的重要原因。呼吸机管路、湿化瓶、面罩及管道接头内均有革兰阴性杆菌生存条件，使用后应用0.2%过氧乙酸浸泡30分钟；治疗包、换药包和无菌治疗用品应送供应室进行高压蒸气或环氧乙烷灭菌；提倡使用一次性医疗护理用品（引流袋，输液、输血器，胃管，气管导管，导尿管，注射器等），可有效防止交叉感染；床上用品终末消毒用环氧乙烷或γ射线。无条件时用太阳光暴晒或紫外线灯照射；大、小便器应固定使用，每次用后用0.1%有效氯浸泡液消毒后晾干，或0.2%过氧乙酸浸泡；病室使用的清洁用具用0.1%有效氯消毒后晾干，分开放置，不能混用。

第三节　ICU的护理工作

ICU护理工作繁重而复杂，其主要内容包括患者的转入和转出护理、ICU的监护等方面。

一、ICU患者的转入和转出护理

（一）转入准备

ICU患者大多是来自医院急诊科、手术室或临床各科室的危重患者，只要患者符合收治范围，经过ICU医师确诊，就应主动、及时收治患者，抢救患者生命，以提高急危重患者的抢救成功率。患者转入前，ICU应做好准备工作。

1. 床位准备　将清洁消毒好的监护病床准备好，保持床铺清洁干燥。

2. 护理用品准备　备好多功能生命体征监护仪、呼吸机、除颤仪、负压吸引器等仪器设备；备好吸痰管、无菌手套、各种监测用无菌管道、各种动静脉穿刺针、输液装置、尿袋等物品；根据病情备好各种抢救及治疗的药物，如血管活性药物、止血药等。

（二）转运途中要求

1. 密切监测生命体征　严密监测患者的体温、脉搏、呼吸、心率、血压、血氧饱和度，必要时进行心电监护，随时观察病情变化。

2. 维持通气功能良好　对于呼吸功能不全的患者，医护人员可以使用便携式呼吸机辅助通气，一般常携带简易呼吸气囊或氧气袋，通过鼻导管或面罩供给氧气，以保证患者通气功能良好。

3. 保持各种管道通畅　妥善固定好输液管道及各种引流管，防止途中脱落、牵拉，可暂时夹闭各引流管道，以免搬运途中引流液反流体内。核对所用药物，调整好静脉液体输注速度。

（三）病情交接要求

ICU护士应了解患者的病情、诊断、转入ICU治疗目的，做好交接班和体格检查工作，重点了解患者以下情况：

1. 意识状态　神志、瞳孔大小、瞳孔对光反射及肢体活动情况等。

2. 生命体征　体温、脉搏、呼吸、血压、血氧饱和度及心电图。

3. 周围循环情况　皮肤色泽、温度及完整性等。

4. 最近一次的化验结果　血糖、电解质及血气分析结果等。

5. 用药情况　现有静脉通路是否通畅、输入液体种类、滴入速度及治疗药物等。

6. 各种引流管道　导尿管，胃管，胸、腹腔引流管等是否通畅、引流量及性状等。

7. 其他　药物过敏史、专科护理要求等。

（四）转入护理

患者进入ICU后，护理人员应立即做好以下护理工作：

1. 患者转入ICU后，立即连接多功能监护仪，严密监测患者呼吸、心率、心律、血压、血氧饱和度等变化。根据病情需要，进行有创血压及中心静脉压监测等。

2. 观察患者胸廓运动状况，及时清除呼吸道分泌物，保持呼吸道通畅，吸氧。需进行人工呼吸者，气管内插管或切开，连接呼吸机给予机械通气。

3. 维持或建立静脉通路，按医嘱输入各种药物。

4. 留取动、静脉血液以及其他标本并及时送检。

5. 详细记录患者情况，包括入科时情况、目前状况、处理经过及效果评价等。

（五）转出护理

ICU患者经监护治疗病情平稳后，可根据医嘱转入普通病房继续接受治疗。ICU患者转出的指征包括：重要脏器功能恢复、各种危重征象得到控制超过24小时以上的患者；无救治希望的患者；经过医生和家属同意放弃治疗的患者。转出护理工作包括以下内容：

1. 处理转出医嘱，监测并记录患者转出时的生命体征。

2. 检查患者的用药情况，根据患者病情、年龄、药物性质调节所用药物的速度。

3. 检查并妥善固定各种管道，保持通畅，必要时可夹闭引流管，防止引流液逆流感染。

4. 转运途中，注意观察患者的病情变化，必要时采取紧急救护措施。

5. 与病区护士做好交接班工作。

6. 做好终末消毒工作，用消毒液擦拭监护仪、呼吸机、输液泵等装置，消毒、清洗被服。同时做好室内空气及物体表面的消毒。

二、ICU的监护内容

ICU监护内容分为一般监护和加强监护两方面。

（一）一般监护

1. 稳定情绪　对于意识清醒的患者，医护人员应详细解释每项监测的目的和作用，以消除患者的紧张情绪。使用气管插管或气管切开的患者，护士应教会患者通过手势、写字板等非语言沟通方式表达自己的需求。

2. 护理评估　通过询问病史及体格检查，收集患者主、客观资料，迅速、全面地了解患者病情，判断患者存在的主要问题、重要脏器功能状态，做出初步的护理评估。

3. 确定监测项目　根据护理评估确定患者需要监测的项目。一般监测项目包括意识、瞳孔、体温、脉搏、呼吸、血压、血气分析、电解质、心电图、中心静脉压、皮肤、尿量等。

4. 基础护理　包括口腔护理、皮肤护理、泌尿道护理、胸部物理疗法，增加患者舒适度，减少感染的发生。

5. 营养支持 根据患者病情客观评估其营养状态，选择合适的营养支持方式，给予肠内或肠外营养，满足机体营养需要。

6. 体液平衡 准确记录出入量，保证体液平衡。

7. 管道护理 ICU患者可能留置的管道包括输液管、胃管、吸氧管、导尿管、气管导管、中心静脉导管、透析管路、胸腔闭式引流管、腹腔引流管等。应确保各种引流管道通畅，防止折叠、扭曲及受压，及时观察引流液的颜色、性质和量，密切观察有无拔管指征。

8. 护理记录书写 ICU护理记录应做到诚实慎独、语言规范、数字准确、科学合理。

※（二）加强监护

1. 循环系统 包括心电监护、动脉血压、中心静脉压及心排血量等有创血流动力学监测。

2. 呼吸系统 包括呼吸形式、呼吸功能监测、脉搏氧饱和度监测、呼气末二氧化碳监测及呼吸机工作状态监测等。

3. 神经系统 包括意识状态、瞳孔大小及对光反射、脑膜刺激征、感觉和运动功能、神经系统反射、脑电图及颅内压监测等。

4. 泌尿系统 包括尿量、尿比重、血尿素氮、血肌酐、内生肌酐清除率、尿蛋白定量分析、尿酸碱度、尿/血渗透压比值及酚红排泄率等。

5. 血液系统 包括血红蛋白、血细胞比容、白细胞计数和分类、血小板计数以及出凝血机制监测等。

6. 其他 包括动脉血气、电解质及酸碱监测等。

第四节 ICU患者的心理护理与ICU的护理伦理

由于ICU患者病情危重，病情发展迅猛，对突发疾病或突遭意外缺乏足够的心理准备，危重患者常会出现强烈而复杂的心理反应。了解急危重患者的心理反应，做好相应的心理护理，有助于患者疾病的康复。当面对急危重患者时，ICU护士常会面临许多伦理道德的困惑，如何权衡利弊，做出有利于患者的伦理决策，这也是ICU护士必须要解决的难题。

一、ICU患者的心理护理

随着现代医学的不断进步，急危重症患者的临床救治水平显著提高。但与此同时，危重症患者的不良心理反应问题亦愈显突出，直接影响到患者的疾病转归和生活质量。因此，加强危重症患者的心理护理，有利于患者获得稳定的情绪，维持良好的心理状态，最大限度地发挥其主观能动性，促进身体的康复。

（一）危重症患者的心理变化特点

危重症患者进入ICU后的心理变化分为4个阶段：

1. 初期的焦虑、恐惧 常出现在患者进入ICU后的1～2天。患者表现为烦躁不安、敏感多疑、易激惹、精神高度紧张和极度恐惧等。主要原因是患者对ICU环境感到陌生，担心疾病的预后和治疗效果等。

2. 过渡期的心理否认　约有50%的患者进入ICU后第2天进入心理否认期，3～4天达到高峰。这些患者经初步抢救后病情好转，急性症状得到控制，他们就否认自己有病，或认为自己的病很轻，不需要进入ICU进行监护治疗。

3. 中期的抑郁　约30%的患者在第5天以后出现抑郁症状。ICU内的患者多数因急症入院，面对ICU陌生的环境和与外界的隔离，患者容易产生孤独感；面对身边的各种监护和抢救仪器，患者容易感到自己病情严重，担心是否能够好转，进而产生无力感和绝望感，重者甚至萌发轻生念头。如烧伤患者需要截肢或整容时，由于身体完整性受损，患者可能担心影响今后的工作和生活等，进而失去生活的勇气，产生自杀念头。

4. 后期的焦虑　多数危重症患者离开ICU时会产生焦虑反应，表现出行为幼稚、退化，希望得到更多照顾。原因是患者身体虚弱、生活自理能力差、渴望迅速康复，往往过分强化自己的患者角色，一切以自我为中心，对医护人员、家属和朋友依赖性增强。患者在ICU监护过程中出现的以精神障碍为主，兼有谵妄、思维紊乱、情感障碍、行为动作异常等表现的一组综合征，称为监护综合征，又称为ICU综合征。患者在监护室里停留的时间越长，ICU综合征的发病率越高。如长期机械通气的患者，容易对机械通气产生依赖的心理，害怕脱机后发生呼吸困难和窒息。

※（二）ICU患者心理反应的影响因素

1. 自身因素　自身因素会影响患者心理反应的强弱、持续时间的长短、严重程度、对症状改善和治愈的预期。这些自身因素包括患者心理素质、个性特征、文化水平、家庭经济状况、对自身疾病的认识等。大多数危重症患者，由于对自身疾病认识不足，对凶险的病情缺乏心理准备，因而产生明显的恐惧感和威胁感。

2. 疾病因素　疾病本身可以导致ICU危重症患者出现不同程度的心理活动异常或精神异常。如肝性脑病前驱期患者，可产生轻度的性格改变和行为异常；急性失血性休克早期患者，由于循环血量骤减，交感神经兴奋，患者出现精神紧张、烦躁不安等表现；疾病导致患者失去生活自理能力，也容易产生抑郁心理。

3. 环境因素　ICU环境的陌生，监测治疗仪器的报警声，以及医护人员的交谈声、走路声，都会影响患者的心理状态。ICU夜间光线明亮，易造成患者睡眠不足和身心疲乏；ICU患者与外界隔绝，也增加了患者的不安全感及孤独感。

4. 治疗因素　某些药物可以影响患者的脑功能，如应用利多卡因静脉滴注时，患者可出现谵妄等精神症状；施行有创机械通气时，患者可出现心理上的恐惧感和不安全感。鼻饲、中心静脉置管、有创血压监测等诊治手段，都给患者带来一定的痛苦，诱发患者出现不良的心理反应。

5. 人际关系因素　医护人员的言谈举止、行为表现、技术熟练程度等，可对患者心理造成不同程度的影响；同室患者的痛苦表情或呻吟，甚至同室患者的死亡，都会加重患者焦虑、紧张的情绪；身边缺少亲人的陪伴和关爱，会加重患者的孤独感。此外，患者家属的不安情绪也会对患者造成不良的心理影响。

（三）ICU患者的心理护理

1. 创造良好的病室环境　ICU病室宜选用使人情绪安静、平稳而舒适的冷色调，如蓝色、绿色。室内悬挂日历和时钟，增加患者的时空感，减轻患者紧张和恐惧情绪。抢救工作中要忙而不乱，动作敏捷轻巧，增加患者的安全感。在不影响诊疗规程的情况下，尽量将诊疗护理操作集中完成，以减少对患者的刺激。

2. 加强与患者的交流　ICU护士应细心观察患者的面部表情、语言、动作，主动与患者交流，了解患者对疾病的认识、对治疗和护理的要求、对工作和家庭的牵挂及生活习惯等，选择合适的时机安慰和鼓励患者。对因气管内插管或气管切开而不能用语言交流的患者，可采用手势、图片、写字板等方式与患者交流。护士要与患者建立良好的、彼此信任的治疗性人际关系，通过语言、动作和情绪影响患者，使患者树立战胜疾病的信心和勇气。

3. 采取适当的放松疗法　放松疗法可使患者达到一种主观的安静状态，产生安详和幸福的感觉，如音乐放松疗法、肌肉放松疗法、深呼吸放松疗法、想象放松疗法等均可以在一定程度上缓解患者焦虑不安的心理反应。

4. 给予理解和帮助　护士应理解危重症患者可能表现出的过激行为，当患者情绪难以自控，出现语言和行为不当时，护士最好先保持沉默，不要与之争辩，待患者情绪平稳后，再向患者耐心解释说明。护士要善于引导患者倾吐内心感受，这种方法本身就有宣泄治疗的作用。对于心理矛盾冲突比较严重的患者，可给予心理治疗，如使患者发泄压抑的情绪、转移心理矛盾、正视自己的病情等，使之适应客观现实和环境，恢复心理平衡。

5. 消除呼吸机依赖心理　对产生呼吸机依赖的患者，应告诉患者病情已经好转，可以有计划间断撤离呼吸机，直至完全撤机。向患者解释撤机过程中和拔管时可能出现的感觉，做好撤机的心理准备。同时，给予患者心理支持，向患者保证呼吸机就在身旁，一旦撤机过程中出现呼吸困难和窒息，可以随时接上呼吸机，以消除患者的顾虑和担忧。

※二、ICU的护理伦理

在ICU护理工作中，护士会经常面临许多伦理问题而难以做出选择，这些伦理问题涉及到在对患者的关怀照顾中如何权衡利害得失，如何保护患者的自主权及公正分配护理保健资源等问题。护理人员除应遵循普遍的医学伦理准则，如人道主义原则，以患者为中心、生命第一的原则外，还应遵循有利原则、无害原则、自主原则，以及诚实、守信、公正等原则。

（一）权衡利害得失，置患者利益为上

传统医学伦理观认为：生命是神圣的，即使患者病情处于危重状态或没有挽回生命的可能，医护人员也要救死扶伤，绝不能放弃任何救治成功的希望。而生命质量观认为，处于极度痛苦或意识完全丧失状态的人，其生命质量趋向于零，可以终止或主动放弃生命。当面对危重患者身心饱受病痛折磨时，ICU护士就会思考：这样的生命质量有何意义？是继续救死扶伤还是终止抢救？当面对重症患者生命是否应该继续的伦理问题时，护士应该根据患者的经济状况、文化背景、价值观等进行利害关系取舍，一切以患者利益为上，视情境选择应遵循的伦理原则。

（二）尊重患者自主权，兼顾患者心理承受力

在对危重患者实施救治的过程中，医护人员往往会面临是满足患者的知情同意权、还是对患者病情保密的伦理问题。在面对预后不良的疾病、危重疾病和需要做大手术的患者时，是否需要告之其真实病情时，护士应在尊重患者自主权的同时，充分考虑患者的心理承受力，考虑告知实情后是否会引发患者的悲观、绝望心理等因素。

（三）公平利用卫生资源，平等对待患者

由于ICU的卫生资源有限，在同样患重症的患者之间如何分配卫生资源，是考虑患者的病情需要还是患者的支付能力，是考虑医院的经济利益还是患者的经济利益，这样的伦理问题也会经常困扰医护人员。护理人员应根据公正的原则，公平地利用卫生资源，使患者获得平等的照顾和治疗，不能因患者支付能力不同，从态度上、设备使用上区别对待。

（四）积极果断救治，置患者生命为上

当面对ICU需要紧急救治的患者，出于对患者生命、健康、安全高度负责的态度，护士在医嘱下达前会采取一些积极的治疗和抢救措施，如心肺复苏、电除颤等。但是，在没有医嘱的情形下，如果护士救治方式不当，可能引发纠纷。在面临这样的风险时，护士必须把患者的利益和需要始终放在第一位，在有利于患者康复的前提下，果断地采取救治措施，不能因个人得失怕担风险，怕负责任，更不能消极地等待医嘱下达后才投入抢救。

总之，ICU护士在临床护理工作中常会面临比较复杂的伦理问题。如果应用不同伦理原则产生冲突时，护士应根据患者的具体情况，综合分析，权衡所有利害得失，然后选择最有利于患者的方面，更好地做出伦理决策。

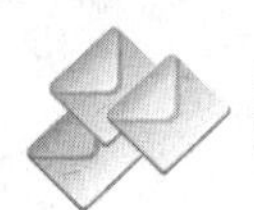

知识链接

ICU的发展趋势

当今计算机技术迅速向重症监护病房的急救医学及护理学领域渗透，ICU发展将在智能报警、异地监测和远程会诊等方面取得新的突破。

一、智能报警

计算机控制的ICU智能报警将成为21世纪最为普遍的危重医学装备。目前医院普遍采用的多功能监护仪只能供现场值班人员观察。现在国内有些医院已经开始运用三级报警系统来监控ICU患者生命体征的变化。医院设置的中央计算机观察站，与病区监护仪相连，自动对患者生命体征发生恶化的信息进行逐级报警呼叫，提示医务人员紧急到位援救，使医院管理进入高一层次的应激状态，有效提高ICU患者的安全系数。

二、异地监测

监护仪监测系统进入计算机网络，可以实现任意时间范围的监测信息储存、不同时间范围内相同信息的动态比较以及监护信息之间的传输查阅。监护状态下的患者信息可以通过科室之间、医院之间，甚至国内与国外之间，实现即时远距离的监测信息传递，方便会诊。目前，国外ICU之间已经通过远程分布交互式系统远程医疗应用进行交流，实现了网络信息传递和交流的快捷化。

三、远程会诊

医院监测信息网络化，可以使值班医生随时动态观察患者各类生理指标变化。CT、磁共振、超声、内镜等各类检验仪器网络化，可以将诊断、检测结果的图像和数据即刻储存、传输、按需显示。结合ICU监护系统综合信息，各科专家可以通过远程会诊及时调整各类诊疗方案，缩短诊断和治疗时间，提高医院工作效率和医疗质量。将大量危重症患者、疑难杂症患者的临床资料导入计算机，并按预先设置的程序归类后，不仅提高了医院诊疗水平，而且有利于临床科研和教学的发展。

自学指导

【重点难点】

1. ICU 的模式和规模。
2. ICU 的收治对象，ICU 护士应具备的能力，※ICU 的感染控制。
3. ICU 患者的转入和转出护理，ICU 的监护内容。
4. ICU 患者的心理护理。

【考核知识点】

1. 综合性 ICU 床位数的设置与护士配置。
2. ICU 收治的对象，ICU 护士应具备的能力。
3. ICU 患者的转入准备工作，ICU 的一般监护内容。
4. ICU 患者的心理护理。

【复习思考题】

1. 综合性 ICU 床位数如何设置？护士与床位数比例是多少？
2. 哪些对象不适合收治在 ICU？
3. ICU 患者的病情交接要求有哪些？
4. 危重患者有哪些心理变化特点？如何加强 ICU 患者的心理护理？

※5. ICU 护士应遵循哪些护理伦理原则？

〔宋 洁〕

第六章　常用监护技术

【学习目标】

1. 掌握：

（1）心电监护、血压及中心静脉压监测的方法及临床意义。

（2）呼吸运动的观察、脉搏氧饱和度的正常值及临床意义、血气分析主要指标的正常值及临床意义。

（3）肾功能监测的主要指标。

（4）昏迷指数的测定。

（5）体温监测的方法及临床意义。

（6）简单酸碱失衡的判断方法。

2. 熟悉：

（1）呼吸功能监测的主要指标。

（2）颅内压监测的正常值及临床意义，※影响颅内压的因素。

（3）肝功能监测的主要指标。

3. 了解：

（1）有创血压监测的方法。

※（2）肺动脉压监测的方法、指标、临床意义及注意事项。

※（3）呼吸末二氧化碳监测的临床意义。

※（4）胃肠黏膜内 pHi 监测的方法及临床意义。

※（5）复合酸碱失衡的判断方法。

【自学时数】 4 学时。

临床上常用的监护技术项目有很多，恰当、合理地应用各项监护技术有助于了解病情进展、指导治疗以及减轻患者经济负担，掌握常用的监护技术也是 ICU 护士必备的基本技能。

第一节 循环功能监护技术

一、心电监护

心电监护为ICU危重患者常规监测项目。通常采用床边多功能监护仪连续动态监测患者心率、心律、体温、脉搏、呼吸、血压、脉搏氧饱和度等参数，时刻掌握患者病情变化，以便及时发现和诊断心律失常、心肌缺血及估计心脏起搏器的功能。

（一）心电监护仪的功能

心电监护仪常具备以下功能：①显示、打印和记录心电图波形和心率数字。②报警功能，可设置心率报警上、下限，当心率超过设定值时即报警。③图像冻结功能，可使心电图波形的显示停留在显示屏上，以供观察和分析。④24小时的趋势显示和记录。⑤配有计算机，可分析多种类型的心律失常。

（二）监测方法

1. 监护导联的连接方法　ICU使用的监护导联有3只电极、4只电极及5只电极3种，并以不同颜色加以区分，每种监护设备，都标有电极放置示意图。无论哪种导联，均以能清楚显示心电图波形为宜。进入监护室的患者在做常规心电图的基础上，应选择能够反映患者心电改变的最敏感电极粘贴部位，作为监护导联电极放置的最佳位置。5电极导联监护：右上（RA）置于胸骨右缘锁骨中线第1肋间，左上（LA）置于胸骨左缘锁骨中线第1肋间，右下（RL）置于右锁骨中线剑突水平处，左下（LL）置于左锁骨中线剑突水平处，中间导联（C）置于胸骨左缘第4肋间。

2. 心电监护操作注意事项　为防止心电监护过程中出现干扰，应注意以下事项：

（1）用75％乙醇擦拭安置电极处的皮肤，以降低皮肤电阻抗。待乙醇干后牢固粘贴电极片。

（2）电极放置时，避开电除颤或做心电图的部位，以备应急使用。

（3）连接好地线，以确保用电安全。

（4）紧密连接各种接头，使传导良好。

（5）暂时拔除其他电器设备插头，如电风扇、照明灯等，以减少干扰。

（三）临床意义

1. 发现和识别心律失常　各种有创的监测和治疗、手术操作、酸碱失衡和电解质紊乱等均可引起患者发生心律失常，心电监护可以及时发现心律失常、识别心律失常的性质。

2. 判断有无心肌缺血或心肌梗死　严重的缺氧、高碳酸血症、酸碱失衡等因素，均可导致患者发生心肌缺血，甚至心肌梗死。

3. 监测电解质改变　危重患者在治疗过程中容易发生电解质紊乱，最常见的是低血钾和低血钙。低血钾可表现为ST段压低，T波降低、平坦或倒置，U波明显；低血钙表现为ST段缩短或消失，QT间期缩短。

4. 监测药物对心脏的影响并作为指导用药的依据。

5. 观察起搏器的功能。

二、血流动力学监测

血流动力学监测（homodynamic monitoring）是监测并反映心脏、血管、血液、组织的氧供及氧耗等方面的功能指标。血流动力学监测分为无创性和有创性两大类。无创的血流动力学监测，是应用对机体无机械损伤的方法，经皮肤或黏膜等获得有关心血管功能的各项参数。如心率监测、无创血压监测等。有创的血流动力学监测是指经体表置入各种导管或监测探头到心脏和（或）血管腔内，利用各种监测装置直接测定心血管功能各项参数。如有创血压监测、中心静脉压监测及肺动脉压监测等。

（一）心率监测

1. 正常值　正常成人安静时心率（heart rate，HR）为 60～100 次/min。随着年龄的增长，心率也会发生变化，小儿心率较快，老年人心率较慢。心电监护仪上均有心率的视听装置，可通过心电图和脉搏搏动而得到，监测屏幕上有数字显示并有声音提示。可根据患者病情合理设置心率报警上、下限。

2. 临床意义

（1）判断心输出量（cardiac output，CO）：心率对心输出量有很大的影响。心输出量(CO)＝每搏输出量（SV)×心率（HR)。在一定范围内，心输出量会随着心率增加而增加。当心率＞160 次/min 时，由于心室舒张期缩短，心室充盈不足，每搏输出量减少，进而使心输出量减少。心率＜50 次/min，尽管心室充盈时间增加，每搏输出量增加，但由于心搏次数减少而使心输出量减少。

（2）计算休克指数（shock index，SI）：发生失血性休克时，心率是最敏感的指标，心率增快多在血压下降前发生。SI＝HR/SBP。其意义是当 SI＝0.5，提示血容量正常；SI＝1，提示失血量占血容量的 20%～30%；SI＞1 时，提示失血量占血容量的 30%～50%。

（3）估计心肌耗氧（myocardial oxygen consumption，MVO_2）：心率的快慢与 MVO_2 呈正相关。心率与收缩压的乘积（rate pressure product，RPP）反映了心肌耗氧情况。RPP＝SBp×HR。正常值应＜12000，若＞12000 提示心肌负荷增加，心肌氧耗增加。

（二）动脉压监测

动脉压（arterial blood pressure，ABP）即血压，是反映心血管功能的最基本监测项目。影响血压的因素包括心排血量、外周血管阻力、血容量、血管壁弹性、血液黏滞度等。血压能够反映心室后负荷、心肌耗氧及周围血管阻力。血压的监测方法分为无创血压监测和有创血压监测。

1. 无创血压监测　常用袖套测压法（手动测压法）和自动间断测压法。

（1）袖套测压法：为最普遍的血压测量方法，即用手法控制袖套充气，压迫周围动脉（常用肱动脉）间断测压。

（2）自动间断测压法：为 ICU 和临床麻醉使用最广泛的血压监测方法，它克服了手动测压法的缺点，是现代心血管功能监测史上重大的突破之一。目前最普遍使用的是自动间断测压法，又称自动无创伤性测压法（automated noninvasive blood pressure，NIBP)，主要是采用振荡技术，即在上臂缚上袖套，用特制气泵自动控制袖套充气，测压仪内装有压力换能器、充气泵和微机，可定时（5、10、15、30、60 分钟）使袖套自动充气或放气，测压仪自动显示收缩压、舒张压、平均动脉压和脉率。可根据患者不同年龄，选择不同型号的袖套，袖套的宽度一般是患者上臂周径的40%～50%。其优点是：①无创伤性，操作简便。②适应证广，包括不同年龄、各种手术、高血压患者及估计血压波动较大者。③自动化血压监测，按需定时测压，省时省力。④血压超过设定的上限或下限时能自动报警。缺点是：①不能连续监测，不能反映每一心动周期的血压，不能显示动脉波形。②低温、低血压时影响测量的结果。③自动测压间隔时间较短而测压时间较长时，可发生上肢神经缺血、麻木等并发症。

自动间断测压注意事项：①启动无创血压测量前，应系好袖套，以免损坏气泵。②每间隔4小时松解袖套片刻，以免持续充气影响肢体血液循环。③始终保持袖套与心脏在同一水平。

2. 有创血压监测　有创血压监测是经动脉穿刺置管进行连续血压监测的一种方法，也是ICU中较常用的监测血压方法之一。它可以反映每一心动周期内的收缩压、舒张压和平均动脉压，通过动脉压的波形，初步判断心脏功能。适用于各种需反复测量血压的危重患者、使用血管活性药物患者及反复穿刺取动脉血样进行血气分析的患者。其抗干扰能力较无创血压监测效果好，测量结果更为可靠。

(1) 正常值：收缩压（SBP）为90～120 mmHg，舒张压（DBP）为60～90 mmHg，平均动脉压（MAP）是指每一心动周期动脉血压的平均值，一般为60～100 mmHg，受SBP和DBP双重影响。

(2) 测压方法：首选桡动脉，因为桡动脉位置表浅、相对固定，易穿刺成功，管理方便。其次是股动脉、肱动脉、足背动脉。动脉穿刺置管后，连接测压管道系统，用肝素稀释液冲洗动脉套管以防止凝血，保持管道通畅，再将测压管道系统与压力监测仪相连，即可显示动脉压力的数值和（或）动脉压波形，如图6-1所示。

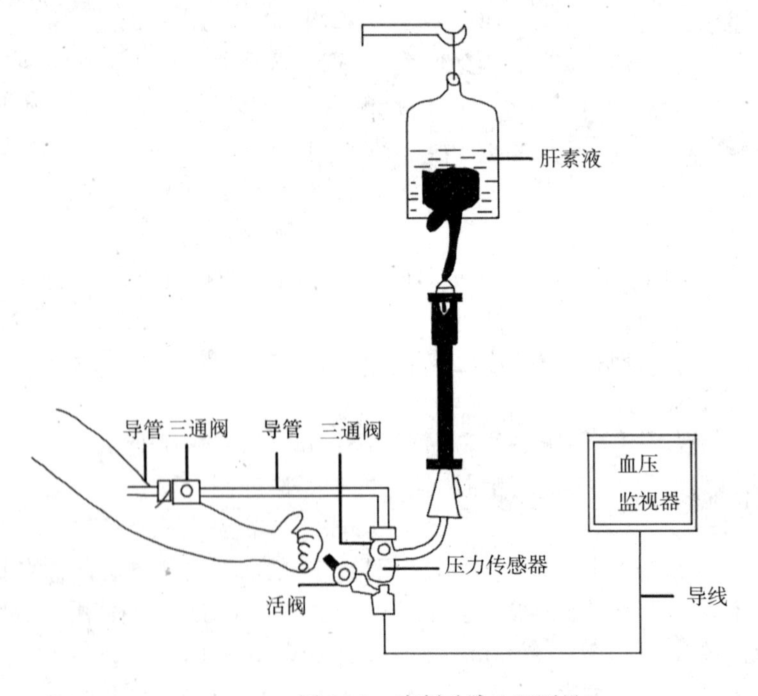

图6-1　有创动脉血压测量

（3）注意事项：①动脉直接测压的数值一般比间接测压略高出 5～20 mmHg。②用肝素稀释液冲洗动脉套管，保持管道通畅，防止血栓形成。③换能器的高度应与心脏在同一水平。④不同部位动脉血压值有一定差异。仰卧位时，从主动脉到远心端的周围动脉，收缩压依次升高，而舒张压逐渐降低。如足背动脉的收缩压较桡动脉高，舒张压较桡动脉低。

（4）并发症：最主要的并发症是血栓形成或栓塞，严重时可引起肢体缺血、坏死。还可能发生出血、感染等。预防措施有：注意无菌操作；导管留置时间一般不超过 4 天；定时用肝素稀释液冲洗测压管道系统。

动脉直接测压能够连续监测动脉压，对于血管痉挛、休克、体外循环转流患者测量结果可靠。但该种测压法具有创伤性，有发生并发症的危险，故应从严掌握指征，熟悉穿刺技术和测压操作。

3. 血压监测的临床意义

（1）收缩压（systolic blood pressure，SBP）：反映心肌收缩力和心排血量，其重要性在于克服各脏器的临界关闭压，保证脏器的供血，如肾脏的临界关闭压为 70 mmHg，当收缩压低于此值时，肾小球的滤过率下降。

（2）舒张压（diastolic blood pressure，DBP）：主要与冠状动脉血流有关，其重要性在于维持冠状动脉灌注压（coronary perfusion pressure，CPP）。CPP＝DBP－LVEDP（左心室舒张终末压）。

（3）平均动脉压（mean arterial pressure，MAP）：是心动周期的平均血压。MAP 与心排血量和体循环血管阻力有关。MAP＝CO×SVR（体循环血管阻力），是反映脏器组织灌注良好的指标之一。其计算公式为：MAP＝DBP＋1/3 脉压＝DBP＋1/3（SBP－DBP）＝1/3SBP＋2/3DBP。

（三）中心静脉压监测

中心静脉压（central venous pressure，CVP）是指胸腔内上、下腔静脉的压力。CVP 由 4 部分组成：右心室充盈压、静脉内壁压（静脉血容量）、静脉外壁压力（静脉收缩压和张力）和静脉毛细血管压力。CVP 是反映右心前负荷的指标。在临床麻醉和重症监护过程中，CVP 结合其他血流动力学指标对评估患者右心功能和血容量变化有很高的参考价值。

1. 测量途径及方法　经皮穿刺测量中心静脉压，主要经颈内静脉或锁骨下静脉，将导管置于上腔静脉内，也可经股静脉用较长导管置于胸腔内下腔静脉。将刻有厘米水柱的标尺固定在输液架上，标尺零点对准腋中线右心房水平。中心静脉导管外接三通管，一端与输液装置相连可用于补液，另一端与测压装置的连接管相连，连接管内充满液体，排除空气。当阻断输液装置时即可测 CVP。测量 CVP 的简易装置示意图如图 6－2 所示。

2. 正常值及临床意义　正常值 5～12 cmH_2O。CVP＜2～5 cmH_2O，提示右心充盈欠佳或血容量不足，需要快速补液；CVP＞15～20 cmH_2O，提示右心功能不良或血容量超负荷，需要采取强心、利尿等措施。CVP 是反映右心功能的间接指标，对了解循环血量和右心功能具有十分重要的临床意义，对指导治疗具有重要的参考价值。

3. 适应证

（1）各类大中手术，尤其是心血管、颅脑和胸部的大手术。

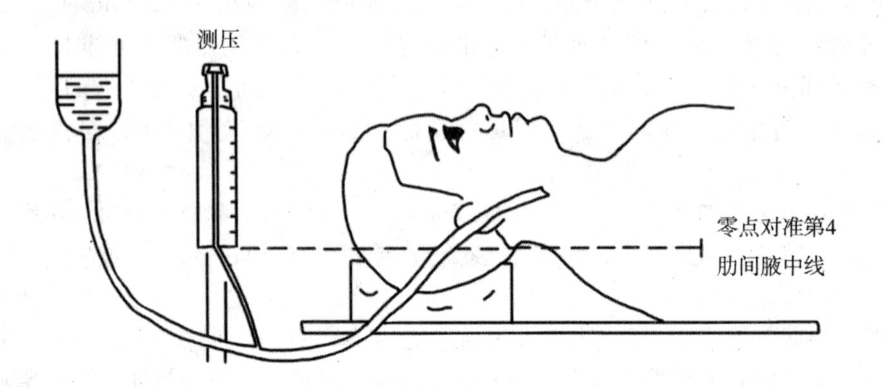

图 6-2　测量 CVP 的简易装置示意图

（2）各种类型的休克及急性循环功能衰竭等危重患者。

（3）脱水、失血和血容量不足的患者。

（4）大量静脉输血、输液的患者。

（5）需要完全胃肠外营养治疗者。

4. 注意事项

（1）判断导管插入胸腔内上、下腔静脉或右心房无误。

（2）玻璃管零点置于第 4 肋间腋中线右心房水平。

（3）确保测压管道系统和静脉内导管无凝血和空气。

（4）测压时确保静脉内导管通畅无阻。

（5）严格无菌技术操作。

5. 影响 CVP 的因素

（1）病理因素：CVP 升高见于右心及全心衰竭，心房颤动，肺梗死，支气管痉挛，输血、输液过量，纵隔压迫，张力性气胸及血胸，各种慢性肺部疾患，心包压塞，缩窄性心包炎，导致腹内压升高的各种疾病等；CVP 降低见于失血引起的低血容量、脱水等。

（2）神经因素：交感神经兴奋，导致静脉张力升高，体内儿茶酚胺、抗利尿激素、肾素和醛固酮等分泌升高，均可引起 CVP 不同程度升高；低压感受器作用增强，使血容量相对减少，导致 CVP 降低。

（3）药物因素：快速补液、应用去甲肾上腺素等收缩血管药物可使 CVP 升高；用血管扩张药或右心功能较差患者应用洋地黄改善心功能后可使 CVP 降低。

（4）麻醉插管和机械通气：麻醉浅和气管插管时，随动脉压升高，CVP 升高；机械通气时，胸膜腔内压升高，CVP 升高。

（5）其他因素：如缺氧、肺血管收缩、肺动脉高压及肺水肿时，CVP 升高。

6. 并发症及防治

（1）感染：中心静脉置管感染率为 2%～10%。穿刺及测压操作过程中应注意无菌操作，穿刺处每天用 75%乙醇擦拭，更换敷料。病情稳定后，及早拔除中心静脉导管。

（2）出血和血肿：颈内静脉穿刺时，穿刺点或进针方向偏向内侧时，易穿破颈动脉，进针太深可能刺破椎动脉和锁骨下动脉，在颈部形成血肿，肝素化后或凝血机制不良的患者更易发生出血现象。因此，穿刺前应熟悉局部解剖，掌握穿刺要点，一旦误入动脉，应作局部压迫，对肝素化患者，更应延长局部压迫时间。

（3）其他：气胸、血胸、气栓、血栓、神经和淋巴管损伤等。操作人员应熟悉解剖部位，谨慎操作，一旦出现并发症，应积极治疗。

※（四）肺动脉压监测

20 世纪 70 年代，Swan 医师及其同事发明了气囊导向肺动脉导管，并将其应用于临床。漂浮导管（Swan-Ganz 导管）能有效进行各种血流动力学监测，常用的为三腔气囊漂浮导管，三腔分别是：导管顶端的主腔，用来测量肺动脉压；导管顶端通气气囊的副腔；距离顶端 30 cm 处的另一副腔，开口位于右心房，用来测量右心房的压力和输液。四腔漂浮导管在导管远端近气囊处有一热敏电阻，用于热稀释法测量心排血量。

1. 基本原理　在心室舒张末期，主动脉瓣、肺动脉瓣关闭，二尖瓣开放，因此在主动脉瓣和肺动脉瓣之间形成一个密闭的液流内腔，如肺血管阻力正常，则左心室舒张末压（left ventricular end diastolic pressure，LVEDP）、肺动脉舒张压（pulmonary artery diastolic pressure，PADP）、肺动脉楔压（pulmonary arterial wedge pressure，PAWP）和肺毛细血管楔压（pulmonary capillary wedge pressure，PCWP）近似相等。LVEDP 可代表左心室前负荷，故监测 PAWP 可用于间接监测左心功能。

2. 插管方法　选用不同规格的 Swan-Ganz 漂浮导管（成人 F7，小儿 F5），经外周深静脉，通常选择右侧颈内静脉（距离右心房最近），导管可直接到达右心房。导管由静脉插入经上腔或下腔静脉，通过右房、右室、肺动脉主干和左或右肺动脉分支，直达肺小动脉。在肺动脉主干测得的压力为肺动脉压（pulmonary artery pressure，PAP）。在肺小动脉楔入的部位测得的压力为 PAWP，又称 PCWP。PAP 和 PAWP 是反映左心前负荷和右心后负荷的指标。

3. 正常值及临床意义　从 Swan-Ganz 导管获得的指标有：右心房压（right atrium pressure，RAP），正常值范围为 1～10 mmHg；PAP 正常值范围在 15～30/5～15 mmHg；PCWP 正常值范围 5～15 mmHg；心排血量（cardiac output，CO）正常值范围 4～8 L/min。肺动脉压监测的临床意义包括：

（1）评估左右心室功能：正常情况下，PAWP 高于左房压（left atrial pressure，LAP）1～2 mmHg，而 LAP 较 LVEDP 高 2～6 mmHg。在无肺及二尖瓣病变时，PAWP≈LAP≈LVEDP，因此 PAWP 可反映左心室前负荷和右心室后负荷。

（2）判断心源性肺水肿：正常情况下血浆胶体渗透压（colloid osmotic pressure，COP）与 PAWP 之差为 10～18 mmHg，当差值为 4～8 mmHg，有可能发生心源性肺水肿，当＜4 mmHg，则不可避免地发生心源性肺水肿。

（3）指导治疗：为补液扩容，应用强心药物、血管活性药物提供依据，同时判断治疗效果和预后。

4. 适应证

（1）急性呼吸窘迫综合征并发左心衰患者的诊治。

（2）低血容量性休克患者的扩容监测。

（3）指导和评价血管活性药物的治疗效果。

5. 注意事项

（1）并发症：漂浮导管是一种创伤性检查，有可能发生严重并发症。当导管顶端刺激心内膜导致心律失常频繁发生时，应暂停操作，可静脉注射利多卡因；导管反复多次使用，弹性消失可导致气囊破裂，因此使用前应注意保护和检查气囊；为防止血栓形成和栓塞发生，应定期用肝素生理盐水冲洗管腔，有栓塞病史或高凝状态患者，需用抗凝治疗；为预防肺出血和肺动脉破裂的发生，应注意不要过度充气；为防止感染的发生，置管过程应严格无菌操作，尽量缩短置管时间，避免反复插管。

（2）置管时限：一般留置时间为3～5天，最佳留置时间为48～72小时。如出现血栓性静脉炎或栓塞时应及早拔除导管。

（3）保持管道通畅：每小时及每次测血流动力学数据时冲洗管腔1次。

第二节　呼吸功能监护技术

呼吸功能监护的目的是评价患者的呼吸功能状态，诊断呼吸功能障碍的类型和严重程度，评价呼吸治疗的有效性。常见的监测项目有呼吸运动观察、呼吸功能监测、脉搏氧饱和度监测、呼气末二氧化碳监测及动脉血气分析等。

一、呼吸运动观察

正常状况下，呼吸运动在中枢神经系统的调节下，主要依靠胸、腹部呼吸肌的运动，引起胸廓的扩大和缩小，有节律地产生吸气与呼气动作。病理状况下，呼吸运动的频率和节律可发生改变。

（一）呼吸频率

呼吸频率（respiratory rate，RR）是最简单的基本监测项目，可通过目测，也可通过仪器测定。正常成年人呼吸频率为10～18次/min，1岁小儿为25次/min，新生儿为40次/min。呼吸频率的增快或减慢，提示可能发生呼吸功能障碍。

（二）呼吸节律、幅度和呼吸周期

呼吸节律是指呼吸的规律性。呼吸幅度是指呼吸运动时患者胸腹部的起伏大小，一般女性以胸式呼吸为主，男性和儿童以腹式呼吸为主。呼吸运动时胸腹部的起伏幅度可大致反映潮气量的多少。正常吸呼比为1∶(1～1.5)，吸呼比的变化反映肺的通气换气功能。病理状态下，可出现呼吸节律等方面的改变，常见的呼吸节律异常形式包括以下几种：

1. 哮喘性呼吸　特点是呼气期较吸气期延长，带有哮鸣音，见于哮喘、肺气肿及其他喉部以下有阻塞者。

2. 紧促式呼吸　特点是呼吸运动浅促，见于胸膜炎、胸腔肿瘤、肋骨骨折、胸背部剧烈扭伤、颈胸椎疾病引起疼痛者。

3. 深浅不规则呼吸　又称Kussmaul呼吸，特点是呼吸深浅不规则，多见于周围循环衰竭、脑膜炎或各种病因引起的神志丧失者。

4. 叹息样呼吸　在一段正常呼吸中出现一次深大呼吸，常伴有叹息声。多见于神经衰弱、癔症、过度疲劳、肺结核、周围循环衰竭等患者。

5. 蝉鸣样呼吸　吸气时发生高音调啼鸣音，合并有吸气性呼吸困难和“三凹征”，多见于会厌部阻塞患者。

6. 鼾音性呼吸　上呼吸道有大量分泌物潴留，呼出气流经过时冲击痰液所致，见于昏迷或咳嗽反射无力患者。

7. 点头样呼吸　吸气时，胸锁乳突肌收缩，下颏上移；呼气时，下颏重返原位，类似点头样，见于垂死患者。

8. 潮式呼吸　又称 Cheyne-Stokes 呼吸，是在阵发性的急促深呼吸后，出现短暂的呼吸暂停，且反复交替出现。一般每次周期历时 30～70 秒。见于脑炎、颅内压增高、肾衰竭等垂危患者。

9. 间隙呼吸　又称 Biot 呼吸，是一次或多次强呼吸后，继以长时间呼吸暂停，之后再次出现数次强呼吸。周期持续时间为 10～60 秒。多数发生于中枢神经系统疾病，为临终前危急征象。

二、呼吸功能测定

（一）潮气量

潮气量（tidal volume，VT）是指平静呼吸时，每次吸入或呼出的气量。成人静息状态的潮气量为 5～7 mL/kg。用床边呼气流量表或呼吸监测仪，先测定每分钟通气量，再除以呼吸频率，即得潮气量。VT 反映人体静息状态下的通气功能。潮气量增大，多见于中枢神经系统疾病、酸血症所致的过度通气。潮气量减少，多见于间质性肺炎、肺纤维化、肺梗死、肺淤血等。

（二）肺活量

肺活量（vital capacity，VC）即深吸气之后缓慢呼出的最大气量。正常值为 30～70 mL/kg。可用呼气流量表、呼吸监护仪或肺活量计在床边测定。VC 反映肺每次通气的最大能力，即肺和胸廓最大扩张和收缩的幅度。临床上 VC＜15 mL/kg，为气管插管或气管造口应用呼吸机的指征，≥15 mL/kg，为撤掉呼吸机的指标之一。肺活量降低多见于限制性通气功能障碍、严重的阻塞性通气功能障碍患者。

（三）每分通气量

每分通气量（minute ventilation，MV）即在静息状态下，每分钟呼出或吸入的气量，是 VT 与呼吸频率（RR）的乘积，正常值 6～8 L/min，是肺通气功能最常用的测定项目之一，用肺量计测定。成人 MV＞10～12 L/min，为通气过度；MV＜3～4 L/min，为通气不足。

（四）生理无效腔

生理无效腔（deadspace ventilation，VD）即解剖无效腔＋肺泡无效腔。正常值为 2.22 mL/kg。解剖无效腔是指口、鼻、气管至细支气管这一段呼吸道。肺泡无效腔是指一部分在肺泡中未能与血液发生气体交换的空间。正常情况下二者基本相等，疾病时生理无效腔可增大。

（五）每分钟肺泡通气量

每分钟肺泡通气量（alveolar ventilation，VA）即在静息状态下，每分钟吸入气量中能到达肺泡进行气体交换的有效通气量。正常值为 70 mL/s。VA 反映肺的真正气体交换量，可通过潮气量减去生理无效腔的差值再乘以呼吸频率而得：VA=(VT－VD) ·RR。

（六）时间肺活量

时间肺活量（time vital capacity，TVC）又称用力呼气量（forced expiratory volume，FEV）或用力肺活量（forced vital capacity，FVC），为深吸气之后再用最快的速度、最大的气力呼气，所能呼出的全部气量。可用肺量仪测定 1 秒、2 秒、3 秒的呼气绝对值。正常值分别为 1 秒量（FEV1）2.83 L，2 秒量（FEV2）3.30 L，3 秒量（FEV3）3.41 L，或 1 秒、2 秒、3 秒呼气率（FEV%，即 FEV 占 VC 的百分比），1 秒率（FEV1%）88%，2 秒率（FEV2%）96%，3 秒率（FEV3%）99%。其中 FEV1%意义最大。主要用来判断较大气管的阻塞性病变如肺气肿、支气管哮喘等。

三、脉搏氧饱和度监测

脉搏氧饱和度（pulse oxygen saturation，SpO_2）是利用脉搏氧饱和度仪持续无创经皮肤测得的动脉血氧饱和度值。这是临床常用的评价氧合功能的指标，是麻醉和 ICU 常规监测项目之一。临床上 SpO_2 与动脉血氧饱和度（artery oxygen saturation，SaO_2）有显著的相关性，相关系数为 0.90～0.98。临床上通过 SpO_2 与 PaO_2 的对应关系，可得到患者的氧分压（表 6-1）。

表 6-1　SpO_2 与 PaO_2 的对应关系

项　目	数	值												
SpO_2（%）	50	60	70	80	90	91	92	93	94	95	96	97	98	99
PaO_2（mmHg）	27	31	37	44	57	61	63	66	69	74	81	92	110	159

（一）原理与方法

脉搏氧饱和度仪由光电感受器、微处理机和显示器 3 部分组成，根据 HbO_2 和 Hb 吸收光谱的不同而设计的。HbO_2 吸收可见红光，Hb 吸收红外线，一定量的光线传到分光光度计探头，随着动脉搏动吸收不同的光量。光线通过组织后转变为电信号，经微机放大处理后，将光强度数据换算为氧饱和度百分比，公式如下：$SpO_2 = HbO_2/(HbO_2+Hb)\times 100\%$。

（二）正常值与临床意义

正常值为 96%～100%。通过 SpO_2 监测，间接了解患者 PaO_2 高低，以了解组织的氧供情况。<90%提示低氧血症。当低温（<35 ℃）、低血压（<50 mmHg）或应用血管收缩药物使脉搏搏动减弱时，可影响 SpO_2 值。

（三）SpO_2 监测中的注意事项

1. 保持探头内清洁干燥　禁用乙醇擦拭，避免灰尘、液体等异物进入探头，避免遮盖光源和光感应器，影响 SpO_2 监测的准确性。不使用时将探头放于袋子中。

2. 及时更换监测部位　探头对监测部位具有压迫作用，应避免长时间对同一部位进行监测，可每间隔 4 小时更换监测部位，既有利于获得真实的监测数值，又可避免压迫部位疼痛不适或者发生缺血性病变。另外，放置探头时，应避开放置自动血压计袖套的一侧肢体或置有动脉导管的一侧肢体。

3. 保持监护侧肢体的稳定　尽量使监护侧肢体保持稳定，以免因肢体的活动或者颤抖干扰监测仪工作，使监测数值不稳定或失真。

4. 保持血氧监测模块与主机接触良好　监测前未连接牢固，或者监测中患者活动扯拉导线致连接松动，会影响监测结果。

5. 保持固定夹位置良好　将监测的指（趾）甲正对上壁的发光管，否则，不能准确感应血氧饱和度的变化，使 SpO_2 读数偏低或不显示。

6. 选择合适的手指　不要选择有灰指甲或涂有指甲油的指甲。

※四、呼气末二氧化碳监测

呼气末二氧化碳监测（$P_{ET}CO_2$）是通过在呼气管道中连接一个红外线传感器装置，对呼气末的 CO_2 进行非侵袭性监测。现代呼吸机多有此功能。呼气末气体来自肺泡，而肺泡二氧化碳分压与动脉血氧分压（$PaCO_2$）相接近，故监测呼气末 CO_2 变化可反映机体呼吸功能状态及缺氧程度，有利于判断病情及指导给氧治疗，是肺泡通气的非创伤性定量指标。一个大气压下，1%呼气末 CO_2 浓度大致相当于 $PaCO_2$ 7.6 mmHg。如呼气末 CO_2 浓度为4.5%～5%，表示通气适当；<4.5%为通气过度；>5%则为通气不足。

五、动脉血气分析

在危重患者的救治过程中，给予患者氧疗，应用呼吸机辅助通气，已成为常规的治疗手段。通过临床观察很难对患者的呼吸功能状态做出精确的判断，而动脉血气分析有助于精确判断呼吸状态，评价呼吸机治疗效果，调整呼吸机参数。目前血气分析已成为危重病抢救过程中常规的监测手段，对早期诊断、治疗酸碱失衡也极为重要。血气分析参数的正常值及临床意义如下。

（一）pH（血液酸碱度）

1. 概念与正常值　pH 是反映体液氢离子活性的指标。动脉血 pH 正常值为7.35～7.45，平均7.40，静脉血比动脉血 pH 低0.03。pH 值为酸碱平衡监测的综合性指标，受代谢和呼吸因素双重影响。

2. 临床意义　pH<7.35 为酸血症，>7.45 为碱血症。临床上 pH 值正常可能存在3种情况。①正常：无酸碱失衡。②代偿了的酸碱紊乱（有酸碱失衡，但是发生了代偿）。③互相抵消的二种、三种酸碱紊乱：pH 变化方向相反而相互抵消表现为“正常”，如代酸+代碱，呼酸+代碱等。人体能耐受的最低 pH 值为6.90，最高为7.70。

（二）$PaCO_2$（动脉血二氧化碳分压）

1. 概念与正常值　是指物理溶解在动脉血中的 CO_2 所产生的张力。正常值为35～45 mmHg，平均40 mmHg。

2. 临床意义

（1）判断肺泡通气量：$PaCO_2$ 正常表示肺泡通气正常；$PaCO_2$ 降低表示肺泡通气过度；$PaCO_2$ 升高表示肺泡通气不足。这对于判断机械通气是否正常极为重要。

（2）判断呼吸性酸碱失衡：$PaCO_2$>45 mmHg 表示通气不足，CO_2 潴留造成呼吸性酸中毒，也称高碳酸血症。发生呼吸性酸中毒时，$PaCO_2$应原发性升高；发生呼吸性碱中毒时，$PaCO_2$应原发性降低。

（3）判断代谢性酸碱失衡是否有代偿及复合性酸碱失衡：代谢性酸中毒代偿后，$PaCO_2$降低；代谢性碱中毒代偿后，$PaCO_2$升高。

（4）诊断Ⅱ型呼吸衰竭：①Ⅰ型呼吸衰竭，PaO_2降低，$PaCO_2$降低或正常，pH增高或正常。②Ⅱ型呼吸衰竭，PaO_2降低，pH降低，$PaCO_2$＞50 mmHg，$PaCO_2$增高是诊断Ⅱ型呼吸衰竭必备条件。

（5）诊断肺性脑病：$PaCO_2$＞65～70 mmHg，呼吸中枢进入麻醉状态。

（6）估计脑血流量：$PaCO_2$＜25 mmHg，脑血流量减少30%；$PaCO_2$增高到80 mmHg，脑血流量增加1倍；$PaCO_2$增加到120 mmHg，脑血流量增加2.4倍，将导致颅内压增高，脑组织水肿。

（三）PaO_2（动脉血氧分压）

1. 概念与正常值　是指物理溶解于动脉血中的氧产生的张力。正常值为90～100 mmHg，并随着年龄的增加而降低，一般不低于70 mmHg。计算公式：

$$PaO_2\ (mmHg) = 103 - 年龄（岁）\times (0.42 \pm 3.5)\ mmHg$$

2. 临床意义

（1）衡量有无缺氧及缺氧的程度：低氧血症的标准分级是：90～60 mmHg为轻度缺氧；60～40 mmHg为中度缺氧；40～20 mmHg为重度缺氧；若＜20 mmHg，大脑皮质细胞不能从血中摄取氧，生命将终止。

（2）诊断呼吸衰竭：PaO_2＜60 mmHg，伴有或不伴有$PaCO_2$升高，排除其他疾患，即可诊断。

（3）诊断酸碱失衡的间接指标：临床上有循环障碍、PaO_2＜35 mmHg，或者循环功能良好、PaO_2＜30 mmHg，可诊断为乳酸性代谢性酸中毒。

（四）SaO_2（动脉血氧饱和度）

1. 概念与正常值　是指动脉血中单位血红蛋白携带氧气的百分比。正常值为96%～100%。计算公式为：

$$SaO_2 = [HbO_2/(HbO_2 + Hb)] \times 100\%$$

2. 临床意义　SaO_2与Hb的多少没有关系，而与PaO_2高低及Hb与氧的亲和力有关。PaO_2越高，SaO_2越高。但在合并贫血或Hb减少时，却不能完全反映机体缺氧的情况。

（五）CaO_2（动脉血氧含量）

1. 概念与正常值　是指100 mL动脉血中携带氧的毫升数，包括与Hb结合的氧量和溶解于血浆中的氧量。正常值为16～20 mL/dL。

2. 临床意义　是较可靠的诊断缺氧和低氧血症的客观指标，可用于判断呼吸功能和缺氧状况。

（六）HCO_3^-（碳酸氢盐浓度）

1. AB（实际HCO_3^-浓度）

（1）概念与正常值：是指实际测得的动脉血中HCO_3^-含量。静脉血中以HCO_3^-形式存在的CO_2量称为CO_2CP。正常值为（25±3）mmol/L。

（2）临床意义：AB受代谢和呼吸因素的双重影响。AB↓为代谢性酸中毒或呼吸性碱中毒代偿；AB↑为代谢性碱中毒或呼吸性酸中毒代偿；AB正常时应具体分析。呼吸性酸中毒代偿，AB最大代偿一般达到40 mmol/L；呼吸性碱中毒代偿，AB最大代偿可降低15～16 mmol/L。

2. SB（标准HCO_3^-浓度）

（1）概念与正常值：是指在标准状态下（PCO_2为40 mmHg，T 37 ℃，HbO_2 100%饱和）测得动脉血中HCO_3^-含量。正常值为（25±3）mmol/L。

（2）临床意义：排除呼吸因素影响，SB↑为代谢性碱中毒，SB↓为代谢性酸中毒。正常情况下AB=SB。

（七）BE（碱剩余）

1. 概念与正常值　是指在标准状态下将每升动脉血的pH滴定到7.40时所用的酸或碱的毫摩尔（mmol）数。若滴定所需要的是酸，表明血内为碱性，BE为正值；若滴定所需要的是碱，表明血内是酸性，BE为负值。正常值为±3 mmol/L，平均为0。

2. 临床意义　BE正值增大表示代谢性碱中毒；BE负值增大表示代谢性酸中毒。BE与SB临床意义完全相同。

（八）BB（缓冲碱）

1. 概念与正常值　是指血浆中具有缓冲能力的负离子总量。正常值为45～55 mmol/L。

2. 临床意义　BB↑为代谢性碱中毒，或呼吸性酸中毒代偿；BB↓为代谢性酸中毒，或呼吸性碱中毒代偿。

※（九）AGp（血浆阴离子间隙）

1. 概念与正常值　是血浆中未定阴离子（UA）和未定阳离子（UC）之差。正常值为7～16 mmol/L，计算公式为：

$$AGp = UA - UC = Na^+ - Cl^- - HCO_3^-$$

2. 临床意义　①AGp升高大多情况下提示代谢性酸中毒。②用于复合性酸碱失衡的鉴别诊断。有些复合性酸碱失衡应用AGp在诊断上有独特意义。如高AGp代谢性酸中毒合并代谢性碱中毒时，pH相互抵消，HCO_3^-的改变也相互抵消，血气分析可正常，此时，AGp是诊断复合性酸碱失衡的唯一线索。

第三节　其他常用监护技术

一、肾功能监测

肾脏是机体排泄代谢产物、维持机体内环境稳定的重要器官，监测危重患者的肾功能状态对整个机体及各个脏器功能的治疗具有非常重要的临床意义。

（一）尿量监测

尿量监测是ICU常规监测项目之一，是评估肾血流量和肾排泄功能的综合指标。尿量

<30 mL/h 提示肾脏血流灌注不足，间接反映全身血容量减少；24 小时尿量<400 mL 称为少尿，表明肾功能有一定程度的损害；24 小时尿量<100 mL 称为无尿，是肾衰竭的基础诊断依据，但还需要结合其他指标综合判断。

（二）肾小球功能监测

1. 血尿素氮（Blood Urea Nitrogen，BUN） 正常值为 2.9～6.4 mmol/L。BUN 是体内蛋白质的代谢产物，正常情况下，由肾小球滤过而排出体外。当肾脏本身疾病、肾前或肾后因素引起尿量显著减少，导致肾小球滤过率降低时，可使 BUN 升高。BUN 升高表明肾小球滤过减少、体内蛋白质分解过度或摄入高蛋白食物过多等。肾脏功能轻度受损时，BUN 可无变化，当 BUN 高于正常时，说明肾单位已有 60%～70%受损，因此，BUN 不能作为肾脏疾病早期测定肾功能的指标。

2. 血肌酐（Blood Creatinine，Cr） 正常值为 83～177 μmol/L。血肌酐是肌肉代谢的产物，日产生量与人体的肌肉量成正比。血肌酐主要由肾小球滤过后排出体外，故血肌酐浓度升高提示肾小球滤过功能减退。当肾功能不全时，血肌酐数值明显升高。

3. 内生肌酐清除率（Endogenous Creatinine Clearance Rate，Ccr） 正常值为 80～100 mL/min。单位时间内通过肾脏排出的肌酐量相当于多少毫升血内的肌酐，称为内生肌酐清除率。一般情况下，内生肌酐绝大部分经肾小球滤过，而肾小管不吸收亦不排泄。内生肌酐清除率降到正常的 80%以下，提示肾小球滤过功能已有减退，其数值越低，肾功能损害越严重。

（三）肾小管功能监测

1. 肾浓缩-稀释功能 主要用于监测肾小管重吸收功能。24 小时尿量正常值为 1000～2000 mL，昼夜尿量之比为（3～4）：1，12 小时的夜尿量不超过 750 mL，尿相对密度最高在 1.020 以上，最高与最低比重之差不<0.009。临床上，如果夜尿量超过 750 mL，提示为肾功能损害的早期表现。尿相对密度固定在 1.010～1.012，提示肾功能严重损害，见于慢性肾炎、原发性高血压、肾动脉硬化等晚期。

2. 尿/血渗透压比值 主要用于监测肾小管浓缩功能。尿渗透压正常值 600～1000 mmol/L，血渗透压正常值为 280～310 mmol/L，尿/血渗透压比值为 2.50±0.8。功能性肾衰竭时，尿渗透压>正常，尿/血渗透压比值>1.4；急性肾衰竭时，尿渗透压接近血浆渗透压，两者比值<1.1。

3. 酚红排泄试验 主要用于监测肾小管排泌功能，正常值 15 分钟排泄率为 25%～30%，2 小时排泄率 50%～80%。若 15 分钟排泄率<20%，提示肾小管排泄功能障碍。酚红是一种对人体无害的染料，经静脉注入后大部分与血浆白蛋白结合，主要由肾脏排出，测定其排泄量，可作为肾脏排泄功能指标之一。

4. 自由水清除率 指单位时间内从血浆中清除到尿中的不含溶质的水量，是最理想的测定肾浓缩与稀释功能的指标。连续监测对肾衰竭的早期诊断、肾小管功能恢复的程度及预后的估计都有临床价值。正常值为－100～－30 mL/h。负值越大，肾功能越好；负值趋向于零，提示肾功能越差。

二、脑功能监测

中枢神经系统是人体意识和行为的控制系统，其解剖结构和生理功能十分复杂。临床上各种原因引起的心跳、呼吸骤停，如果不及时抢救，很容易导致脑细胞发生不可逆死亡，各种疾病的终末期也可造成中枢神经系统的严重损害，甚至是不可逆的损伤，因而监测脑功能具有非常重要的临床意义。

（一）昏迷指数测定

临床上采用国际通用的格拉斯哥昏迷评分（Glasgow coma scale，GCS），简称昏迷指数法，客观反映颅脑损伤的严重程度。它将颅脑损伤后刺激患者的睁眼反应、语言反应及运动反应分别列表记分，以其总分判断病情的严重性。15分为正常，8分以下为昏迷。Glasgow昏迷评分法见表6-2。

表6-2　Glasgow昏迷评分法

睁眼反应	评分	语言反应	评分	运动反应	评分
自行睁眼	4分	能对答，定向正确	5分	能按吩咐完成动作	6分
呼之睁眼	3分	能对答，定向有误	4分	刺痛时能定位，手举向疼痛部位	5分
刺痛睁眼	2分	胡言乱语，不能对答	3分	刺痛时肢体能回缩	4分
不能睁眼	1分	仅能发音，无语言	2分	刺痛时双上肢呈过度屈曲	3分
		不能发音	1分	刺痛时四肢呈过度伸展	2分
				刺痛时肢体松弛，无动作	1分

（二）颅内压监测

颅内压监测是应用微型压力传感器将颅内压力转换为电能，在监护仪上连续测量颅内压力的一种方法，常用于急性颅脑损伤的患者。持续颅内压监测是观察颅脑损伤危重患者的一项重要指标，颅内压的改变可在颅内疾患出现症状之前出现。

正常成人平卧位颅内压为10～15 mmHg。15～20 mmHg为轻度增高，20～40 mmHg为中度增高，>40 mmHg为重度增高。国际上多采用20 mmHg作为需降颅内压治疗临界值。

1. 测压方法

（1）脑室内测压：经颅骨钻孔后，将硅胶导管置入侧脑室，然后连接换能器，再接上监护仪。该法测压准确可靠，可引流脑脊液，降低颅内压，但可导致颅内感染、脑组织损伤和脑脊液漏等并发症。

（2）硬膜外测压：将传感器置于硬脑膜与颅骨内板之间，避免压迫过紧或过松，以免读数不准，测得的压力一般比脑室内测压高1～3 mmHg。此法并发颅内感染的机会小，可长期监测。

（3）腰部蛛网膜下腔测压：即腰椎穿刺法，此法操作简单。颅内高压时不能应用此法，另外，颅内高压时，脑室与蛛网膜下腔间有阻塞时，测出的压力不能代表颅内压力。

（4）纤维光导颅内压监测：颅骨钻孔后，将传感器探头以水平位插入2 cm，放入硬脑膜外。此法操作简单，可持续监测颅内压，活动时对压力影响不大，临床常使用。

※2. 影响颅内压因素

（1）$PaCO_2$：脑血管反应不受CO_2直接影响，而与脑血管周围细胞外液pH的变化有关。$PaCO_2$增高时，pH下降，脑血流量增加，颅内压增高；$PaCO_2$下降时，pH升高，脑血流量减少，颅内压下降。脑外科手术时，常用过度通气以降低颅内压。但$PaCO_2$过低，脑血流量太少，可引起脑组织缺血缺氧，加重脑损害。

（2）PaO_2：PaO_2在60～300 mmHg范围变动时，脑血流量和颅内压基本不变。PaO_2<50 mmHg时，脑血流量明显增加，颅内压增高。长期低氧血症，伴有脑水肿，即使提高PaO_2，颅内压也不易恢复正常。

（3）血压：平均动脉压在50～150 mmHg波动时，依赖脑血管的自动调节机制，颅内压保持不变，超过这一范围，颅内压将随着血压的升高或降低呈平行改变。

（4）中心静脉压：胸膜腔内压和中心静脉压均影响颅内压，两者升高时均可逆向影响脑静脉，使静脉回流障碍，颅内压升高。因此，正压通气、咳嗽、打喷嚏等均可使颅内压升高；颈静脉受压，也可使颅内压升高。

（5）其他：颅内压与体温高低有关，体温每降低1℃，颅内压下降5.5%～6.7%。使用脑血管扩张药物如氯胺酮，可使脑血流量增加，颅内压升高；甘露醇等渗透性利尿药使脑细胞脱水，可使颅内压降低。

3. 临床意义

（1）协助诊断：颅内压监测，可及时发现颅内压增高，配合脑脊液生化检查，协助诊断中枢神经系统疾病。

（2）指导治疗：颅内压监测有助于观察降压效果，客观评价各种降压措施，并作针对性治疗。

（3）判断预后：如颅内压持续>40 mmHg，提示预后不良。

三、肝功能监测

对危重症患者进行肝功能监测的目的是评价患者肝功能，动态比较患者的肝功能状态，以观察疗效，评价预后。临床常用的肝功能监测指标包括转氨酶、清蛋白、凝血酶原时间、甲胎球蛋白、纤维蛋白原与凝血酶原、血脂与脂蛋白等。

（一）转氨酶

1. 正常值　丙氨酸氨基转移酶（ALT）10～40 U/L，天冬氨酸氨基转移酶（AST）10～40 U/L。

2. 临床意义　肝细胞是转氨酶的主要生存地，当肝细胞发生炎症、中毒、坏死等时会造成肝细胞的受损，转氨酶便会释放到血液里，使血清转氨酶升高。ALT增高，见于肝细胞损害、急性病毒性肝炎、活动或进行性肝硬化、药物或毒物损伤肝脏、急性血吸虫病、肝癌、肝脓肿等。转氨酶降低，主要见于重症肝炎，可伴随血清胆红素增高，呈现胆-酶分离现象。

（二）清蛋白及清蛋白/球蛋白（A/G）

1. 正常值　清蛋白40～55 g/L，球蛋白20～30 g/L，A/G比值正常为（1.5/2.5）∶1。

2. 临床意义　清蛋白由肝脏合成，因此血清清蛋白浓度可以反映肝脏的功能。清蛋白<30 g/L时，提示肝功能严重受损，预后较差。当<25 g/L时易产生腹腔积液；肝硬化、慢性肝炎、肝癌时多有清蛋白减少和球蛋白升高；A/G倒置见于肝功能严重损伤。

（三）凝血酶原时间

1. 正常值　凝血酶原时间为12～14秒，如超出正常对照3秒以上为异常。

2. 临床意义　凝血酶原时间明显延长见于严重肝病，特别是急性重型肝炎，提示肝细胞损害严重，预后较差。

（四）甲胎球蛋白（AFP）

1. 正常值 ESISA 法＜20 μg/L。

2. 临床意义 AFP 是胎儿肝细胞产生的一种糖球蛋白，出生后便会急速下降，数月至 1 年内降至正常。成年个体的肝细胞被破坏后再生时也会出现 AFP 偏高。癌细胞也能够合成 AFP，因此，原发性肝癌患者血清 AFP 可明显升高。临床上检测血清 AFP 含量，可以用来早期诊断原发性肝癌，阳性率可达 90％左右。AFP 增高还可提示急性肝炎、重度慢性肝炎、重症肝炎、肝硬化、急性肝功能衰竭等。

（五）纤维蛋白原与凝血酶原

1. 正常值 纤维蛋白原 5.9～11.7 μmol/L，凝血酶原活动度为 80％～120％。

2. 临床意义 血浆纤维蛋白原含量较低，凝血酶原时间明显延长见于慢性肝炎、肝硬化；蛋白酶原活动度＜40％，常提示重症肝炎的先兆。

（六）血脂与脂蛋白

1. 正常值 血清总胆固醇 2.9～6.0 mmol/L，胆固醇酯 2.34～3.38 mmol/L，磷脂为 1.4～2.7 mmol/L，三酰甘油为 0.22～1.21 mmol/L。

2. 临床意义 急性肝细胞损害时，血浆三酰甘油可升高，胆固醇降低；慢性肝实质性肝损伤时，脂蛋白可异常，但不显著，若血清胆固醇低，提示预后差；胆固醇酯对判断肝细胞出现大块坏死及进行性肝坏死、估计重症肝炎的预后有意义。

（七）血清总胆红素

1. 正常值 成人为 3.4～17.1 μmol/L。

2. 临床意义 判断有无黄疸、黄疸程度及演变过程。溶血性黄疸通常＜85.5 μmol/L，肝细胞黄疸为 17.1～171 μmol/L，不完全性梗阻性黄疸为 171～265 μmol/L，完全性梗阻性黄疸＞342 μmol/L。

四、胃肠道功能监测

组织氧合程度监测是近年来对危重患者监测的重要内容。由于机体的自我调节及胃肠黏膜对低灌注和缺氧的特殊敏感性，机体在应激如脓毒症、低血容量等情况下，组织灌注和氧合不足最先影响的器官是消化道。临床上通过对胃肠黏膜内 pH（intramucosal pH，pHi）监测，可动态了解消化道的组织灌注和氧合，进而反映全身器官的功能。

※（一）监测方法

20 世纪 90 年代初，胃肠黏膜内 pHi 监测作为一项新的组织氧合监测技术正式应用于临床。胃肠黏膜二氧化碳张力计（Tonometer）是一双腔的气囊导管（图 6－3），一腔是顶端封闭有多个吸引孔的吸引管，另一腔是通张力计气囊。

使用时，先抽净囊内气体，胃黏膜张力计经鼻腔插入胃腔，肠黏膜张力计经肛门插入直肠，注入生理盐水 4 mL，由于球囊半透膜对 CO_2 的通透性，CO_2 自由地从黏膜内弥散入盐水中，经过 30 分钟后达平衡，后抽取平衡液，排出前 1.5～2.0 mL 液体，剩余液体在隔绝空气的前提下，做血气分析，检测 PCO_2，同时抽取动脉血测［HCO_3^-］含量。由于黏膜组织间液的［HCO_3^-］与动脉血的［HCO_3^-］相等，黏膜组织内 PCO_2、胃腔内 PCO_2 以及半

透膜囊内 PCO_2 在平衡并校正后基本是相等的，因此，可计算出胃肠黏膜内 pHi：$pHi=6.1+lg[HCO_3^-]/[0.03\times PCO_2]$。

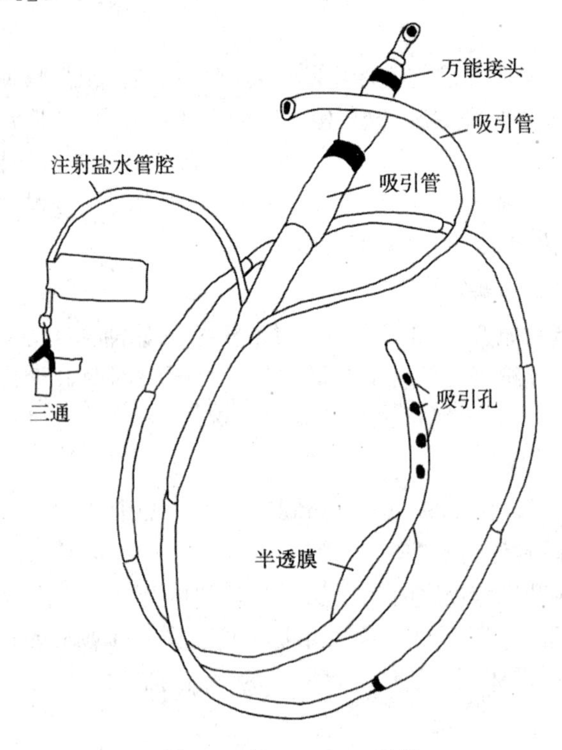

图 6-3　Tonometer 导管

（二）正常值及临床意义

1. 正常值　一般认为胃肠黏膜内 pHi 正常范围在 7.35～7.45，而 7.32 为最低限。

2. 临床意义

（1）判断“隐性代偿性休克”：胃肠道对缺血最敏感，在循环障碍时，胃肠道反应发生最早，恢复最晚，甚至在全身血流动力学指标恢复后，仍处于缺血缺氧状态，即处于“隐性代偿性休克”状态。pHi 监测能够早期发现该状态并指导复苏。

（2）预警脓毒血症、多器官功能障碍综合征：胃肠道缺血可引起黏膜屏障损伤，导致肠道细菌和毒素移位，诱发脓毒血症、多器官功能障碍综合征。pHi 监测可反映内脏-局部氧合状态，指导治疗，以维持足够的组织灌注和氧合。

（3）评价疗效、判断预后：胃肠道是最早受血流灌注影响的器官，也是最晚恢复血流灌注的器官。pHi 监测可及时发现胃肠功能状态，评价疗效和判断预后。

知识链接

腹内压监测

腹内压（intra-abdominal pressure，IAP）主要由腹腔内脏器的静水压产生，正常情况下与大气压力接近。各种因素引起腹腔压力持续升高导致腹腔高压症（intra-abdominal hypertension，IAH），继而发展成腹腔室间隙综合征（abdominal compartment syndrome，ACS），甚至危及患者生命。胃肠道是 IAP 升高最敏感的器官。危重症患者常常合并严重感染、创伤、大手术等危险因素，都可以引起腹内压的升高，甚至引起胃肠道功能障碍，造成胃肠道细菌移位，导致患者发生多脏器功能障碍综合征。在 ICU 内进行腹内压监测，可准确预测 IAH 患者病情变化，防止 ACS 发生，降低危重患者的死亡率。

一、腹腔压力正常值及分级

正常人体腹腔内压力与大气压力接近，平均压力小于 10 cmH_2O。腹内压可分为四级：10～14 cmH_2O 为Ⅰ级，15～24 cmH_2O 为Ⅱ级，25～34 cmH_2O 为Ⅲ级，＞34 cmH_2O 为Ⅳ级。通常Ⅰ、Ⅱ级对机体危害较小，≥20 cmH_2O 为腹内压增高。

二、监测方法

测量方法分为直接测压和间接测压两种方法。前者是通过腹腔引流管或直接置管于腹腔内，连接压力传感器，或在腹腔镜手术中通过气腹机连续监测腹压。此方法为有创操作，且大多数患者腹腔情况复杂，临床较少采用。间接测压法是通过测量下腔静脉压力、胃内压力及膀胱内压间接反映腹腔内压力。其中，膀胱测压既可客观反映 IAP，又可用于 ACS 诊断，具有操作简便、创伤小等特点，临床常采用。方法是：患者取仰卧位，排空膀胱，将测压管与尿管相连接，通过三通管向膀胱内注入等渗盐水 50～100 mL，连接测压板，以耻骨联合为零平面，测得的水柱高度即为腹腔内压力。

三、监测腹内压的临床意义

腹内压监测在危重症患者的监护中日渐得到重视，可为患者的病情诊断、治疗提供依据，观察手术治疗后的效果。IAP 增高常发生于创伤后或腹部手术后，对此类患者应常规进行腹内压监测，可及时发现病情变化，预防并发症发生。ICU 内腹内压升高的常见原因有腹腔内感染、急性胰腺炎、术后腹腔内出血、腹腔内（盆腔内或腹膜后）血肿形成、严重腹水、肠梗阻、腹腔镜操作中腹腔内充气等。腹内压对急性胰腺炎病情严重程度的判断、手术时机的选择有重要的预警作用。

五、体温监测

由于感染、手术、创伤以及机体免疫功能的改变，ICU 危重患者的体温多有异常。加强 ICU 危重患者的体温监测，有助于诊断疾病、判断疗效及转归，也有助于了解体外循环患者降温和复温的程度。

（一）正常体温

体温随测量部位的不同而异。腋下温度为 36 ℃～37 ℃，口腔舌下温度为 36.3 ℃～37.2 ℃，直肠温度为 36.5 ℃～37.7 ℃。体温可随年龄、昼夜、性别、情绪、运动、进食、沐浴等因素出现生理性变化，但 24 小时波动范围一般不超过 1 ℃。按体温升高的程度分为：低热 37.5 ℃～38 ℃；中等度热 38.1 ℃～39 ℃；高热 39.1 ℃～41 ℃；超高热 41 ℃以上。

（二）监测方法

1. 水银温度计　最常用。将温度计的水银端置于被测部位来观察危重患者皮肤的温度变化。缺点是玻璃易碎，准确性差，测量费时且不易读取。

2. 电测温度计　常用于危重患者的体温监测，将体温监护探头置于身体不同测温部位，另一端连接于中心监护仪，可持续监测体温变化及波形。尤其对监测外周温度及中心温度差值有参考价值。目前测量探头逐渐发展至一次性使用，以防止交叉感染。

（三）测温部位

机体温度可分为中心温度和外周温度。测温电极置于鼻咽部、食管、直肠所测温度为中心温度。机体内部因血液循环丰富，受外界环境影响小，测温准确可靠。大腿内侧皮肤温度与平均皮肤温度非常接近，将皮肤测温探头置于大腿内侧，所测温度为外周温度。体表各部位温差较大，取其平均值有临床意义。

1. 直肠温度　是危重患者可靠的中心温度测量部位。将测温探头插入肛门深部，小儿插入2～3 cm，成人5～10 cm。临床应用较多，缺点是易受排便影响，且存在明显的温度滞后现象，即当体温改变迅速时，尤其在体外循环降温和复温过程中，直肠温度反应较慢。

2. 食管温度　将测温电极置于咽喉部或食管下1/3处，位置邻近心房，反映心脏或主动脉血液温度，用于人工降温及复温的温度监测，但不易测量。

3. 鼻咽温度　将测温探头置于鼻咽部或鼻腔顶部，该部位接近颅底，可间接反映脑部温度。

4. 耳鼓膜温度　是目前测量中心温度最准确的部位。耳鼓膜血运丰富，位置接近下丘脑体温调节中枢。将测温探头置于外耳道内鼓膜上，所测温度与脑部温度相近。目前已有柔韧性极好的测温探头，可避免外耳道和鼓膜的损伤。

5. 口腔温度　将温度计置于舌下测得。测温时张口呼吸、测温前冷热饮食可影响测温效果。口腔测温不适用于需要连续监测体温的危重患者或昏迷不能合作者。

6. 腋窝温度　是常用监测体温部位。上臂紧贴胸壁使腋窝形成人工体腔，将探头置于腋动脉部位，测得温度接近中心温度。腋窝测温方便、患者无任何不适，测温比较稳定。

（四）外周与中心温度差及临床意义

人体的体温是在下丘脑体温调节中枢的作用下，通过神经、体液因素调节产热和散热过程，保持产热和散热的动态平衡。当人体处于热环境时，通过出汗和血管扩张以加速散热；在冷环境中，则通过肌肉收缩和代谢增加而产热。

体温监护设备有2个插孔，分别监测中心温度与外周温度，以显示温差。正常情况下温差小于2 ℃。当外周温度与中心温度差超过2 ℃～3 ℃以上，有明显的临床意义。

1. 了解外周循环灌流情况　监测末梢温度与中心温度差，是了解外周循环灌流是否改善或加重的重要指标。若温度差由大变小，提示病情好转，周围循环得到改善；反之，则是病情恶化的表现之一。

2. 指导治疗　处于严重休克的患者，温差增大。经采取有效措施治疗后，温差减少，提示病情好转，外周循环改善。

（五）注意事项

1. 监测过程中，注意测温探头位置准确，保持皮肤测温探头与皮肤紧密接触。

2. 观察温度变化幅度及伴随症状，如面色潮红、皮肤湿冷、苍白、末梢发绀等。

六、酸碱平衡监测

pH、$PaCO_2$和HCO_3^- 3项是分析酸碱失衡的三大要素。pH是血液酸碱度的指标，$PaCO_2$是判断呼吸性酸碱失衡的指标，HCO_3^-和BE是判断代谢性酸碱失衡的指标。监测这些指标的变化，可以帮助判断是否发生酸碱失衡。酸碱失衡的代偿规律是：$PaCO_2$和HCO_3^-任何一项变量的原发变化均可引起另一项变量的同向代偿变化。HCO_3^-原发性升高，必有$PaCO_2$代偿性升高；HCO_3^-原发性下降，必有$PaCO_2$代偿性下降。反之亦然。另外，原发失衡的变化必然大于代偿变化，原发变化决定了 pH 值是偏碱或偏酸。$PaCO_2$和 HCO_3^-呈反向变化，必然有混合性酸碱失衡存在；$PaCO_2$和 HCO_3^-明显异常伴 pH 正常，应考虑有混合性酸碱失衡存在。酸碱失衡的判断方法如下。

（一）根据 pH 值判断有无酸血症或碱血症

pH 值变化方向总是与原发分量相一致，代偿不会过度，即代偿分量变化不会超过原发分量变化。

pH↑（代谢性碱中毒）：HCO_3^-↑（原发）/$PaCO_2$↑（继发）

pH↑（呼吸性碱中毒）：HCO_3^-↓（继发）/$PaCO_2$↓（原发）

pH↓（呼吸性酸中毒）：HCO_3^-↑（继发）/$PaCO_2$↑（原发）

pH↓（代谢性酸中毒）：HCO_3^-↓（原发）/$PaCO_2$↓（继发）

※（二）根据 HCO_3^-与 $PaCO_2$变量关系判断有无混合性酸碱失衡

$PaCO_2$升高同时伴有 HCO_3^-下降，肯定为呼吸性酸中毒合并代谢性酸中毒；$PaCO_2$下降同时伴有 HCO_3^-升高，肯定为呼吸性碱中毒合并代谢性碱中毒；$PaCO_2$和 HCO_3^-明显异常，同时伴有 pH 正常，应考虑可能发生混合性酸碱失衡。

※（三）机体代偿的时间

机体代偿方式有两种，既呼吸分量代偿代谢分量（肺代偿肾）和代谢分量代偿呼吸分量（肾代偿肺）。在酸碱平衡的调节过程中，体液缓冲反应最快，几乎瞬间发生。血浆中最主要的缓冲对为 HCO_3^- / H_2CO_3，其比值决定血浆 pH 值，当 HCO_3^- / H_2CO_3保持于 20∶1 时，血浆 pH 维持于 7.4；10～30 分钟后，肺的调节作用开始；2～4 小时后，离子交换缓冲发生；最后是肾脏通过 Na^+-H^+交换、HCO_3^-重吸收、分泌 NH_4^+ 和排泄有机酸 4 种方式调节体内酸碱失衡，一般在 12～24 小时后起作用而且持续时间最久。

※（四）机体代偿的限度

这是判断复合性酸碱失衡的主要依据。肾脏、肺脏代偿是有限度的，慢性呼吸性酸中毒肾脏最大代偿 HCO_3^-不应＞40 mmol/L，若＞40 mmol/L 提示呼吸性酸中毒合并代谢性碱中毒。慢性呼吸性碱中毒肾脏代偿 HCO_3^-不应＜15 mmol/L，若＜15 mmol/L 提示呼吸性碱中毒合并代谢性酸中毒。代谢性酸中毒肺代偿的最大限度为 $PaCO_2$不能＜15 mmHg，若 $PaCO_2$＜15 mmHg，提示代谢性酸中毒合并呼吸性碱中毒；代谢性碱中毒时呼吸代偿最大限度为 $PaCO_2$不能＞55 mmHg，若 $PaCO_2$＞55 mmHg，提示代谢性碱中毒合并呼吸性酸中毒。

※（五）根据阴阳离子平衡原则

根据阴阳离子平衡的原则，当低钠血症时，阴离子中的 HCO_3^-也相应下降，产生低钠性酸中毒。反之，高钠血症时，HCO_3^-相应升高，产生高钠性碱中毒；根据阴离子总数不变的原则，当血 Cl^-升高时，HCO_3^-相应下降，产生高氯性酸中毒。反之，产生低氯性碱中毒；当 AG 升高时，HCO_3^-相应下降，产生高 AG 代谢性酸中毒。当 HCO_3^-降低是由 Cl^-和 AG 两种原因升高引起时，为高氯合并高 AG 代谢性酸中毒。

自学指导

【重点难点】

1. 血流动力学监测的指标（心率、血压、中心静脉压、※肺动脉压）正常值、监测方法及临床意义。※有创血压监测的方法。

2. 呼吸运动的观察、呼吸功能的监测、脉搏氧饱和度的监测。

3. 血气分析指标的正常值及临床意义；简单酸碱失衡的判断。。

※4. 胃肠黏膜内 pH 监测的方法及临床意义。

5. 颅内压监测的方法、正常值及临床意义。

【考核知识点】

1. 血流动力学监测的指标（心率、血压、中心静脉压）正常值、监测方法及临床意义。
2. 中心静脉压的影响因素及监测的注意事项。
3. 脉搏氧饱和度监测的方法、正常值及临床意义。
4. 血气分析主要指标的正常值及临床意义。

【复习思考题】

1. 简述 CVP 的概念、正常值及临床意义。
2. 测量 CVP 的注意事项有哪些？
3. GCS 昏迷指数如何评分？
4. 简述影响颅内压监测的因素。
5. 胃肠黏膜内 pH（pHi）监测的临床意义是什么？
6. 判断酸碱失衡三大主要指标的正常值及临床意义。

〔宋　洁〕

第七章

心搏骤停与心肺脑复苏

【学习目标】

1. 掌握：

（1）心搏骤停的概念、临床表现及诊断标准。

（2）心肺脑复苏基本生命支持的流程和方法。

2. 熟悉：

（1）心搏骤停的病因、类型。

（2）心肺脑复苏高级生命支持技术。

（3）脑复苏的治疗措施。

3. 了解：

（1）心肺脑复苏概念的形成。

※（2）心肺复苏和心血管急救指南的发展历史。

※（3）心肺脑复苏理论的发展。

【自学时数】 4学时。

心搏骤停是临床上最危急的情况之一，一般情况下，心跳停止10～15秒意识丧失，30秒呼吸停止，5分钟脑内ATP枯竭、能量代谢完全停止。故一般认为，完全缺血、缺氧4～6分钟脑细胞就会发生不可逆的损害。心肺脑复苏术是抢救心搏骤停患者最初的急救措施，如果能及时采取正确有效的复苏措施，其存活率可高达70%～80%，否则可导致死亡。

第一节　概　　述

心搏骤停（cardiac arrest）是指患者在心脏正常或无重大病变的情况下，受到严重打击，致使心脏突然停搏，有效泵血功能消失，导致全身各组织严重缺血、缺氧。

一、心搏骤停的病因

导致心搏骤停的病因可分为两大类，即心源性心搏骤停和非心源性心搏骤停。

（一）心源性因素

心血管疾病是心搏骤停最常见的原因。其中约80%由冠心病引起，其余20%由其他心血管疾病引起。

1. 冠心病　冠心病是心源性心搏骤停的主要病因，且在冠心病中以心肌梗死尤为重要。致命性心律失常如心室颤动、室性心动过速是导致成人猝死的主要因素。

2. 心肌病变　急性病毒性心肌炎及原发性心肌病常并发室性心动过速或严重的房室传导阻滞，易导致心搏骤停。

3. 主动脉疾病　主动脉瘤破裂、夹层动脉瘤、先天性主动脉瓣狭窄、马方（Marfan）综合征等。

4. 其他　心包疾病、QT 间期延长综合征、Brugada 综合征等。

（二）非心源性因素

1. 呼吸停止　窒息和溺水等所致呼吸道阻塞；气管异物、烧伤或烟雾吸入致呼吸道水肿；脑卒中、巴比妥类等药物过量及颅脑外伤等均可致呼吸停止。其他呼吸系统猝死原因有急性肺栓塞、严重的支气管哮喘、咯血、张力性气胸、睡眠呼吸暂停综合征等。此时全身组织器官特别是心肌严重缺氧而产生损害，导致心搏骤停。

2. 严重的电解质与酸碱平衡失调　严重缺钾和严重高血钾、严重高血镁、钠离子紊乱加重钾离子的失衡均可致心搏骤停；严重高血钙也可致传导阻滞、室性心律失常甚至发生室颤；酸中毒时细胞内钾离子外移，减弱心肌收缩力，又使血钾增高，也可发生心搏骤停。

3. 药物中毒或过敏　锑剂、氯喹、洋地黄类、奎尼丁等药物的毒性反应可致严重心律失常引起心搏骤停；青霉素等产生的过敏反应，也可造成心搏骤停。

4. 电击、雷击或溺水　电击伤可因强电流通过心脏而引起心搏骤停。溺水多因氧气不能进入体内进行正常气体交换导致窒息。

5. 麻醉和手术意外　呼吸道管理不当、麻醉药剂量过大、硬膜外麻醉药物误入蛛网膜下腔、肌肉松弛剂使用不当、低温麻醉温度过低、心脏手术等也可能引起心搏骤停。

6. 其他　某些诊断性操作如血管造影、心导管检查，某些疾病如急性胰腺炎、脑血管病变等。

二、心搏骤停的类型

心搏骤停时心脏虽然失去泵血功能，但心脏和心电活动并未完全停止，根据心电图表现，心搏骤停分为心室颤动、心室静止和心电机械分离 3 种类型。

（一）心室颤动

心室颤动（ventricular fibrillation，VF）又称室颤（图 7－1），约占心搏骤停的 80%，是指各种原因导致心室肌快速不规则、不协调的连续颤动，心腔不能有效舒缩。心电图表现为 QRS 波群消失，代之以连续的、不规则、振幅不一、形态各异的心室颤动波，频率为 200～400 次/min。早期颤动波振幅较高，频率快，电复律成功率高；若波幅低且频率慢，多为心室静止的前兆，电复律可能性小。

（二）心室静止

心室静止（ventricular standstill，VS）又称心脏停搏（图 7－2）。心肌全无电活动而处于静止状态，心脏无机械性收缩。心电图上完全无心室活动波，呈一直线或偶见房性 P 波。

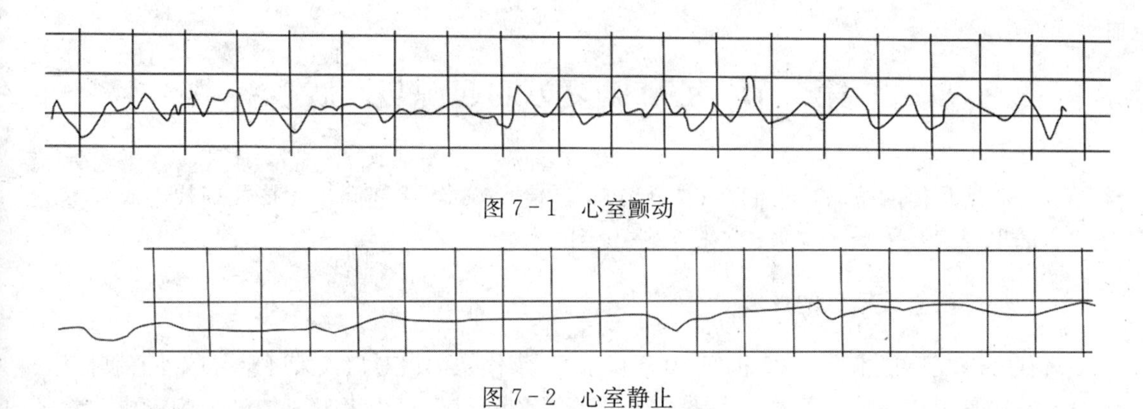

图 7-1　心室颤动

图 7-2　心室静止

（三）心电机械分离

心电机械分离（electrical mechanical dissociation，EMD）又称心室自主节律（图 7-3）。心肌仍有生物电活动，也可引起缓慢、微弱无效的心室肌机械性收缩。心电图表现为宽大畸形、振幅较低的 QRS 波群，频率为 20～30 次/min。此时心脏已丧失泵血功能，心音、脉搏消失，即使采用心脏起搏，也常不能获得效果，是死亡率极高的一种心电图表现。

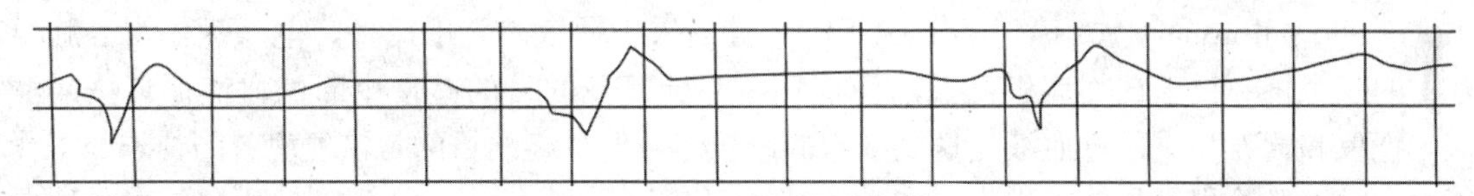

图 7-3　心电机械分离

以上 3 种心电图表现类型，虽然心肌状态不同，但共同的结果是心脏丧失有效收缩和排血功能，使全身血液循环停止而引起相同的临床表现。3 种类型中，以心室颤动为多见，其复苏成功率较高。

三、心搏骤停的临床表现及诊断标准

（一）临床表现

心搏骤停后血循环立即停止，全身组织缺血、缺氧，尤其脑组织对缺氧最敏感，因此，临床上以循环系统和神经系统症状最为明显。主要表现为：

1. 意识突然丧失或伴有短暂抽搐后意识丧失。
2. 心音消失。
3. 触不到大动脉（颈动脉或股动脉）搏动，血压测不出。
4. 呼吸停止或呈叹息样，多发生在心搏骤停后 30 秒内。
5. 双侧瞳孔散大。
6. 面色苍白兼有青紫。

（二）诊断标准

临床上，只要意识丧失和大动脉搏动消失这两个征象存在，心搏骤停的诊断即可成立，应立即进行心肺复苏，以争取抢救时间。

第二节 心肺脑复苏的起源与发展

针对心搏骤停的抢救，人们在20世纪50年代和60年代期间逐步形成现代心肺复苏方法，它的出现挽救了众多呼吸、心搏骤停患者的生命。

一、心肺脑复苏概念的形成

现代心肺复苏技术始于20世纪50年代末60年代初，口对口人工呼吸、胸外心脏按压、心脏电除颤是现代心肺复苏的三大要素。1956年Zoll首先对患者通过体外电刺激成功除颤使心律恢复正常，电除颤重新转复心脏的正常节律掀开了医学史上崭新的一章。1958年美国人Peter safar等验证了口对口通气维持复苏患者呼吸功能的有效性，证实了口对口呼吸优于"压胸抬臂通气法"，将开放呼吸道、人工通气和胸外心脏按压结合在一起。1960年Kouwenhoven等发现用力胸外按压可以得到相当明显的动脉搏动及心输出量，并通过一系列实验观察，确认了单独的胸外按压可以维持血液循环，从而开始了现代意义上的心肺复苏术（cardio-pulmonary resuscitation，CPR）。此后人工通气、人工循环、电除颤作为心肺复苏术的三个核心技术在临床上开始广泛应用。心肺复苏的目的是使中断的血液循环恢复灌流，把氧和营养物质通过血液运送到细胞的线粒体，但最终的目的是恢复患者的神志和工作能力。随着经验积累和技术进步，20世纪80年代以后，人们逐步认识到缺血缺氧对各重要脏器都可产生不同程度的损害，接受现场CPR且存活者中10%～40%遗留明显的永久性脑损害，因此人们逐渐把心肺复苏扩展为心肺脑复苏（cardio-pulmonary-cerebral resuscitation，CPCR），CPCR是指对心搏骤停患者采取的使其恢复自主循环和呼吸，并尽早加强脑保护的紧急医疗救治措施。

※二、心肺复苏和心血管急救指南的发展历史

1966年第一届全美复苏会议对心肺复苏技术加以标准化，随后经数次修订公布了心肺复苏标准和指南。美国心脏协会（American heart association，AHA）1974年制定的心肺复苏指南开辟了复苏时代的新纪元，指南分别于1980年、1986年和1992年多次修订再版。1999年年底在美国Dallas召开了第一次世界性的国际复苏会议，由此诞生了第一个国际性心肺复苏和急诊心血管监护指南——2000CPCR指南，该指南特别强调了早期除颤和自动体外除颤（automated external defibrillation，AED）的重要性，并提出围停搏期（peri-arrest）的概念以及复苏后综合征（post-resuscitation syndrome）的防治等，其抢救措施贯穿于骤停前干预—骤停抢救—骤停恢复后稳定理念的新概念和新措施。2005年年初在美国Dallas召开了第二届世界心肺复苏（CPR）和心血管急救（emergency cardiovascular care，ECC）会议，美国心脏协会主持召开了2005年心肺复苏和心血管急救学治疗建议国际共识会议，根据会议的证据评估编写了《2005年美国心脏学会心肺复苏和心血管急救指南》，并取代《2000年心肺复苏和心血管急救指南》。2010年10月AHA正式发布了《2010年心肺复苏和心血管急救指南》，2010 CPR与ECC指南发布前经历了严谨的国际证据评估流程，并与AHA心血管急救委员会和专业分会一起编写而成，是根据大量复苏研究总结出的国际

临床指南。相比于2005年指南，新指南简化了BLS流程，鼓励未受过培训的施救者实施单纯胸外心脏按压，强调心肺复苏的同时进行早期除颤，更加关注确保高质量CPR实施的方法与措施，强调多学科协作高效复苏团队的组建等。

三、心肺脑复苏理论的发展

1974年AHA制定的心肺复苏指南在医学发展的进程中逐步完善了CPCR的内容，将其应用于CPCR主要机构和高等急救培训教程，为救助者和急救人员提供了有效、科学的救治建议，指导挽救了众多的心血管急症患者。

（一）三期九步法

1960年，Safar将心肺复苏总结为ABC复苏三步骤：A（airway）为畅通呼吸道、B（breathing）为正压通气、C（circulation）为胸外心脏按压即建立循环。1962年，Safar又将心肺复苏分成3期，即基本生命支持（basic life support，BLS），高级生命支持（advanced cardiac life support，ACLS）和持续生命支持（prolonged life support，PLS）。这一复苏程序和方法认为无论何种原因引起的心搏骤停，其处理原则大致相同。首要的任务是尽快建立有效循环，提高心输出量。为便于记忆，按英文字母顺序从A～I，分成九步，加以程序化，即国际通用的三期九步法。

1. 基本生命支持（BLS） 包括：A（Airway），开放呼吸道；B（Breathing），人工呼吸；C（Circulation），人工循环即胸外心脏按压。现场即刻开始实施A、B、C复苏措施是心肺脑复苏能否成功的关键，因而把第一期A、B、C 3个步骤归为现场心肺复苏术（CPR技术）。

2. 高级生命支持（ACLS） 又称进一步生命支持，包括：D（drug），药物治疗；D（defibrillation）电除颤；E（Electrocardiograph），心电图、心电监护；F（Fibrillation treatment），纤颤治疗。

3. 持续生命支持（PLS） 包括：G（Gauge），估计可治性、判断死因；H（Hypothermia），低温脑保护；I（Intensive care），重症监护。

（二）CAB顺序

在三期九步法的基础上，AHA在2010年公布的最新心肺复苏指南中，将成年人及儿科患者（含儿童及婴幼儿，但不包括新生儿）的BLS程序从原来的A－B－C顺序改为C－A－B。

※该指南强调，复苏时首先进行循环支持，理由是：①大多数心搏骤停发生于成年人，而在各年龄段的患者中，发现心搏骤停者CPR存活率最高的均属被目击的室颤或无脉搏性室性心动过速（VT）患者，这些患者CPR早期最关键措施是胸外心脏按压和电除颤。②在A—B—C程序中，胸外心脏按压往往会被延误，因为施救者要开放呼吸道进行口对口人工呼吸、寻找防护装置或者收集并装配通气设备，改为C—A—B程序可以尽快胸外按压，同时能尽量缩短通气延误时间。③开始先做胸外心脏按压可以保证有较多的患者接受CPR救治，鼓励更多施救者立即开始实施心肺复苏，即使施救者不愿意或不能够为患者提供通气，但至少可以完成胸外心脏按压。

（三）生存链

1992年美国心脏协会提出了“生存链”（chain of survival）的概念，生存链的要领包括尽早接受紧急医疗服务、尽早得到旁观者或首援急救人员的心肺复苏、尽早得到除颤治疗、尽早实施高级生命支持。通过临床和流行病学研究都证实无论在院内还是院前，建立高效的心血管急救体系，要求每个环节间紧密连接，环环相扣，任何一环的削弱或缺失都会带来生存机会的丧失。在美国，美国心脏协会的心血管急救程序中增加了高级生命支持，即在进行基本生命支持的同时尽快进行有效的药物治疗。

知识链接

2010 年美国心脏协会将“生存链”在原来的基础上增加了一个，包含以下 5 个部分：①立即识别心搏骤停并启动急救系统。②尽早进行心肺复苏，着重于胸外按压。③快速除颤。④有效的高级生命支持，包括尽早提供呼吸支持、血管活性药物使用及生命监护等医疗支持；⑤综合的心搏骤停后治疗，强调采用多学科的程序，主要包括优化血流动力、神经系统和代谢功能（包括低温治疗）。

第三节　心肺脑复苏的一般程序和方法

标准的心肺脑复苏包括基本生命支持、高级生命支持和持续生命支持 3 个阶段，心肺脑复苏的最终目的是使脑功能及生命力恢复。

一、基本生命支持

基本生命支持（BLS）又称初级复苏或现场急救，是指专业或非专业人员在急救现场对患者进行病情判断评估和采取的体外徒手抢救措施，其目的是向心、脑及全身重要器官供氧，延长机体耐受临床死亡时间。包括：C（circulation）建立有效循环；A（airway）开放呼吸道；B（breathing）人工呼吸和 D（defibrillation）电除颤 4 个步骤。

（一）判断患者反应，启动急救医疗服务体系，建立有效循环（C）

1. 判断患者反应　在判定事发地点宜于就地抢救后，急救人员要快速判断患者有无反应。可轻拍或摇动患者肩部，同时大声呼喊患者的姓名或“喂！你怎么啦?”，如无意识则呼叫“来人啦，救命啊!”。注意摇动肩部不可用力过重，以防加重骨折等损伤。如果患者有头颈部创伤或怀疑有颈部损伤，切勿轻易搬动，以免加重损伤。

2. 检查循环体征　检查颈动脉搏动。方法是抢救者一手保持患者头部后仰，用另一手的示指、中指指尖并拢，先触及气管正中部位，男性可先触及喉结，然后向旁滑移 2～3 cm，在气管与胸锁乳突肌前缘的凹陷处即可触及颈动脉（图7－4）。

触摸过程中应注意：①触摸动作要适中，不能用力过大，以免颈动脉受压，妨碍头部血供。②检查时间不要超过 10 秒。③不能同时触摸两侧颈动脉。④未触及搏动表明心搏已停止，注意避免将抢救者自己的指尖搏动误作为患者的颈动脉搏动。⑤同时应快速判断是否呼吸消失（包括喘息）。

3. 启动急诊医疗服务体系　一旦判定患者意识丧失、大动脉搏动消失，急救人员应立即呼救，呼喊附近的人参与急救或帮助拨打急诊电话以便启动急诊医疗服务体系，同时立即实施心肺复苏。急救者应位于患者一侧，或两人分为两侧，便于急救时进行人工呼吸和胸外心脏按压。

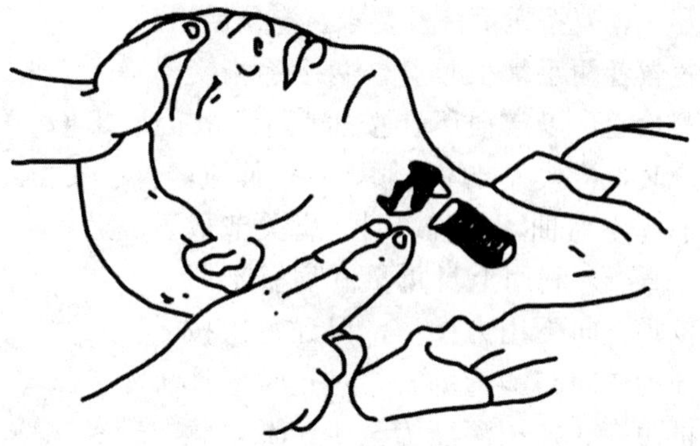

4. 放置患者体位

(1) 复苏体位：将患者以仰卧位安放于硬板床或地面上，双上肢放置于身体两侧。如患者面朝下，应做轴线翻转，避免躯干扭曲。

图 7-4　触摸颈动脉

(2) 恢复体位：即侧卧位，适用于无反应，但已有呼吸和循环的患者，避免患者的舌体、黏液、呕吐物阻塞呼吸道。放置体位时应避免胸部受压而影响呼吸，并应易于观察通气情况和呼吸道管理。若放置恢复体位超过30分钟，要将患者身体转动到另一侧，以免造成肢体压伤。

5. 胸外心脏按压

(1) 原理：胸外心脏按压是CPR的重要措施之一，但有关其机制仍然存在争论，实验和临床观察表明有“心泵机制”和“胸泵机制”。

1) 心泵机制：人体胸廓有一定弹性，胸骨和肋软骨交界处可因受压而下陷。因此当按压胸骨时，对位于胸骨和脊柱间的心脏产生直接压力，使房室间存在压力梯度，使二尖瓣闭合，主动脉瓣开放，血液从左心室进入循环系统，在按压松弛期，肺静脉血回流至左心房，肺动脉血回流至右心房，二尖瓣开放，左心室充盈。

2) 胸泵机制：胸外心脏按压时，胸廓下陷，容量缩小，可使胸膜腔内压增高，导致胸腔内心腔及各血管床的压力增高，并平均地传至胸廓内所有大血管，因上腔静脉入口处有静脉瓣，下腔静脉入口缺如，当胸外按压时，血液返流入下腔静脉，在动静脉间产生压力差，二尖瓣顺血流方向而开放，使血流产生前向流动。当停止胸外按压时，胸廓容量增大，胸膜腔内压减小，形成胸内和胸外静脉压差，当胸膜腔内压低于静脉压时，管腔开放驱动血流返回心脏，心室得到充盈，如此反复，可建立有效的人工循环。

研究表明，骤停时间是泵机制的主要决定因素，骤停时间短，可能以心泵机制占主导作用，心脏停搏时间较长或胸外按压时间较长时，心脏顺应性减低，胸泵化机制则占优势，胸外按压产生的心排血量明显减少。目前，胸外心脏按压的机制不能以一元形式加以解释。

(2) 用物：如患者睡在软床上，应备与床等宽的硬板1块，即心脏按压板。另备踏脚凳1个。

(3) 体位：患者仰卧于硬板床上或地上，睡在软床上的患者，则用心脏按压板垫于其肩背下。头后仰10°左右，解开上衣，暴露胸部，松开腰带。抢救者紧靠患者一侧，为确保按压力垂直作用于患者胸骨，抢救者应根据个人身高及患者位置高低，采用踏脚凳或跪式等不同体位。

(4) 按压部位及定位方法：成人胸外心脏按压部位是胸骨中下1/3交界处。定位方法是抢救者以食指及中指沿患者肋弓处向中间移滑，在两侧肋弓交点处找到胸骨下切迹，该切迹上方2横指处即为按压区（图7-5），或采用两乳头连线中点处即为按压区。

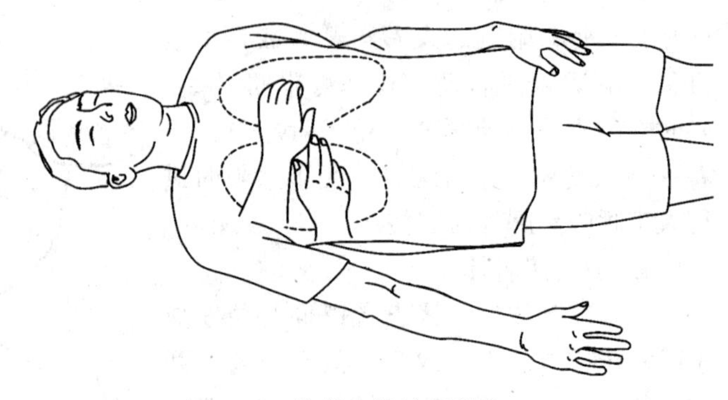
图 7-5 胸外心脏按压部位

(5) 按压手法及要求：定位后，抢救者两手掌根重叠，两手手指交叉抬起，以掌根压在按压区上。按压时，抢救者身体前倾，双臂伸直，肘部不弯曲，使腕、肘、肩关节成一直线，利用上身重量和肩臂部肌肉垂直向下用力按压，保证每次按压的方向与胸骨垂直。对正常形体的患者，按压深度为至少 5 cm，频率至少 100 次/min，放松压力时胸廓应恢复原来位置（图 7-6）。

(6) 注意事项：①部位要准确。部位太低，可引起胃内容物反流或腹部脏器损伤；部位太高，可伤及大血管；若部位不在胸骨中线，则可能引起肋骨骨折、肋骨与肋软骨脱离等并发症。②姿势要正确。按压时肘关节伸直，双肩位于双手的正上方，手指不应加压于患者胸部，在按压间隙的放松期，操作者不加任何压力，但手掌根仍置于按压区，不离开胸壁，以免移位。③用力要均匀适度。按压动作稳健有力，着力均匀，过轻达不到效果，过重易造成损伤。按压时间与放松时间相等，避免用猛力造成骨折。④按压过程中应适当放低患者头部，可避免按压时呕吐物反流至气管，也可防止头部高于心脏水平而影响血流，出现脑血流供给障碍。⑤尽可能减少对胸外按压的干扰与中断，如必须中断，尽可能将中断控制在 5 秒以内。⑥心脏按压须同时配合人工呼吸。成人无论是单人或是双人 CPR，按压通气比均要求 30∶2，即按压胸部 30 次，吹气 2 次。儿童单人 CPR 时，按压与呼吸比例是 30∶2，双人 CPR 比例是 15∶2。⑦双人 CPR 时，一人实施胸外心脏按压，另一人进行人工通气，保持呼吸道通畅，并监测颈动脉搏动，评价按压效果。为更好地提高按压效果，避免按压者疲劳，两人可相互对换，每 2 分钟或做 5 个周期 CPR（每个周期 CPR 包括 30 次按压和 2 次人工呼吸）更换按压者，轮换应在 5 秒内完成，尽量缩短中断时间。5 个周期后评估脉搏、呼吸。⑧按压期间，密切观察病情，判断效果。

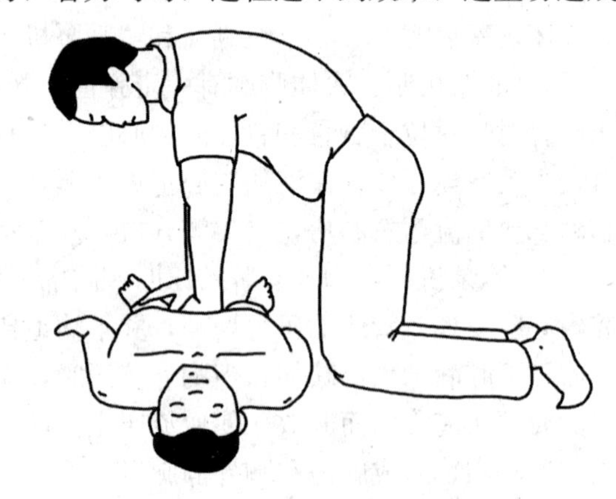
图 7-6 按压手法

(7) 胸外心脏按压有效的指标：按压时可触及颈动脉搏动、肱动脉收缩压≥60 mmHg；有知觉反射；散大的瞳孔开始缩小；呻吟或出现自主呼吸。

（二）开放呼吸道（A）

患者无意识时，肌张力下降，全身肌肉松弛，会厌和舌肌松弛、后坠，造成完全性上呼吸道梗阻，另外，呕吐物或黏液可能堵塞呼吸道而影响通气。因此，畅通呼吸道是进行人工呼吸的首要步骤。将患者仰卧，松解衣领及裤带，清除口腔中的污物及呕吐物，取出义齿，使患者头后仰，程度以下颌角与耳垂的连线与地面垂直为宜。

1. 仰头举颏法　适用于无颈部损伤的患者。抢救者一手掌的小鱼际置于患者前额，使头部向后仰，另一手的示指和中指放在靠近颏部的下颌骨下方，向上抬颏（图7-7）。此法简单实用，但应注意在抬颏时勿用力压迫下颌部软组织，否则有可能造成呼吸道梗阻。

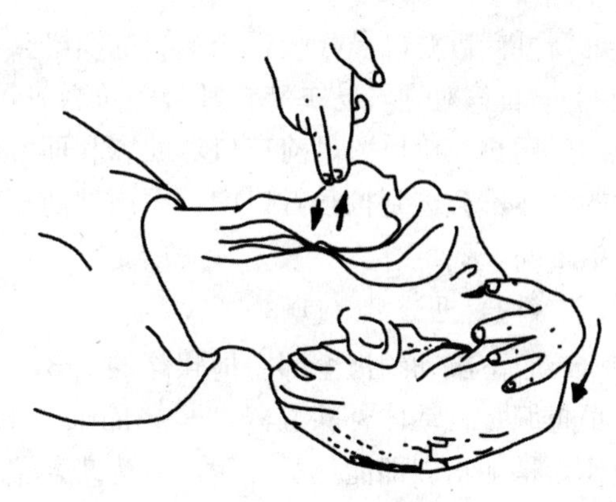
图7-7　仰头举颏法

2. 仰头抬颈法　抢救者一手将患者颈部抬起，另一手置于患者前额，以小鱼际侧下按前额，使患者头后仰，颈部抬起（图7-8）。此种手法禁用于头颈部外伤者。

3. 托下颌法　将手置于患者头部两侧，肘部支撑在患者躺的平面上，紧握下颌角，用力向上托下颌，如患者紧闭双唇，可用拇指把口唇分开（图7-9）。对于怀疑有头、颈部创伤患者，此法更安全。

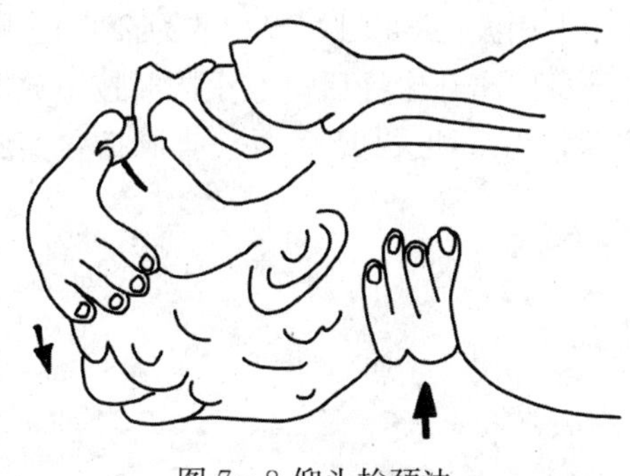
图7-8 仰头抬颈法

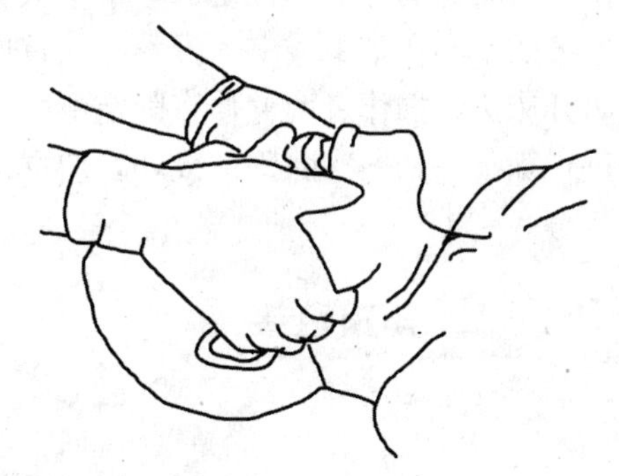
图7-9　托下颌法

（三）人工呼吸（B）

人工呼吸是用人工的方法借助外力推动肺、膈肌或胸廓的活动，使气体被动进入或排出肺脏，保证机体氧的供给和二氧化碳的排出。心肺复苏时常用的呼吸支持方法包括口对口人工呼吸、口对鼻人工呼吸、口对气管套管呼吸及简易呼吸器通气等。

1. 口对口人工呼吸　是一种快捷有效的通气方法。正确的方法是在呼吸道通畅情况下，抢救者用按在患者前额上的手的拇指和示指捏住患者的鼻孔，用口唇包紧患者口部，然后缓慢吹气，每次吹气时间应大于1秒，成人每次吹气量在6～7 mL/kg（500～600 mL），以胸廓上抬为准，吹气频率应在8～10次/min。吹气速度和压力均不宜过大，以防咽部气体压力超过食管内压造成胃扩张（图7-10）。

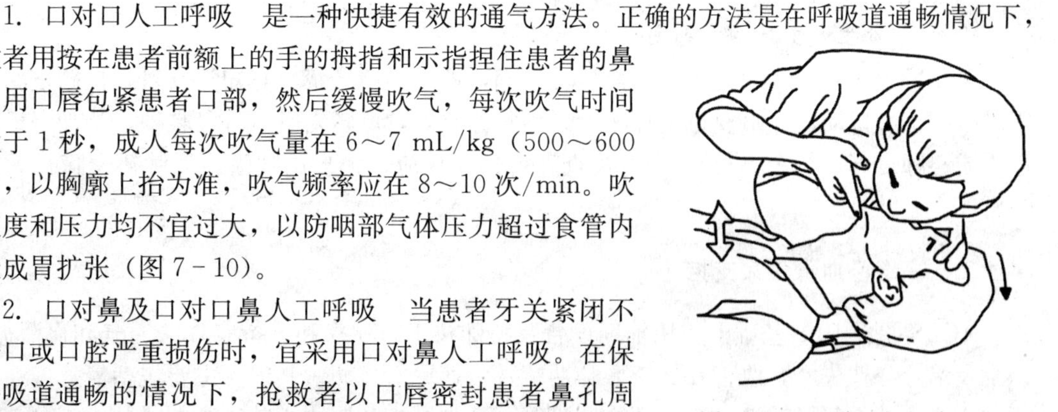
图7-10　口对口人工呼吸

2. 口对鼻及口对口鼻人工呼吸　当患者牙关紧闭不能开口或口腔严重损伤时，宜采用口对鼻人工呼吸。在保持呼吸道通畅的情况下，抢救者以口唇密封患者鼻孔周围，向鼻孔吹气，在吹气过程中抢救者用手托起下颌，使口封闭，上下唇合拢，呼气时放开。抢救婴幼儿时，因婴幼儿口鼻开口均较小，位置又很靠近，可行口对口鼻呼吸，抢救者的嘴必须将婴幼儿的口及鼻一起盖严。

3. 口对通气防护装置呼吸　抢救者可能更愿意在口对口人工呼吸时使用隔离器材，以防疾病相互传播。目前有口对面罩和面部防护板两类装置。口对面罩是单向阀门，患者呼出的气体不会进到抢救者口中，而面部防护板没有呼吸阀门，患者呼出气位于患者面部的防护板之间。

（四）电除颤（D）

心室颤动约占全部心搏骤停的2/3，终止室颤最有效的方法是电除颤，目前强调除颤越早越好。自动体外除颤器（automatic external defibrillation，AED）是一种便携式、易于操作，稍加培训即能熟练使用，专为现场急救设计的急救设备。AED可自动采集、分析发病者的心律失常及确定是否需要予以电除颤，能自动充电，显示除颤信号，操作者只需按动电击按钮就可进行除颤，AED的语音提示和屏幕显示使操作更为简便易行。

“120”急救车内一般都备有手动除颤仪，在准备好除颤仪之前，应持续胸外心脏按压。除颤仪电极放置的标准部位是：一个电极置于胸骨右缘锁骨下方，另一个电极置于左乳头外侧，电极的中心在腋中线上。推荐成人首次除颤能量单相波为360 J，双相波为200 J。嘱其他人离开床边，操作者两臂伸直固定电极板，使自己身体离开床缘后，双手同时按下放电按钮，进行除颤。如一次除颤未成功，应立即心脏按压，做5组CPR后再检查脉搏，实施第二次除颤。

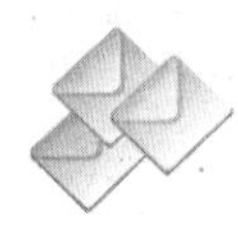

知识链接

正确使用AED

《2010美国心脏协会心肺复苏及心血管急救指南》建议：如果任何施救者目睹发生院外心搏骤停且现场有AED，施救者应从心脏按压开始心肺复苏，并尽快使用AED；可考虑为医院配备AED以便进行早期除颤，目标是在患者倒地不到3分钟内实施电击。

（五）基本生命支持效果判定

复苏过程中若患者瞳孔缩小，面色转红润，神志逐渐清楚，有知觉反射，在停止胸外按压时脉搏仍有搏动，并出现自主呼吸，说明复苏有效，可转入下一阶段救护。若确定患者死亡，或心肺复苏进行30分钟以上，检查患者仍无反应、无自主呼吸、无脉搏、瞳孔无回缩时可停止心肺复苏。

二、高级心血管生命支持

ACLS是在BLS基础上应用辅助设备及特殊技术，建立和维持有效的通气和血液循环，识别及治疗心律失常，改善并保持心肺功能及治疗原发疾病。其内容主要包括氧疗、建立人工呼吸道、建立静脉输液通道、药物治疗等一系列维持和监测心肺功能的措施。ACLS应尽早开始，一般在医疗单位中进行，如人员足够，ACLS与BLS应同时进行，可取得较好疗效。

（一）明确诊断

迅速地进行心电监护和血流动力学监测，确定引起心搏骤停的原因和心律失常类型，以便及时采取相应的救治措施。

（二）建立人工呼吸道

心肺复苏时急救人员可采用口咽通气管、鼻咽通气管及其他可选择的辅助呼吸道，保证人工呼吸。

1. 口咽通气管　口咽通气管由舌面上方压入后，翻转 180°，置于中央位置，并使通气管前端开口面对声门。主要应用于浅昏迷而不需要气管插管的患者，但应注意其在口腔中的位置，因为不正确的操作会将舌推至下咽部而引起呼吸道梗阻。清醒患者用口咽通气管可引起恶心、呕吐，或由呕吐物引起喉痉挛。

2. 鼻咽通气管　鼻咽通气管用于牙关紧闭、咬伤、颞颌关节紧闭等妨碍口咽通气管置入的颌面部创伤患者。鼻咽通气管涂润滑油后，经鼻腔插入下咽部并固定，对于浅昏迷患者，鼻咽通气管比口咽通气管的耐受性更好。但鼻咽通气管置入可引起鼻黏膜的损伤而致出血，如果导管过长，可刺激声门反射引起喉痉挛、恶心及呕吐。

※3. 食管气管联合插管（esophageal-tracheal combitube，ETC）　ETC 带有两个充气囊，可盲插入声门，发挥普通气管插管和食管阻塞式通气导管的双重功能，食管腔部位在下咽部有通气侧孔，远端封闭，气管腔在远端开口，末端类似气管插管，ETC 可在遇到开放呼吸道困难时的紧急情况下盲插。使用时，当咽部的气囊在舌与软腭间膨起，ETC 滑入预定位置，从舌咽部进入下咽部。当联合导管近端在食管内时先用 85～100 mL 空气充入口咽部气囊，再用 5～15 mL 空气充入远端球囊，将口鼻食管封闭。与气管插管相比，ETC 同样具有隔离呼吸道、通气可靠及口咽部球囊可减少误吸危险等优点，而学习和掌握置管技术较气管插管相对容易。

※4. 喉罩（laryngeal mask airway，LMA）　其远端为可充气的三角形硅胶罩，LMA 被置入咽部，在远端开口进入下咽部感觉有阻力时，向罩内注入适量空气，密封喉部，即可进行通气。喉罩是一种更为安全和可靠的通气方式，当昏迷患者呼吸道反射消失时使用 LMA 可保持呼吸道通畅，适合缺乏气管插管经验的人员使用，也可作为气管内插管不成功时开放呼吸道的辅助手段使用，还可应用于颈部损伤患者及气管内插管不能达到合适位置的患者。与面罩相比，喉罩操作简单、迅速，无需喉镜配合及肌松药的协助，并可直视声带，并且喉罩发生反流、误吸的概率较少。

5. 环甲膜穿刺　如果插管困难并出现严重窒息的患者，可行环甲膜穿刺通气，先在甲状软骨下的凹陷处找到环甲膜，常规消毒皮肤，用 16 号粗针头刺入环甲膜，接上 T 形管输氧，可立即缓解严重缺氧情况，为下一步气管插管或气管造口赢得时间。

6. 气管内插管　有条件时，应尽早作气管内插管，因其能保持呼吸道通畅，防止肺部吸入异物和胃内容物，便于清除呼吸道分泌物，并可与简易人工呼吸器、呼吸机连接行机械通气。

7. 气管切开　对于心肺复苏后长时间昏迷的患者，为了保持较长期的呼吸道通畅，便于清除呼吸道分泌物，减少呼吸阻力和呼吸道解剖无效腔，可采用气管切开通气。

（三）氧疗和人工通气

纠正缺氧是复苏中最重要的环节之一。有条件时应尽快给予氧气吸入，逐步调整给氧浓度，保证血氧饱和度≥94%。

1. 简易呼吸器给氧　简易呼吸器由一个有弹性的皮囊、三通呼吸阀门、衔接管和面罩组成。在皮囊后面空气入口处有单向活瓣，当放松球囊时，空气由此进入球囊内，当挤压球囊时此活瓣关闭，而与面罩相连的进气活瓣开放，空气通过面罩进入患者体内。在球囊的前端除了与面罩相连的进气活瓣外，还有一个呼气活瓣，当挤压球囊或吸气时，可使呼出气体从前方排出。其侧方有氧气入口，有氧气条件下可自此输氧 10～15 L/min，可使吸入氧气浓度增至 75%以上。

2. 机械人工通气　心搏骤停后，为了及时预防严重缺氧引起的脑功能损害，条件允许时应尽早使用机械通气。气管插管呼吸机加压给氧通气可减少呼吸道无效腔，保证足够供氧，呼吸参数易于控制，是最有效的人工通气，院内复苏应尽早使用。

※（四）开胸心脏按压

直接开胸心脏按压是一种特殊的复苏方法，有资料表明开胸心脏按压可为脑和心脏提供接近正常的血流灌注，改善冠脉灌注压和增加自主循环的恢复。开胸心脏按压采用左前外侧第 4 肋间切口，以右手进胸。进胸后，右手大鱼际肌和拇指置于心脏前面，另四手指和手掌放在心脏后面，有节律地挤压心脏。也可用两手法，将两手分别置于左右心室同时挤压。实验研究表明，心搏骤停早期，经短期体外 CPR 无效后，直接心脏按压可提高患者的存活率，对血流动力学会产生有利影响。但是如果时间延迟（心搏骤停 25 分钟以后）再使用本方法并不会改善抢救效果。同时，急诊开胸心脏按压需要有经验的抢救队伍，并能在事后给予最佳护理，故不建议列为常规措施。

（五）药物治疗

药物治疗是心搏骤停患者高级心血管生命支持的重要部分，合理选择和应用复苏药物可巩固基本生命支持的成果，提高患者抢救成功率和远期存活率。

1. 用药目的　提高心脏按压效果，激发心脏复跳、增强心肌收缩力；提高周围血管阻力，增加心肌血流灌注量和脑血流量；纠正酸血症或电解质失衡，使其他血管活性药物更能发挥效应；降低除颤阈值，为除颤创造条件。

2. 给药途径

（1）外周静脉给药：为保证复苏用药准确、迅速进入血液循环及重要脏器，必须建立可靠的静脉输液通道。外周静脉穿刺容易操作，并发症少，且不需要中断 CPR，是方便快捷的首选给药途径。但经外周静脉给药时，药物到达中心循环的时间较长，药物峰值浓度也较低，故复苏疗效欠佳，因此经外周静脉给药时应尽可能在上肢肘前或颈外静脉穿刺给药或经肘静脉插管到中心静脉，以利于药物尽快发挥作用，或者在静脉给药后 10～20 秒内快速推注 20 mL 生理盐水，可使末梢血管迅速充盈，缩短起效时间。

（2）中心静脉给药：研究表明中心静脉（颈内或锁骨下静脉）给药达到药物峰值浓度的时间、幅度以及药效明显好于外周静脉。尤其在电除颤、周围静脉给药后，患者均未能恢复自主循环，应考虑放置中心静脉导管。但中心静脉给药需中止心脏按压，气胸、出血等危险性较大，因此要权衡利弊后再进行穿刺。

（3）气管内给药：气管内各部位均有良好的吸收作用，某些药物可经气管插管或环甲膜穿刺注入气管，可迅速通过气管、支气管黏膜吸收进入血循环，因此，在静脉通道建立之前已完成气管内插管的患者可采用。气管内给药后的药物峰值浓度较低，且达到药物峰值浓度的时间延迟，但药理作用维持时间是静脉给药的2～5倍，因而气管内给药必须提高剂量，其剂量应为静脉给药的2～3倍，至少用10 mL生理盐水或蒸馏水稀释后，以1根稍长细管自气管导管远端推注，并接正压通气，以便药物弥散到两侧支气管，可作为给药的第二选择途径。

※（4）心内注射给药：会影响CPR的持续进行，操作不当可损伤心肌、冠状血管或肺而导致心肌坏死、气胸、血胸、心包积血等并发症，且注入心腔内的准确性不到50%，若将肾上腺素等药物注入心肌内，还可造成顽固性心室颤动，故目前临床上已较少应用。

※（5）骨内给药：骨内置管至骨髓静脉丛，快速、安全、有效地给予药物，给药浓度及剂量与中心静脉给药相似。对需要紧急建立给药通道的心搏骤停患者，当其外周灌注不良，很难迅速建立有效的静脉通道，可以考虑建立经骨给药。

3. 常用药物

（1）肾上腺素：是CPR的首选药物，具有增加全身血管阻力，增加动脉收缩压和舒张压，增加冠状动脉和脑部循环血流的作用。另外，肾上腺素还能兴奋高位和低位起搏点，室颤时能使细颤转为粗颤，有利于复律。目前推荐成人首次剂量给予1 mg静脉推注，如无反应，则应每3～5分钟追加1 mg。

（2）血管加压素：是下丘脑合成的神经垂体激素，是一种抗利尿激素。当给药剂量远远大于其发挥抗利尿激素效应时，它可作为一种非肾上腺素能的周围血管收缩药发挥作用。与肾上腺素相比，血管加压素能够更好地增加重要器官的血流灌注，增加脑组织的供氧，改善复苏成功率和复苏后的神经功能。40 U即可替代首剂量或第2次剂量的肾上腺素。

（3）胺碘酮：首剂300 mg静脉注射，能改善心室颤动/室性心动过速对电除颤的反应，提高入院存活率，无效者，第二次剂量为150 mg静脉注射。

（4）多巴胺：复苏过程中多巴胺常用于治疗低血压，尤其是由于心动过缓和恢复自主循环后的低血压状态。联合使用正性肌力药（如多巴酚丁胺）或血管收缩药（如肾上腺素、去甲肾上腺素），可增加心输出量和动脉灌注压。

（5）利多卡因：对室性心律失常的患者，利多卡因为首选药物。其显效快、时效短、可静脉注射，也可静脉滴注。

（6）溶栓剂：临床上70%的心搏骤停患者原发病为急性心肌梗死和大面积肺栓塞。因此CPR时给予溶栓治疗可使冠状动脉和肺动脉的血栓得到溶解，另外，溶栓治疗也可增加微循环的再灌注，尤其是脑循环的再灌注，改善脑组织对于缺血的耐受能力。然而，因担心CPR时溶栓治疗会导致致命性大出血，其临床应用受到限制。但最新的CPR指南指出CPR已不是溶栓治疗的禁忌证，当确诊或疑诊心搏骤停是由急性肺栓塞或急性心肌梗死导致时可进行溶栓治疗，常用溶栓药物如尿激酶、链激酶等。

（7）碳酸氢钠：复苏过程中使用碳酸氢钠的目的是消除心搏骤停时代谢性酸中毒的损害作用。近年通过实验和临床观察得知，心搏骤停后10分钟内主要以呼吸性酸中毒为主，之后才出现代谢性酸中毒。所以，碳酸氢钠仅在心搏骤停时间较长和在有效通气的情况下应用，目前不作为心搏骤停时的一线抢救药物。

（8）呼吸兴奋药：目前研究认为在复苏早期，由于脑组织内氧合血液的灌注尚未完全建立，细胞仍处于缺氧状态，此时使用呼吸兴奋药，反而刺激细胞的新陈代谢，加重细胞损害，导致呼吸功能恢复困难，甚至出现细胞死亡，因此早期使用呼吸兴奋药并非必要。呼吸兴奋药多在复苏1小时后考虑应用或在自主呼吸出现恢复迹象和虽已存在自主呼吸，但呼吸过慢、过浅、不规则或不稳定时应用。常用的呼吸兴奋药有尼可刹米、洛贝林等。

三、持续生命支持

PLS的重点是脑保护、脑复苏及复苏后疾病的防治。除了积极进行脑复苏，还应严密监测肺、肝、肾、凝血及消化器官的功能，一旦发现异常立即采取有针对性的治疗。

※（一）脑完全性缺血、缺氧的病理生理

心搏骤停时因缺血、缺氧最易受损的是中枢神经系统。现已证实，神经细胞的损害发生在心跳恢复后，即缺血后再灌注损害。而脑复苏是复苏的最终目的，直接关系到整个复苏的成败。脑组织耗氧量高，能量储存少，无氧代谢能力有限，因此，脑组织对缺氧很敏感，在正常体温下，心脏停搏3～4分钟，即可造成“不可逆转”的脑损伤。缺氧对脑组织造成的损害机制如下：①脑血管自动调节机制丧失，脑血流量减少。②微血管管腔狭窄，微循环灌注受限。③脑细胞代谢紊乱、脑水肿。④二氧化碳蓄积，渗透压升高，加重脑水肿。

自主循环恢复后因器官缺血的程度和持续时间不同而出现的复苏后脑损伤称为“复苏后综合征”，大致可以分为3期。①充血期：这是最初很短暂的时期，灌流可以超过正常时期，但是分布不均匀。②低灌流期（无再灌流期）：经过充血15～30分钟后，开始发生细胞水肿，同时出现血凝块，红细胞凝集，血流成泥流状，血小板聚集。此外，还可能存在颅内压增高、脑血管收缩、毛细血管周围红细胞肿胀等，最终发生脑血管痉挛，此时脑血流显著淤滞。这一低灌流现象在脑组织各部位的严重程度并不一致，一般可持续18～24小时。③后期：低灌流期以后，经过救治，脑组织可能部分恢复功能，也可逐渐完全恢复（与抢救是否及时及所采取的措施是否得当有密切关系）；或持续性低灌流，导致长时间或永久性昏迷，甚至脑死亡。

（二）脑复苏

1．救护措施

（1）维持血流动力学稳定：持续监测动脉压，维持平均动脉压≥65 mmHg或收缩压≥90 mmHg。若存在低血压，应考虑快速补液、使用血管活性药物等使血压达到标准。

（2）呼吸管理：患者自主循环恢复后，要持续给氧以达到有效氧合，保持血氧浓度≥94％，保证大脑及重要脏器的氧供应，防止和纠正脑水肿。

（3）降温：低温可以降低脑代谢，减少脑耗氧，减慢缺氧时ATP的消耗率和乳酸血症的进展，保护脑细胞，促进脑功能恢复。降温时应注意以下几点。①降温开始时间：产生脑细胞损害和脑水肿的关键性时刻是循环停止后的最初5分钟。因此降温时间越早越好，争取在抢救开始后5分钟内用冰帽降温。②降温深度：脑部温度每降低1 ℃，大脑代谢率可降低7％，颅内压下降5.5％。降温时，宜采用头部重点降温法，使脑组织温度降至28 ℃；全身体温（肛温或鼻腔温度）降至亚冬眠（35 ℃）或冬眠（32 ℃）水平。③降温方法：选用体表物理降温和药物降温。如头部戴冰帽、体表大血管如颈部、腋下、腹股沟放置冰袋、应用冬眠药物等。物理降温必须和药物降温同时进行，方能达到降温的目的和要求。④降温持续时间：降温需持续至大脑皮质功能开始恢复，即以听觉恢复为指标，然后逐步停止降温，一般需2～3天，严重者1周以上。⑤护理要点：降温过程要平稳，及时处理副作用；为防止寒战和控制抽搐，可用小量肌松药或镇静药；缓慢复温，一般每24小时体温上升1 ℃～

2 ℃为宜。

（4）应用脑复苏药物：

1）冬眠药物：可消除低温引起的寒战，解除低温时的血管痉挛，改善循环血流灌注和辅助物理降温。可选用冬眠Ⅰ号或Ⅳ号分次肌注或静滴。

2）脱水药：为防止脑水肿，在降温和维持血压平稳的基础上，宜及早应用脱水剂，通常选用呋塞米 20 mg 静脉注射或 20%甘露醇 250 mL 快速静脉滴注。

3）皮质激素：肾上腺皮质激素可稳定溶酶体膜，防止细胞自溶和死亡，消除自由基，保持毛细血管和血-脑屏障的完整性，减轻脑水肿，降低颅内压，改善循环功能。地塞米松常为首选药物。

4）促进脑细胞代谢药物：葡萄糖为脑获得能量的主要来源。ATP 可供应脑细胞能量，恢复钠泵功能，有利于减轻脑水肿。辅酶 A、细胞色素 C、多种维生素、胞磷胆碱、脑活素等均有改善脑细胞代谢的作用。

5）其他：巴比妥是镇静、安眠、止痉的药物，对缺血、缺氧的脑组织具有良好的保护作用；钙离子通道阻滞剂可减轻脑损害，因为脑缺血再灌注损害主要是由于细胞内钙离子增高触发一系列病理生理反应所致；氧自由基清除剂可抑制氧自由基的产生和扩散，减轻缺血后脑损害。

（5）高压氧的应用：高压氧（hyperbaric oxygen，HBO）能快速、大幅度地提高组织氧含量和储备，增加血氧弥散量及有效弥散距离。对纠正细胞缺氧，尤其是脑水肿条件下的细胞缺氧效果良好。复苏后期，HBO 具有增强组织活力及生命合成功能，促进侧支循环形成和重建，对神经细胞的恢复及脑循环的重建有治疗作用。

※2. 转归　脑缺血后的恢复进程，基本按照解剖水平自下而上恢复，首先复苏的是延髓，恢复自主呼吸，多在心搏恢复后 1 小时内出现，继之瞳孔对光反射恢复，标志着中脑开始有功能，接着是咳嗽、吞咽、角膜和痛觉反射恢复，随之出现四肢屈伸活动和听觉。听觉的出现是脑皮质功能恢复的信号，呼唤反应的出现意味着患者将清醒，最后是共济功能和视觉恢复。

不同程度的脑缺血、缺氧，经复苏处理后可能有 4 种转归：①完全恢复。②恢复意识，遗留有智力减退、精神异常或肢体功能障碍等。③去大脑皮质综合征，即患者无意识活动，但保留着呼吸和脑干功能。眼睑开闭自由，眼球无目的地转动或转向一侧，有吞咽、咳嗽、角膜和瞳孔对光反射，时有咀嚼、吮吸动作，肢体对疼痛能回避。肌张力增高，饮食靠鼻饲，大小便失禁。多数患者将停留在“植物性状态”。④脑死亡，包括脑干在内的全部脑组织的不可逆损害。对脑死亡的诊断涉及体征、脑电图、脑循环和脑代谢等方面，主要包括：持续深昏迷，对外部刺激全无反应；无自主呼吸；无自主运动，肌肉无张力；脑干功能和脑干反射大部或全部丧失，体温调节紊乱；脑电图呈等电位；排除抑制脑功能的其他可能因素，如低温、严重代谢和内分泌紊乱、肌松药和其他药物的作用等，一般需观察 24～48 小时方能做出结论。

（三）器官特异性评估和支持

1. 维持循环系统功能　进行心电和血压监护，密切观察心电图变化，发现心律失常及时处理。心搏恢复后，往往伴有血压不稳定或低血压状态，为判定有无低血容量及控制输液量和速度，宜作中心静脉压（CVP）监测，可将 CVP、动脉压和尿量三者结合起来分析以指导输液治疗。同时，在复苏后期应多观察指或趾端皮肤的色泽和温度等末梢循环情况。

2. 维持呼吸系统功能 心搏恢复后，自主呼吸未必恢复，故仍需加强呼吸管理，继续保持呼吸道通畅。进行有效的人工通气，合理、正确使用呼吸机，控制吸氧浓度及流量，促进自主呼吸尽快恢复正常；防治肺部并发症，如肺炎、肺水肿导致的急性呼吸衰竭，加强抗感染治疗，尽量减少使用呼吸机引起的并发症。

四、复苏后监测

复苏后血流动力学仍不稳定，心跳和呼吸仍可能再次骤停，因此，复苏后需要加强各脏器功能支持治疗并严密监测，预防脏器功能衰竭。重点措施包括：加强循环、呼吸和神经系统功能的支持；纠正酸中毒维持内环境稳定；寻找并积极治疗引起心搏骤停的原发疾病；防治感染等，努力改善长期预后。

（一）纠正酸中毒

酸中毒可破坏血-脑屏障，诱发和加重脑水肿。CPR 后呼吸与循环功能不稳定，是发生心律失常和低血压的原因之一。心搏停止时间长的患者，在复苏后随着微循环改善，组织内堆积的酸性代谢产物可被带入血液，或由于较长时间的低血压和缺氧，代谢性酸中毒仍继续发展。应根据动脉血气分析酌情决定碳酸氢钠的用量。

（二）防治肾衰竭

患者应留置导尿管，监测每小时尿量，观察尿液的颜色，定时检查血尿素氮、血肌酐浓度，血、尿电解质浓度，分析尿少原因，并给予相应的治疗。

（三）防治感染

严格执行无菌操作，器械物品必须经过严格消毒灭菌。保持室内空气新鲜和清洁卫生。病情许可时，勤翻身、拍背，防止压疮的发生，注意口腔、肛周的护理，预防溃疡、炎症的发生。

（四）观察患者的症状和体征

密切观察患者的意识、瞳孔、自主呼吸的恢复情况。当出现呼吸困难、鼻翼扇动、呼吸频率明显增快或呼吸形式明显不正常时，注意防治呼吸衰竭。当出现大汗淋漓、烦躁不安、四肢厥冷时，注意防治休克。若患者瞳孔缩小，对光反射恢复，角膜、吞咽、咳嗽等反射逐渐恢复，说明病情好转。

（五）积极治疗原发病

如外伤患者需清创、止血、扩容；中毒患者应用解毒剂等。

〔附〕小儿基本生命支持

《2010 年心肺复苏和心血管急救指南》指出小儿基本生命支持中的多个关键主题与成人基本生命支持的对应主题相同，包括：C（circulation）建立有效循环；A（airway）开放呼吸道；B（breathing）人工呼吸；D（defibrillation）电除颤。新生儿心脏骤停基本都是窒息性骤停，所以保留 A—B—C 复苏程序（按压与通气比率为 3∶1），但心脏疾病导致的骤停除外。以下主要介绍婴儿和儿童的基本生命支持。

一、检查反应，启动急诊医疗服务体系，建立有效循环（C）

1. 判断意识 轻拍患儿双肩或足部并大声问："你还好吗?" 如果认识患儿就叫他的名字。如果患儿有反应，会有回答或做动作。

2. 检查循环体征　如果婴儿或儿童无反应且不呼吸或仅仅是喘息，医务人员立即触摸脉搏（婴儿的肱动脉，儿童的颈动脉或股动脉）。如果在10秒之内没有触摸到脉搏或不确定已触摸到脉搏，即开始胸外按压。

3. 启动急诊医疗服务体系　假设在突发事件的现场只有一个专业人员时，应在开始心肺复苏前通知医疗急救系统并且尽可能获得自动体外除颤器。如果有两人在场，一个立即进行心肺复苏，另一个通知医疗急救系统并获得自动体外除颤器。

4. 放置体位　如果患儿没有反应，应让其仰卧在一个平坦硬质表面上（如固定的桌子、地板或地面）。如果必须搬动患儿，尽量减少头颈的转动或弯曲。

5. 胸外心脏按压　①婴儿，用示指和中指按压，按压点在其两乳头连线与胸骨交界处下方大约1横指处，按压深度至少为胸部前后径的1/3，大约为4 cm。②儿童，用单手掌根按压，两乳头连线中点处即为按压区，按压深度至少为胸部前后径的1/3，大约为5 cm。儿童、婴儿按压频率均为至少100次/min。

二、开放呼吸道（A）

专业人员对于没有头颈部外伤的患儿应该用仰头举颏法开放呼吸道。非专业复苏者，对外伤和非外伤患儿都可用仰头举颏法开放呼吸道，托下颌法不再推荐非专业复苏者使用，因为它既难以学习和操作，也不是有效的开放呼吸道的方法，而且还可能引起颈部的活动。

三、人工呼吸（B）

缺氧是大部分婴儿和儿童猝死的原因，有效人工呼吸对于抢救至关重要。医务人员给予有效人工呼吸，如果胸廓没有起伏，调整患儿头部位置以获得理想的呼吸道开放和有效通气。对婴儿可用口对口鼻人工呼吸法，对儿童用口对口人工呼吸法，确保吹气时胸廓抬起。儿童单人CPR时，按压与呼吸比例是30∶2，双人CPR比例是15∶2。

四、电除颤（D）

如果有条件，施救者用AED对1～8岁儿童进行除颤时，应尽可能使用有儿童剂量衰减系统的AED。如果无法获得上述AED，应使用标准AED。对于婴儿（<1岁），最好使用手动除颤仪。如无法获得手动除颤仪，则使用有儿童剂量衰减系统的AED。如果上述类型的机器均无法获得，可使用无剂量衰减器的AED。

自学指导

【重点难点】

1. 心搏骤停的病因、类型、临床表现及诊断标准。

2. 心肺脑复苏基本生命支持的CAB顺序，胸外心脏按压的部位、方法及注意事项，现场开放呼吸道的方法，人工呼吸的要求。

3. 心肺脑复苏高级生命支持常用人工呼吸道的种类，常用急救药物，电除颤的注意事项。

4. 心肺脑复苏持续生命支持阶段脑复苏的治疗措施。

5. 胸外心脏按压的原理，※脑缺血、缺氧的病理生理改变。

【考核知识点】

1. 心搏骤停的类型、临床表现、诊断标准。

2. 基本生命支持程序和方法，高级生命支持常用人工呼吸道的种类、给药途径和常用药物。

3. 脑复苏的降温治疗措施。

【复习思考题】

1. 男，38 岁，建筑工人，施工时从 4 楼不慎摔下，患者意识丧失，大动脉搏动消失，瞳孔散大，呼吸呈叹息样，面色苍白兼有青紫。请问：

(1) 该患者的诊断是什么？

(2) 如果你在事发现场，如何进行现场急救？

2. 简述心搏骤停的病因。

3. 心搏骤停常见的心律失常类型有哪些？如何对心搏骤停进行诊断？

4. 简述胸外心脏按压的注意事项。

5. 高级生命支持阶段常用的急救药物有哪些？

6. 脑复苏的治疗措施有哪些？

〔王惠峰〕

第八章

常用急救技术

【学习目标】

1. 掌握：

(1) 口咽通气管、鼻咽通气管的适应证、操作方法和注意事项。

(2) 指压止血法、橡皮止血带止血法及注意事项。

(3) 呼吸道异物的判断及现场急救。

(4) 气管内插管、气管切开、机械辅助呼吸的目的、适应证、禁忌证和护理要点。

(5) 指压穴位法、拔罐法和刮痧法的操作方法。

2. 熟悉：

(1) 绷带基本包扎、骨折固定、搬运的方法及注意事项。

(2) 中心静脉置管的目的、适应证、禁忌证和护理要点。

(3) 指压穴位法、针刺法、拔罐法和刮痧法的目的、适应证和注意事项。

3. 了解：

(1) 环甲膜穿刺术、环甲膜切开术的适应证、禁忌证和注意事项。

(2) 三角巾包扎法。

※ (3) 临时心脏起搏术、主动脉球囊反搏术、连续肾脏替代治疗、体外膜肺氧合的目的、适应证、禁忌证和护理要点。

(4) 指压穴位法、针刺法、拔罐法和刮痧法的禁忌证。

※ (5) 针刺法操作的基本手法和辅助手法。

【自学时数】 4 学时。

急诊患者通常病种复杂，病情变化快。急诊医护人员除需具备各临床专科知识和操作技能外，还需掌握各种急救技术，以便对患者实施及时有效的救护。本章主要介绍院前急救技术、院内急救技术和常用中医急救技术。

第一节　院前急救技术

在欧美发达国家，普及院前急救技术是一项全民性的工作和任务。在我国，很多突发死亡的病例是由于没有得到及时、有效的急救处理造成的。因此，掌握通气、止血、包扎、固定、搬运及呼吸道异物的现场急救等各项院前急救技术是每个公民应尽的义务。

一、通气

通气术是指利用手法或器材，去除各种原因引起的呼吸道梗阻，解除窒息、缺氧状态的急救技术。包括手法开放呼吸道、咽插管、环甲膜穿刺术及环甲膜切开术等。

（一）手法开放呼吸道

昏迷患者，呼吸道阻塞最常见的部位是咽下部，以舌根后坠为多见。采用开放呼吸道的“三步手法”即头后仰、开口和托下颌，能有效地解除呼吸道阻塞。具体方法参见第七章。

（二）咽插管

施行“三步手法”虽能有效地开放呼吸道，但急救者常难以坚持长时间的操作。此时可借助口咽或鼻咽通气管（图8－1)进行咽插管，使舌根、舌体前移，离开咽后壁，从而解除梗阻。

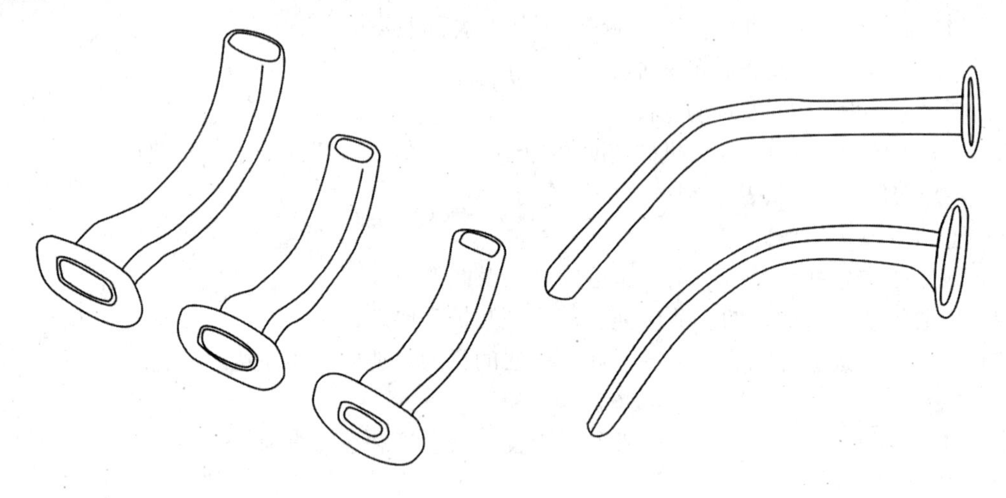

图8－1　口咽通气管、鼻咽通气管

1. 适应证

（1）完全或部分上呼吸道梗阻且意识不清的患者。

（2）癫痫发作、痉挛性抽搐及昏迷患者。

（3）对气管内插管的全身麻醉患者拔管后的呼吸道管理。

2. 操作步骤　快速评估病情，根据具体情况适当解释操作目的，取得患者或家属配合后立即准备用物，实施操作。

（1）口咽通气管：患者取仰卧位或侧卧位，选择合适规格的口咽通气管，长度以门齿到下颌角的距离为宜，一般成人为 9 cm。插口咽通气管前先强迫患者张口，然后将导管的凸面沿患者舌面下插。当导管插入全长的1/2时，将导管旋转180°，并向前继续推进至合适位置（图8－2)。也可取一压舌板下压舌体，然后将导管沿其上方顺势滑入咽腔。确认导管位置适宜、气流通畅后，用胶布妥善固定，防止口咽通气管在患者剧烈咳嗽及变换体位时脱出。口咽通气管插入后，用吸痰管由口咽通气管侧面插入，将口腔分泌物、呕吐物、血液等吸净。

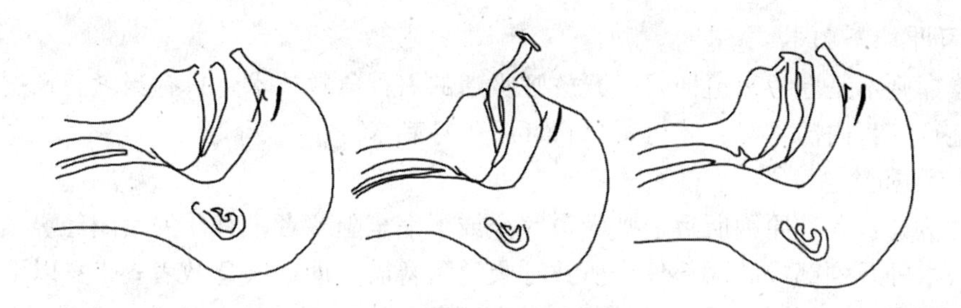

图 8-2 口咽通气管置管方法

(2) 鼻咽通气管：当口咽通气管放置有技术上的困难或有禁忌证（如牙关紧闭、咬伤、颞颌关节紧闭、妨碍口咽通气管置入的颌面部创伤患者）时，可用鼻咽通气管。

患者取仰卧位或侧卧位，插入鼻咽通气管前认真检查患者的鼻腔，确定其大小和形状，是否有鼻息肉、鼻甲过度肥大、脑脊液鼻漏或明显的鼻中隔偏移等插管禁忌证。选择合适规格的鼻咽通气管，长度以患者鼻尖到耳垂的距离为宜，用液状石蜡充分润滑。必要时用麻黄碱液滴鼻，收缩鼻黏膜血管，减少出血。沿着鼻中隔靠内，与口腔底部平行往后插入，如遇阻力可旋转，将鼻咽通气管插入至足够深度。确认导管位置适宜、气流通畅后，用胶布妥善固定（图 8-3）。

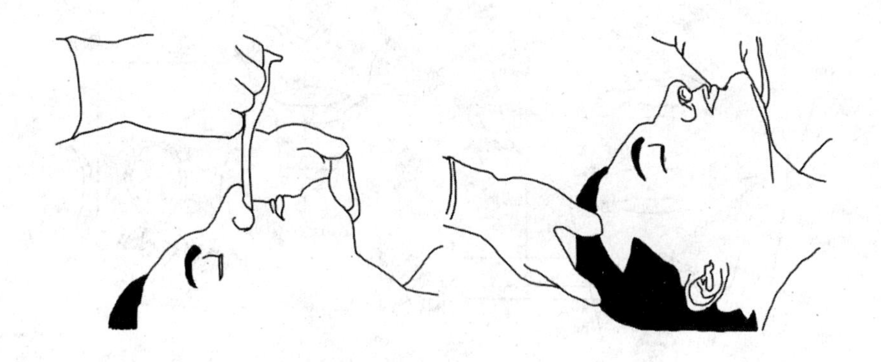

图 8-3 鼻咽通气管置管方法

3. 注意事项

(1) 选择合适的导管并充分润滑，插管动作轻柔，避免对牙、舌以及鼻黏膜造成损伤和出血。

(2) 口咽通气管的使用仅限于没有咳嗽及呕吐反射的患者。

(3) 口咽通气管的长度要合适，位置要适当。太短可将舌推向咽后壁加重梗阻，太长则会刺激咽部引起恶心、呕吐。

(4) 放置口咽通气管时，注意不要将两唇夹在导管与门齿之间，以免损伤出血。

(5) 鼻咽通气管插入时常见的错误是顺着鼻梁的方向插管，正确的插管方向应指向耳垂，使导管在下鼻甲下方的下鼻道内通过。

(6) 放置咽插管后仍需保持头部的后仰位。

（三）环甲膜穿刺术

环甲膜穿刺术是上呼吸道梗阻时开放呼吸道的一种急救技术。只有当紧急情况下，没有条件立即施行气管内插管时，才可紧急行环甲膜穿刺术。

1. 适应证和禁忌证

（1）适应证：各种原因所致上呼吸道完全或不完全阻塞者；有牙关紧闭经鼻气管插管失败者；喉头水肿及颈部或颌面部外伤所致呼吸道阻塞需立即通气急救者；3 岁以下小儿不宜行环甲膜切开者。

（2）禁忌证：有出血倾向者；已明确呼吸道阻塞发生在环甲膜水平以下者。

2. 操作步骤　快速评估病情，做好解释，取得患者或家属的合作，并准备相关物品。患者去枕仰卧，肩部垫起，头尽量后仰并保持正中。在喉结下方，甲状软骨与环状软骨之间正中处可触到一凹陷，即环甲膜（图 8－4）。局部常规消毒后，操作者左手示指和拇指固定环甲膜处的皮肤，右手持 16 号粗针头垂直刺入环甲膜，有落空感，同时用空针回抽时有气体抽出，表明穿刺成功。将针头迅速与 T 型管一端连接，并通过 T 型管的另一端接氧气。听诊肺部以判断有无气体进入，观察胸廓起伏情况，检查有无气体流出。

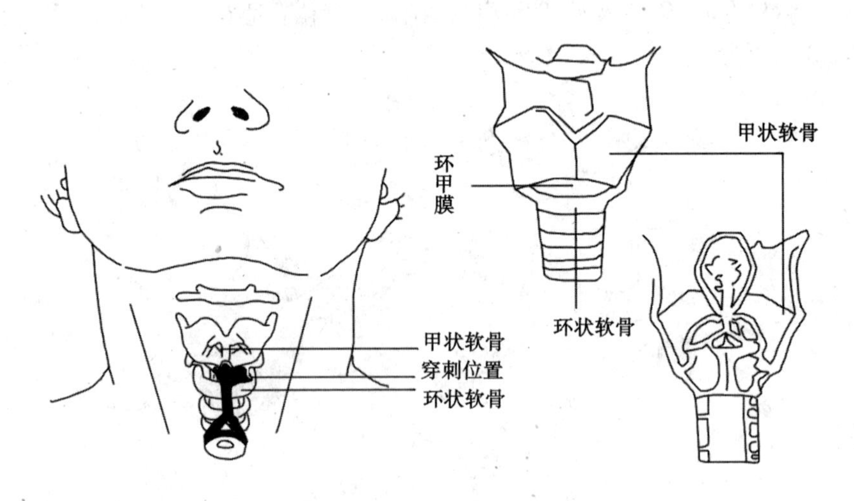

图 8－4　环甲膜的定位

3. 注意事项

（1）根据当时情况的紧急程度决定是否消毒局部皮肤和实施局部麻醉。

（2）环甲膜穿刺仅仅是开放呼吸道的临时抢救措施，一旦成功应立即行气管切开术或采取其他措施尽早去除病因。

（3）穿刺时进针不宜过深，避免损伤喉后壁黏膜。

（4）若穿刺部位出血较多，应注意止血，以免血液流入气管内。

（5）术后若患者咳出带血分泌物，嘱其勿紧张，一般在 1～2 天内即可消失。

（四）环甲膜切开术

环甲膜切开术在急诊和 ICU 中应用较多，其操作相对容易、安全。

1. 适应证和禁忌证

（1）适应证：突发呼吸困难或窒息，短时间内无法行气管切开；上呼吸道完全梗阻，无法行气管内插管的成年患者；呼吸困难伴不稳定颈椎骨折或脱位的患者，行常规气管切开可能加重病情者；心脏直视手术需做胸骨正中切开者，以避免因常规气管切开而引起交叉感染。

（2）禁忌证：喉部损伤、感染或肿瘤患者；10 岁以下患儿；声门下狭窄；有凝血功能障碍者。

2. 操作步骤　快速评估病情，做好解释，取得患者或家属的合作，时间允许签署知情同意书。根据当时条件准备气管切开全套用物或无菌小刀、止血钳和橡胶管。患者去枕仰卧，肩部垫起，头尽量后仰并保持正中。常规消毒皮肤后，操作者戴无菌手套，铺无菌巾，右手用小刀在甲状软骨与环状软骨之间作一长 2～3 cm 的横行皮肤切口，分离其下组织，暴露环甲膜，横行切开环甲膜约 1 cm，并迅速将刀背旋转 90°，或用血管钳撑开切口，插入橡胶管、塑料管或气管套管，建立通气道，并妥善固定(图 8－5)。

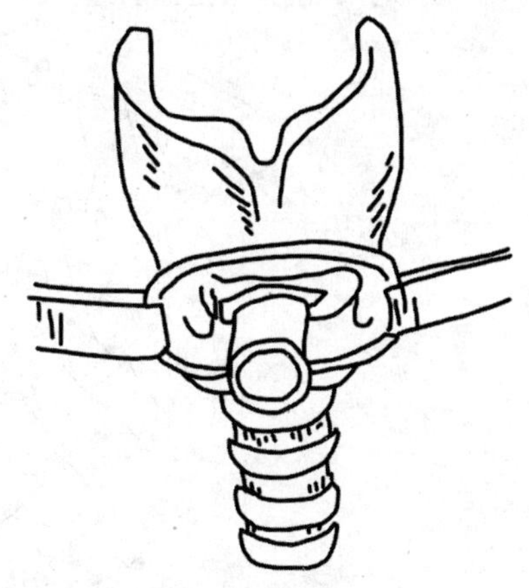

图 8－5　环甲膜切开术

3. 注意事项

（1）切开时用力不可过猛，以免损伤气管后壁。

（2）操作中切忌损伤环状软骨，以免造成喉狭窄、发音困难等并发症。

（3）切口应尽量靠近环状软骨上缘，以免损伤环甲动脉吻合支。

（4）环甲膜切开置管术只是应急手术，带管时间不宜超过 48 小时，以免因感染或瘢痕组织形成而造成喉狭窄。患者呼吸困难缓解，危急情况好转后，应尽快行气管切开术。

二、止血

几乎所有的创伤都伴有不同程度的出血。当失血量达全身总血量的 20％以上时，机体可出现明显的休克症状；当失血量达全身总血量的 40％以上时，则会危及生命。因此，及时有效地止血是挽救患者生命的一项重要急救技术。

（一）出血分类

1. 根据出血部位分类

（1）外出血：血液从伤口流向体表，易察觉。

（2）内出血：血液从血管或心脏流入体腔或组织间隙，如颅内出血、腹腔内出血等。

2. 根据出血血管分类

（1）动脉出血：颜色鲜红，出血速度快，呈喷射状，失血量依血管大小而有不同，一般失血量较大。

（2）静脉出血：颜色暗红，出血速度稍慢，呈涌泉状，血液自伤口不断外流。

（3）毛细血管出血：颜色鲜红，出血速度慢，血液由创面呈片状渗出，出血点不易判断，多能自动凝固止血。

（二）止血器械与用品

止血可用的材料很多。现场急救时可用无菌敷料、绷带，或现场取材，如干净的毛巾、衣物等进行加压包扎止血。也可用充气止血带、橡皮止血带等止血。止血钳等专用的止血器械是最可靠的止血用物。

（三）止血方法

1. 指压止血法　根据动脉走向，在出血伤口近心端找到搏动的血管，用手指将血管压向深部的骨骼上，阻断血流，达到暂时止血的目的。适用于头、面、颈部和四肢的外出血。

（1）头顶部出血：在伤侧耳屏前方颧弓根部，用拇指压迫颞浅动脉（图 8－6）。

（2）面部出血：在伤侧下颌骨下缘、咬肌前缘，用拇指压迫面动脉（图 8－7）。有时需同时压迫两侧才能止血。

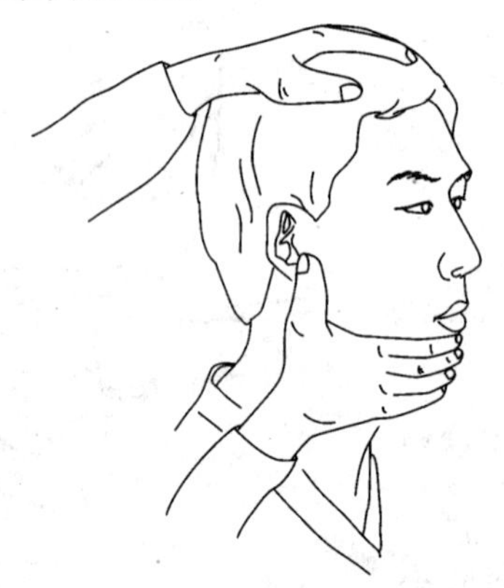

图 8－6　颞浅动脉指压法

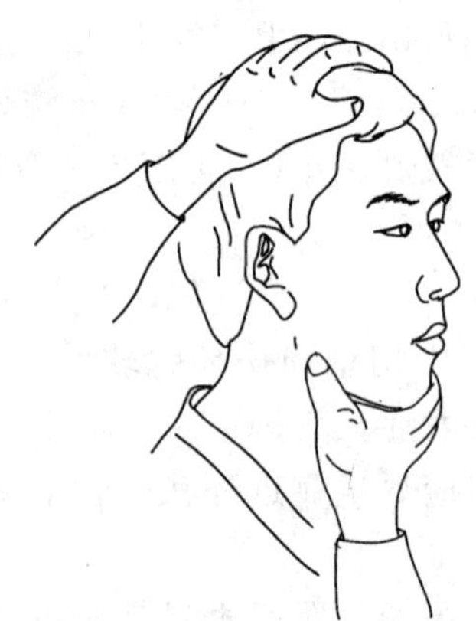

图 8－7　面动脉指压法

（3）枕部出血：在伤侧耳后乳突下稍后方，用拇指或其他四指压迫枕动脉（图 8－8）。

（4）颈部、面部、头皮出血：在伤侧气管外侧与胸锁乳突肌前缘中点，用拇指或其他四指压迫颈总动脉（图 8－9）。禁止同时压迫双侧颈总动脉，以免导致脑部缺血缺氧。

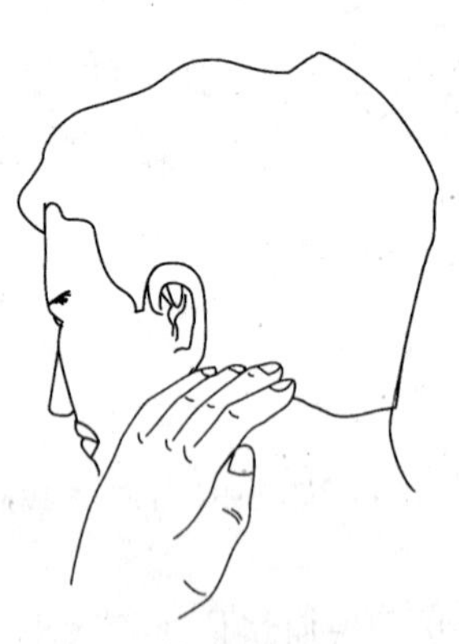

图 8－8　枕动脉指压法

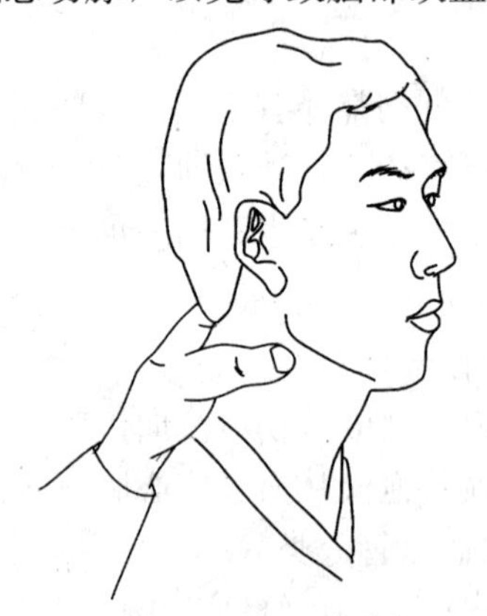

图 8－9　颈总动脉指压法

（5）肩部、腋部、上臂出血：在伤侧锁骨上窝中部，用拇指压迫锁骨下动脉，用力将动脉压向深处的第 1 肋骨（图 8－10）。

（6）前臂出血：在伤侧肱二头肌内侧沟中部，用拇指压迫肱动脉，将动脉向外压向肱骨干（图 8－11）。

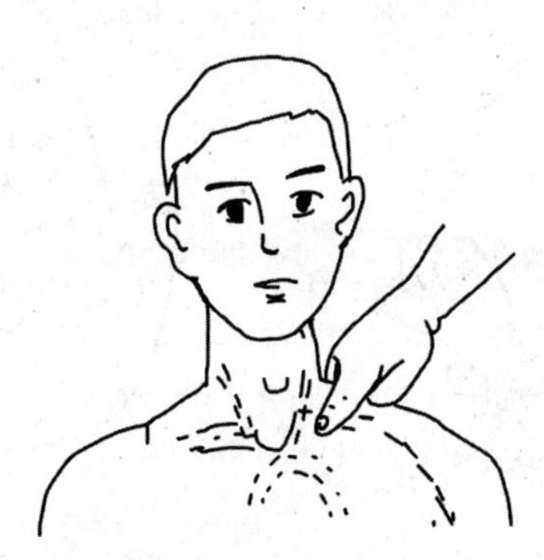

图 8-10 锁骨下动脉指压法

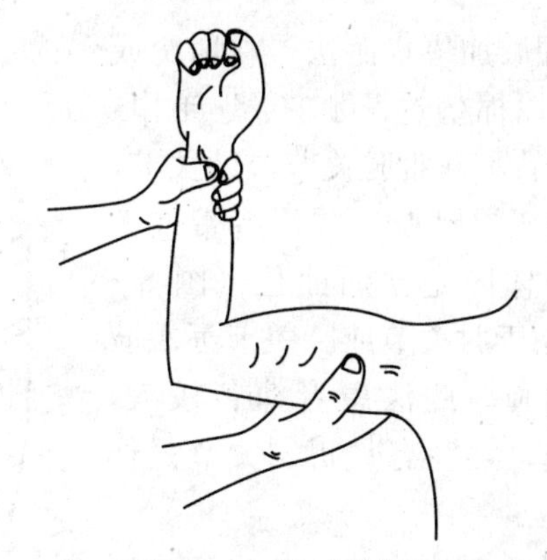

图 8-11 肱动脉指压法

(7) 手掌、手指出血：在伤侧手腕横纹稍上方的内、外侧搏动点，用双手拇指同时压迫尺、桡动脉，将动脉分别压向尺骨、桡骨（图 8-12）。

(8) 大腿出血：在伤侧大腿根部腹股沟中点偏内侧的下方，用双手拇指或手掌压迫股动脉（图 8-13）。

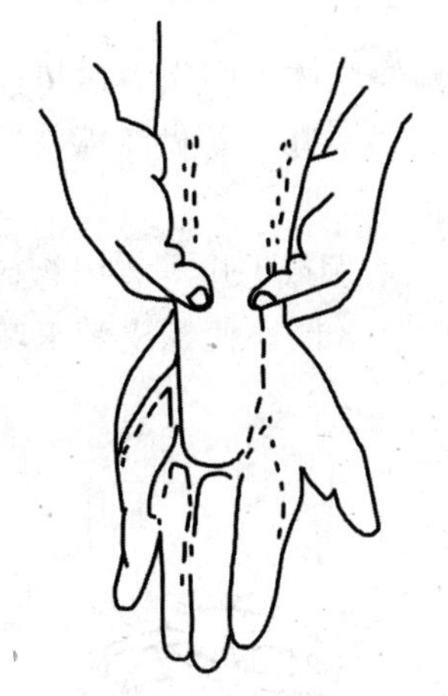

图 8-12 尺、桡动脉指压法

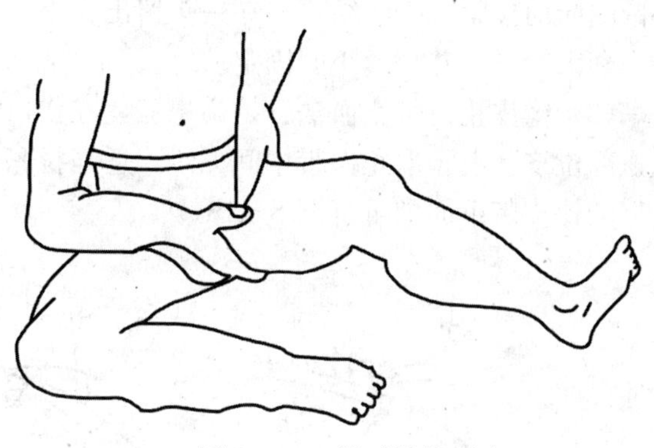

图 8-13 股动脉指压法

(9) 足部出血：在伤侧足背中部近脚腕处和足跟与内踝之间，用双手拇指分别压迫胫前、胫后动脉（图 8-14）。

2. 加压包扎止血法 既能止血，又可达到包扎伤口的目的，是最常用的止血方法之一。具体方法是：如有条件，快速冲洗、消毒伤口之后用无菌敷料覆盖伤口，再用纱布、绷带或三角巾适当加压包扎，松紧度以能达到止血为宜，必要时用手掌在包扎处加压。适用于小动脉，中、小静脉和毛细血管出血。

3. 压塞止血法 用无菌敷料填入伤口内，外加大块敷料加压包扎，以防止血液沿组织间隙渗漏，适用于腋窝、肘窝、腘窝、腹股沟等深部伤口出血。

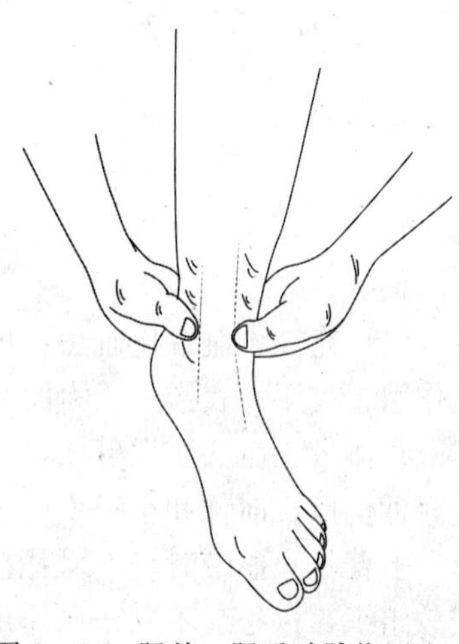

图 8-14 胫前、胫后动脉指压法

4. 屈肢加垫止血法　在肘窝或腘窝处垫以棉垫卷、绷带卷、毛巾、衣物等物品，弯曲肘关节或膝关节，借衬垫物压迫动脉，并用绷带或三角巾将肢体固定于屈曲位（图 8-15）。适用于肘关节或膝关节远端肢体受伤出血。此法患者痛苦较大，不宜首选，且疑有骨折、关节损伤时禁用。

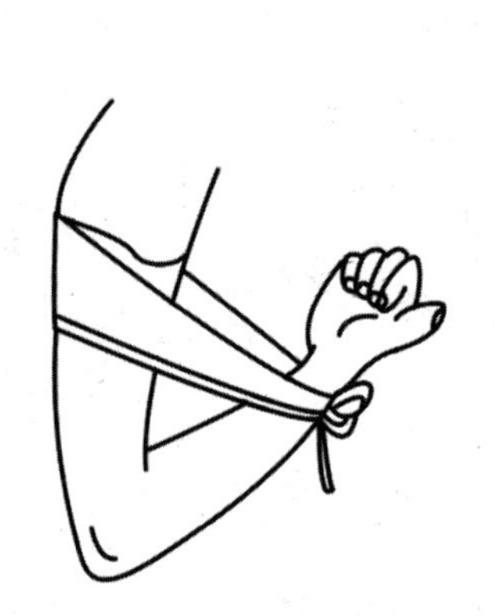
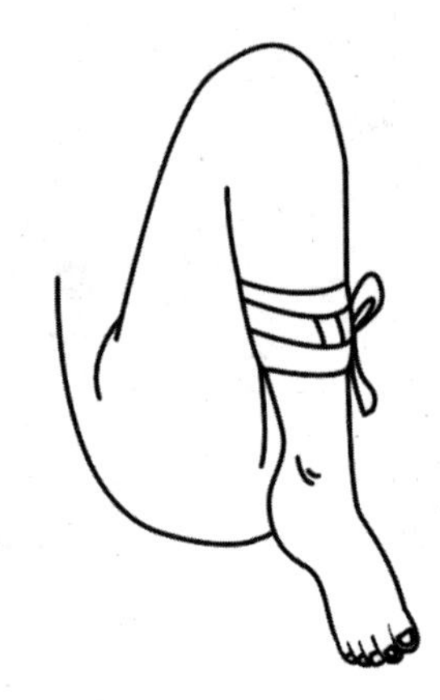

图 8-15　屈肢加垫止血法

5. 止血带止血法　止血带止血法只适用于四肢大出血，且其他止血法无效时。常用的有充气止血带和橡皮止血带两种，紧急情况下也可用绷带、布带、三角巾等代替。

（1）勒紧止血法：在伤口近心端用绷带、三角巾或布带等绕肢体一圈作为衬垫，第二圈压在第一圈上，勒紧打结。

（2）绞紧止血法：将三角巾叠成带状，在伤口近心端平整地绕肢体一圈作为衬垫，然后将两端向前拉紧打一活结，并在一头留出一小套。取小木棒、笔杆、筷子等做绞棒，插在活结小套内绞紧，并拉紧小套固定。

（3）橡皮止血带止血法：抬高患肢，在伤口近心端将棉垫、衣服或毛巾等软织物衬垫于止血部位皮肤上。取止血带中间一段，适当拉紧拉长，绕肢体 2～3 圈，使橡皮带末端压在紧缠的橡皮带下面即可（图 8-16）。

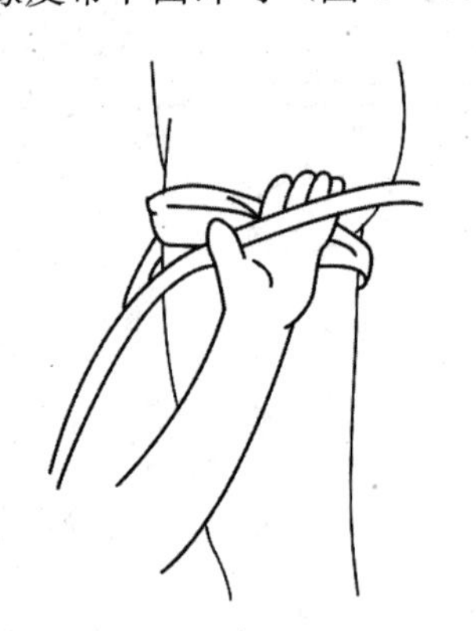
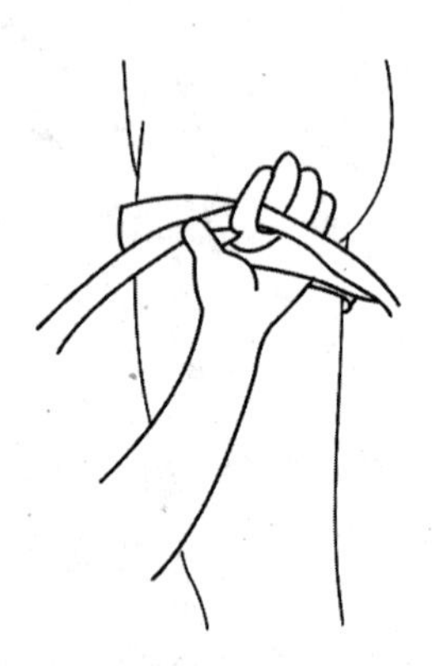
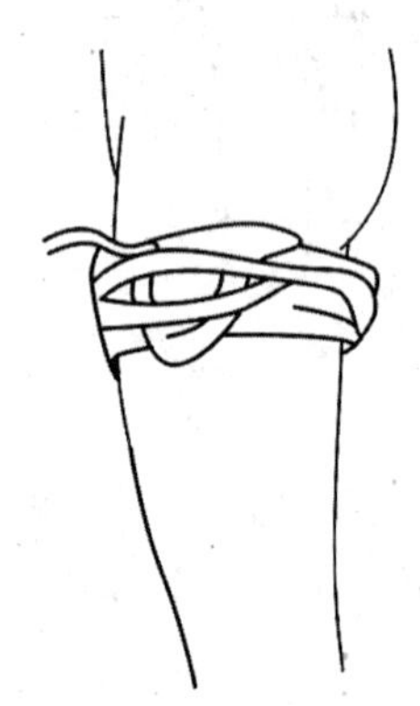

图 8-16　橡皮止血带止血法

（4）充气止血带止血法：根据血压计原理设计。将袖带绑在伤口近心端，充气后起到止血作用。有压力表指示压力的大小，压力均匀，效果较好。

止血带止血法注意事项：① 部位准确。止血带应扎在上臂和大腿伤口的近心端，并尽量靠近伤口。前臂和小腿不适于扎止血带，因其有两骨，动脉常走行于两骨之间，止血效果差。上臂扎止血带时，不可扎在下 1/3 处，以防损伤桡神经。②压力适度。过紧会压迫神经或软组织，过松起不到止血作用，以刚好达到远端动脉搏动消失，出血停止为宜。③加好衬垫。扎止血带前，先要用无菌敷料或毛巾、衣物等作衬垫，不能直接扎在皮肤上，以免损伤皮肤。④标记明显。上止血带的患者必须做标记，标明上止血带的日期、时间和部位。⑤定时放松。止血带使用过久，可引起肢体缺血坏死，因此，原则上止血带限用1小时左右，如为充气式止血带也不宜超过3小时，且应每30～60分钟放松1次，每次放松2～3分钟，放松期间可用指压止血法止血。

6. 结扎止血法　一般在医院急诊室或手术室进行，直接用血管钳夹闭出血血管断端以阻断血流，然后予以结扎或缝合。

三、包扎

包扎具有保护创面、压迫止血、减少感染、扶托伤肢以及固定敷料和夹板等作用，是各种外伤中最常用、最基本的急救技术之一。

（一）用物

1. 特制材料　绷带、三角巾、四头带、多头带等。

2. 现场取材　清洁的毛巾、被单、围巾、衣物等。

（二）包扎的基本方法

1. 绷带包扎法　常用的基本包扎法有6种，应根据受伤部位及其特点选择适宜的包扎方法。

（1）环形包扎法：是绷带包扎中最基本、最常用的方法。适用于绷带包扎开始与结束时，或包扎颈、腕、胸、腹等粗细相等部位的小伤口。将绷带环形重叠缠绕，每圈完全覆盖上一圈，最后用胶布固定尾端或将带尾中间剪开分成两头，打结固定（图8-17A）。

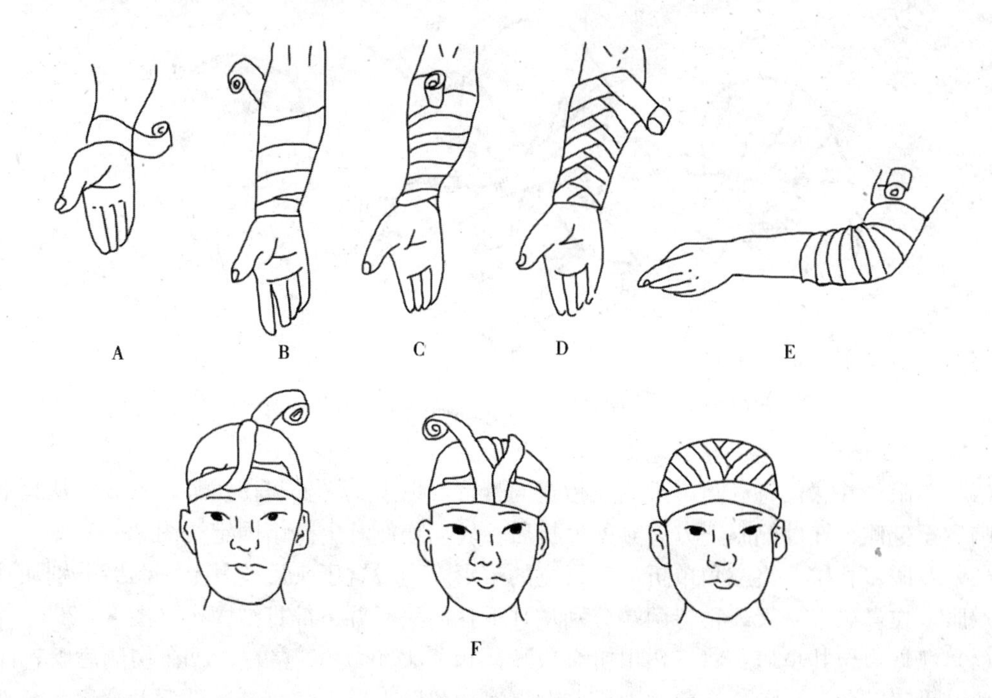

图8-17　绷带包扎的基本方法

（2）蛇形包扎法：适用于需将绷带由一处迅速延伸至另一处或做简单固定，如固定敷料、扶托夹板等。将绷带斜形缠绕，每圈与上一圈之间互相不重叠（图 8－17B）。

（3）螺旋形包扎法：适用于包扎肢体直径基本相同的部位，如上臂、手指、躯干、大腿等。将绷带环形起始后斜形螺旋向上缠绕，每圈遮盖上一圈的 1/3～1/2（图 8－17C）。

（4）螺旋反折包扎法：适用于包扎肢体直径大小不等的部位，如前臂、小腿等。包扎方法同螺旋形包扎法，但应根据肢体周径变化情况酌情每圈或隔圈把绷带向下反折，反折部位应尽量相同，使之成一直线（图 8－17D）。反折处不可选择在伤口或骨隆突处。

（5）8 字形包扎法：适用于包扎肩、肘、髋、膝等屈曲的关节。在伤处上下，将绷带由下而上，再由上而下，重复作“8”字形旋转缠绕，每圈遮盖上一圈的 1/3～1/2（图 8－17E）。

（6）回返包扎法：适用于包扎有顶端的部位，如指端、头部或断肢残端。将绷带环形缠绕数圈后，在中央来回反折，直至该端全部包扎，再做环形固定（图 8－17F）。

2. 三角巾包扎法 三角巾是各种创伤现场包扎常用的材料，其制作简单，应用方便，可灵活应用于身体各部位较大伤口的包扎，使用时可根据需要折成不同形状。

（1）头顶部包扎法：

1）头顶部包扎法：将三角巾的底边向上反折约两横指宽，然后将折缘放在前额与眉平齐，顶角向后拉盖头顶，两底角自两耳上方绕至枕后交叉，交叉时将顶角压在下面，然后绕到前额，打结固定，最后将顶角拉紧向上反折嵌入头后部交叉处内（图 8－18）。

2）风帽式包扎法：将三角巾顶角和底边中点各打一个结，将顶角结置于前额部，将头部套入风帽内，将两底角拉紧包绕下颌至脑后枕部打结固定。

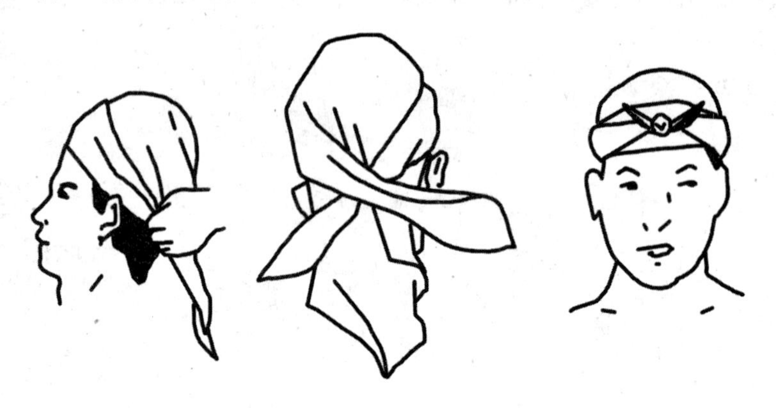

图 8－18 头顶部包扎法

（2）单眼包扎法：将三角巾折成三指宽的带形，以上 1/3 处盖住伤眼，下 2/3 从耳下端绕向脑后至健侧，在健侧眼上方前额处反折后，转向伤侧耳上打结固定（图 8－19）。

（3）双眼包扎法：将三角巾折成三指宽的带形，中段置于头后枕骨上，两旁分别从耳上拉向双眼，在鼻梁上交叉，再持两端分别从耳下拉向头后枕下部打结固定（图 8－20）。

（4）燕尾巾包扎单肩：将三角巾折叠成燕尾巾，夹角成 80°左右，放在伤侧肩上，向后的角要稍大于前角，后角压在前角上面，燕尾底边包绕上臂上部打结，然后两燕尾角分别经胸、背拉到对侧腋下打结（图 8－21）。

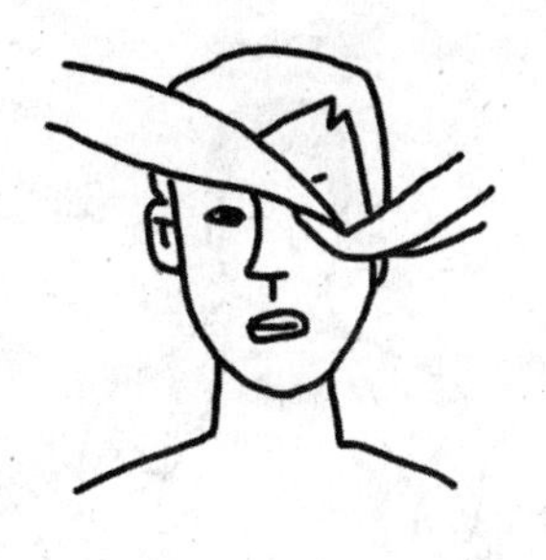
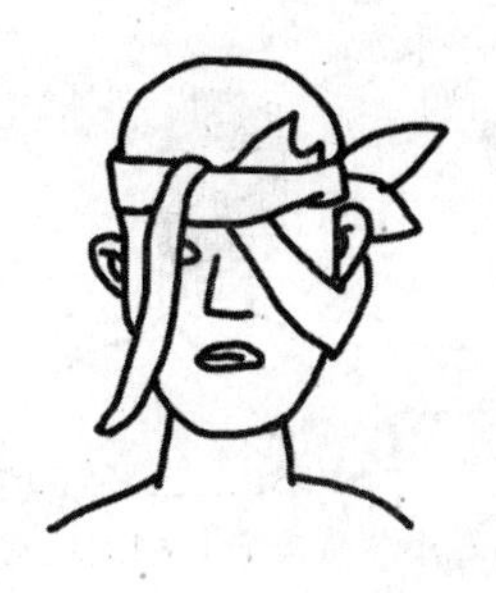
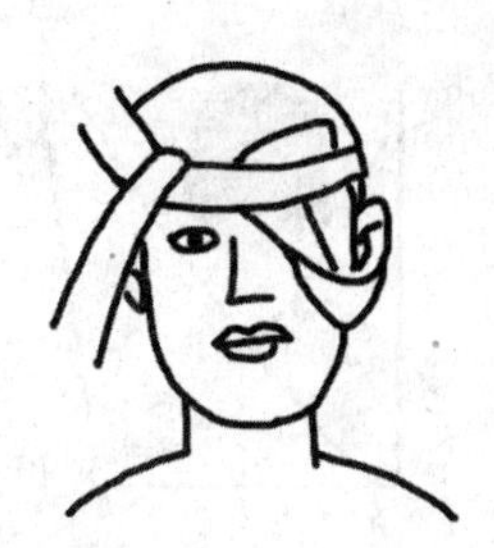

图 8-19　单眼包扎法

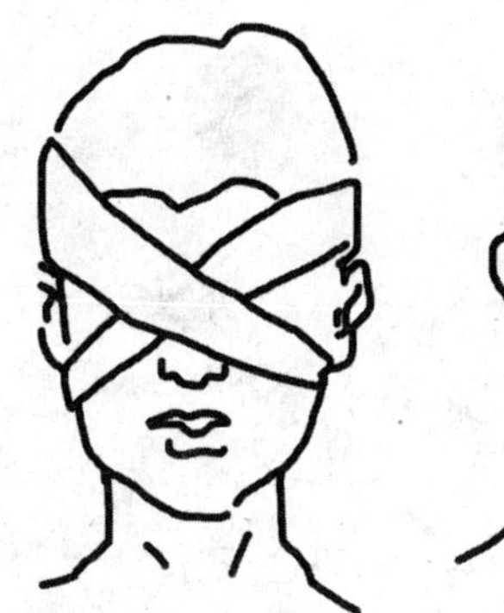
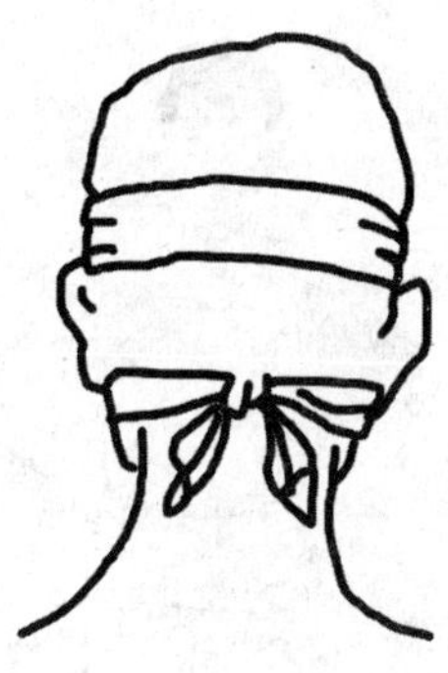

图 8-20　双眼包扎法

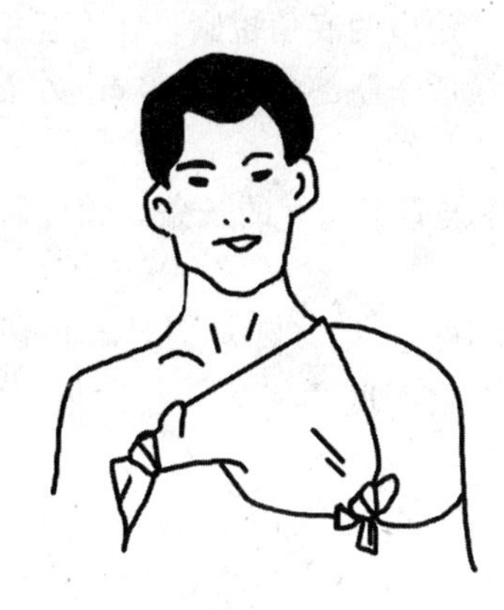
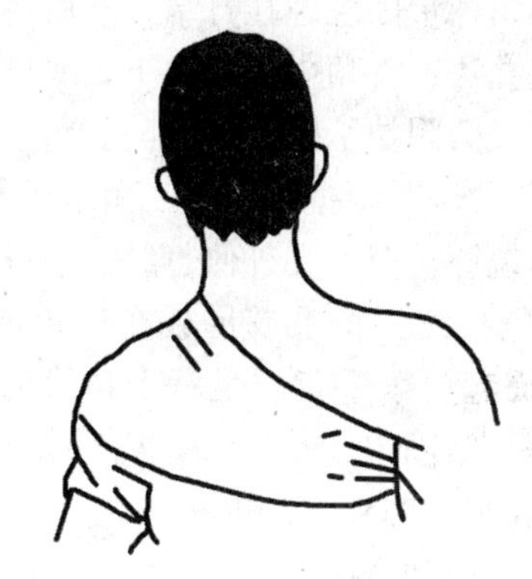

图 8-21　燕尾巾包扎单肩

（5）燕尾巾包扎双肩：将三角巾折叠成燕尾巾，两燕尾角等大，夹角朝上对准颈部，燕尾披在双肩上，两燕尾角分别经左、右肩拉到腋下与燕尾底角打结（图 8-22）。

（6）胸部包扎法：将三角巾底边横放在胸部，约在肘弯上 3 cm，顶角越过伤侧肩，垂向背部，三角巾的中部盖在胸部的伤处，两端拉向背部打结，顶角也和该结一起打结（图 8-23）。

（7）背部包扎法：方法与胸部相同，只是位置相反，结打于胸部。

（8）单侧臀部包扎法：将三角巾折成燕尾巾，燕尾夹角对准大腿外侧中线，燕尾巾大片

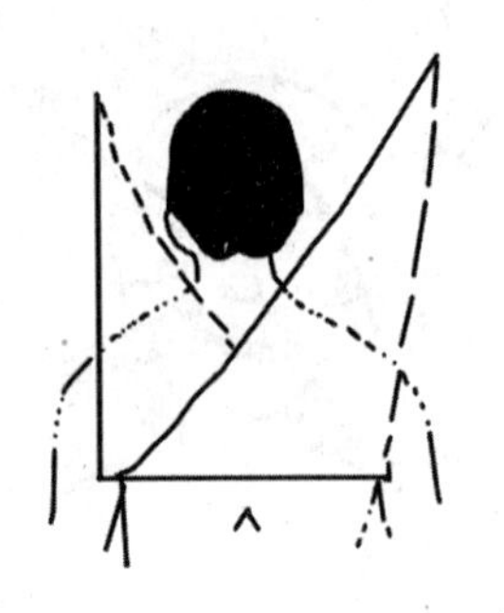
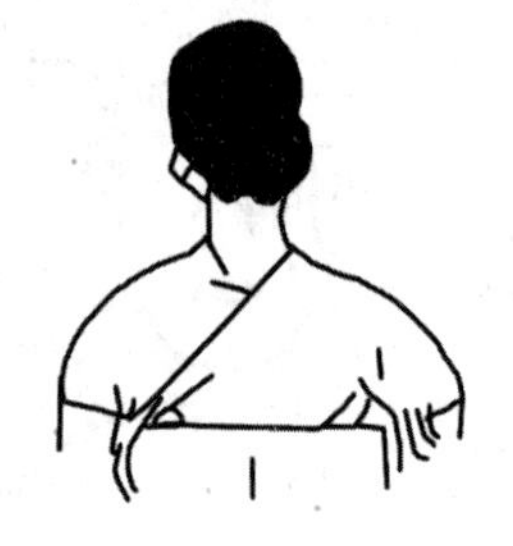
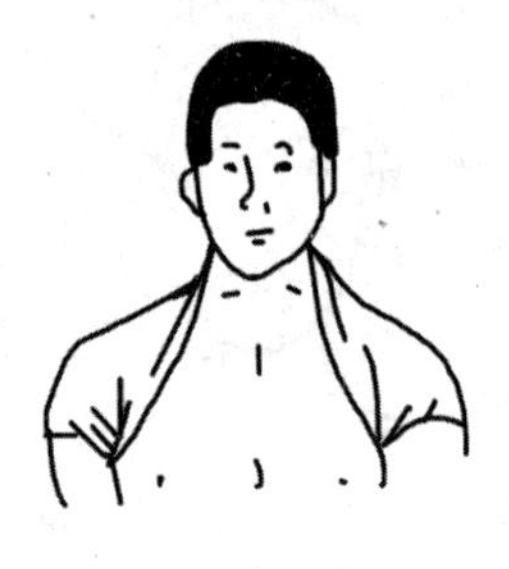

图 8-22 燕尾巾包扎双肩

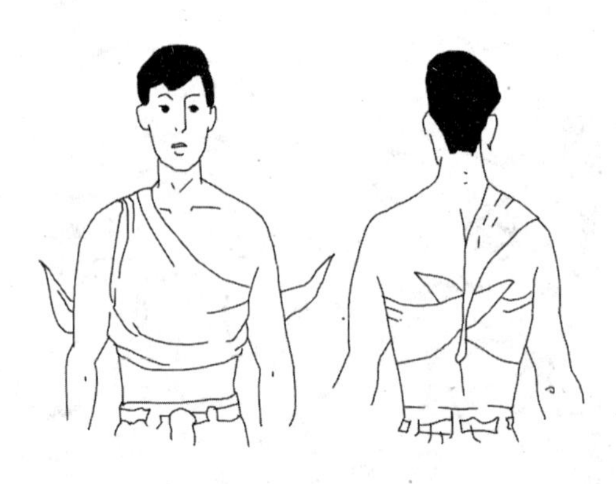

图 8-23 胸部包扎法

放在臀部，将其顶角系带围绕缠扎打结，然后将三角巾两底角拉紧，在大腿根部打结。

（9）双臀部包扎法：三角巾顶角向下，底边横放于脐部并外翻 10 cm 左右宽，拉紧底角至腰部打结，顶角经会阴拉至臀上方，与底角余头打结。

（10）膝关节包扎法：根据伤情将三角巾折叠成适当宽度的长条，盖住膝关节，在膝窝处交叉后，两端返绕膝关节，在外侧打结。

（11）手、足包扎法：将手或足放在三角巾中央，指（趾）尖对着顶角，底边位于腕（踝）部，将顶角提起放于手背或足背上，然后左右两底角交叉压住顶角，再绕回腕（踝）部，于掌侧或背侧打结固定。

3. 多头带包扎法　四头带常用来包扎下颌、鼻部、眼部等；腹带包扎腹部；胸带包扎胸部；丁字带包扎肛门和会阴。

（三）注意事项

1. 包扎伤口前，先简单清创并盖上消毒纱布，然后再进行包扎。尽量避免包扎材料直接接触伤口。

2. 根据伤口大小及部位选择合适的包扎材料和方法。

3. 包扎要松紧适宜，过紧会影响局部血液循环，过松易致敷料脱落。注意露出肢体末端，以便随时观察血液循环情况。

4. 包扎时在皮肤皱褶处如腋下、腹股沟及骨隆突处适当用棉垫或纱布衬隔，防止局部皮肤受压。包扎后的肢体必须保持功能位置。

5. 绷带的环绕方向一般从左向右，从远心端向近心端，以利于静脉血液回流。

6. 绷带或三角巾打结固定时，尽量将结放在肢体的外侧面，并避开伤口、骨隆突处或易于受压的部位。

四、固定

对于骨折患者，院外急救时应将骨折部位进行临时固定，其目的是限制骨折断端活动，减轻疼痛，避免加重损伤，同时也便于伤员的搬运。

（一）用物

1. 特制材料 各类夹板，如木质夹板、钢丝夹板、塑料制品夹板和充气性夹板等。

2. 现场取材 急救现场可就近用竹板、木棍、树枝、枪托、硬纸壳等作为固定材料。紧急情况下，可将伤肢固定在患者的健侧肢体或躯干以达到临时固定的目的。

（二）固定方法

1. 锁骨骨折 患者挺胸，双肩向后，两腋下前上方放置棉垫，将折叠成带状的三角巾两端分别绕肩呈 8 字形，拉紧三角巾的两头在背后打结固定（图 8-24）。

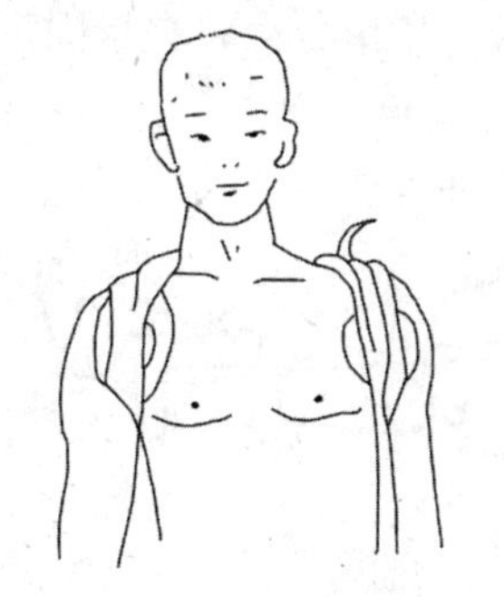
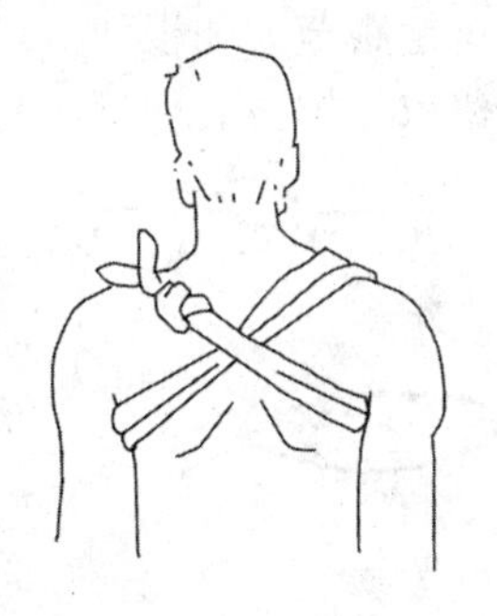

图 8-24 锁骨骨折固定

2. 上臂骨折 用长、短两块夹板，长夹板放于伤臂的后外侧，短夹板置于前内侧，在骨折部位上下两端固定。将肘关节屈曲 90°，使前臂呈中立位，再用三角巾将上肢悬吊，固定于胸前（图 8-25）。

3. 前臂骨折 协助患者屈肘 90°，拇指向上。取两块合适的夹板，其长度超过肘关节至腕关节的长度，分别置于前臂的内、外侧，然后用绷带将两端固定，再用三角巾将前臂悬吊于胸前，呈功能位（图 8-26）。

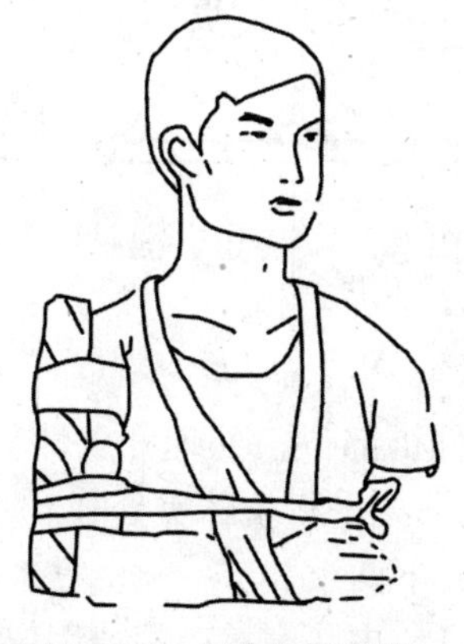

图 8-25 上臂骨折固定

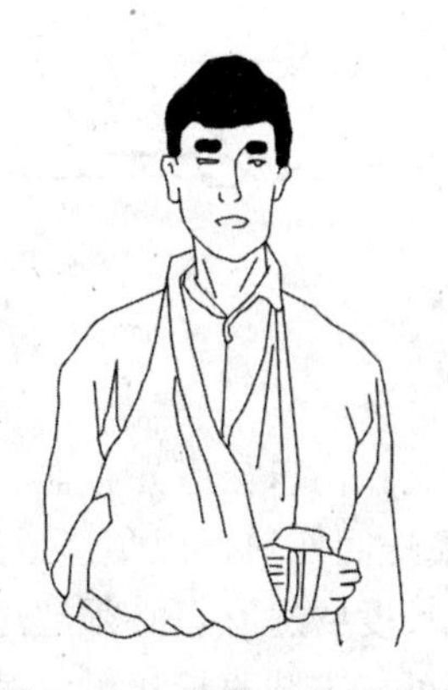

图 8-26 前臂骨折固定

4. 单侧肋骨骨折　患者取坐位，健侧上臂外展并上举，将 3 条三角巾折叠成宽 10 cm 左右的带状，在呼气末固定胸壁，同时将伤侧上肢固定在前胸制动。

5. 脊柱骨折　患者俯卧或仰卧于硬板上，避免移动。必要时，可用三角巾或布条将其固定于木板上，使脊柱保持伸直，避免弯曲和扭转。颈椎骨折时，伤员应仰卧并尽快用颈托固定，无颈托时可用沙袋或卷起的衣服填塞头、颈部两侧（图 8－27），防止头左右摇晃、前屈或后仰，必要时用三角巾或布条将伤员固定于木板上。

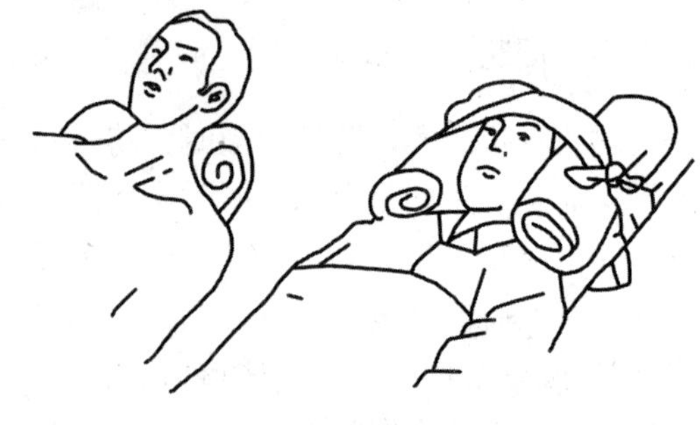

图 8－27　颈椎骨折固定

6. 骨盆骨折　仰卧位，用大块包扎材料对骨盆做环形包扎后，让伤员仰卧于硬质担架或门板上，膝微屈并于膝下加垫。

7. 大腿骨折　取一长夹板置于伤腿的外侧，长度自足跟至腰部或腋窝，另用一夹板置于伤腿的内侧，长度自足跟至大腿根部，用绷带或三角巾分段将夹板固定，注意在膝、踝关节和下肢间的空隙处垫以纱布或其他软织物（图 8－28）。

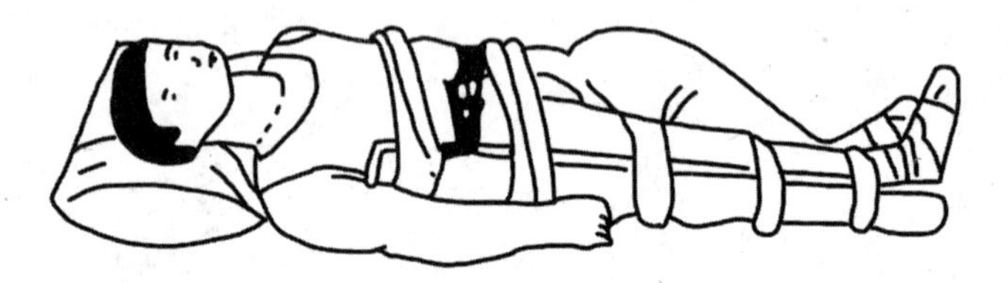

图 8－28　大腿骨折固定

8. 小腿骨折　取长短相等的夹板（从足跟至大腿）两块，分别放在伤腿的内、外侧，然后用绷带或三角巾分段扎牢。紧急情况下无夹板时，可将伤员两下肢并紧，两脚对齐，然后将健侧肢体与伤肢分段用绷带或三角巾包扎固定在一起，注意在关节和两小腿之间的空隙处垫以纱布或其他软织物（图 8－29）。

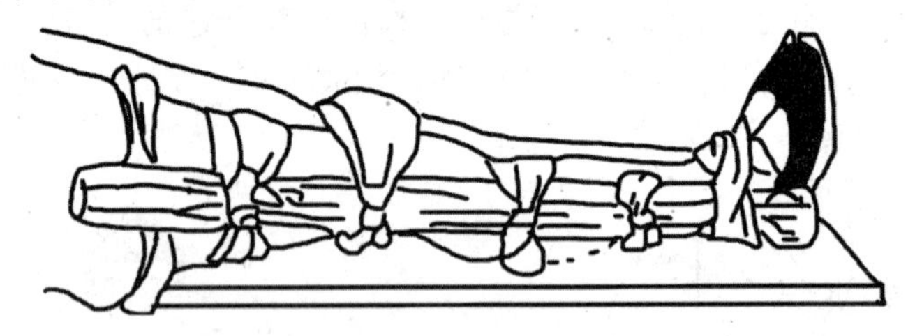

图 8－29　小腿骨折固定

（三）注意事项

1. 如有出血和伤口，应先止血、包扎，再固定骨折部位；处理开放性骨折时，不可将外露的骨折断端送回伤口，以免造成感染；若有休克，先进行抗休克处理。

2. 夹板的长度要适宜，必须超过骨折部位的上、下两个关节。

3. 夹板不可与皮肤直接接触，其间应垫衬垫，以免皮肤摩擦破损或固定不好。

4. 固定松紧适宜，以免影响血液循环或失去固定作用。肢体骨折固定时，一定要将指（趾）端露出，以便随时观察末梢血液循环情况。

五、搬运

搬运是院外急救中不可或缺的重要组成部分。正确、稳妥、快速地将患者搬运至安全地带或急救车上，对抢救、治疗及护理都至关重要，并且正确的搬运能减轻患者痛苦，防止损伤加重。急救现场的搬运主要是徒手搬运和借助简单工具进行。

（一）用物

徒手搬运不需任何工具。担架是现场救护搬运中最常用的工具。紧急情况下，也可用门板、椅子或毛毯等代替。

（二）搬运方法

1. 徒手搬运　包括单人搬运、双人搬运、多人搬运等。适用于病情轻、路途近而又找不到担架或不需要担架转运的情况。

（1）单人搬运法：

1）扶持法：适用于病情较轻，能站立行走的患者。救护者站在患者一侧，使其手臂揽着自己的头颈，然后用外侧的手牵着患者的手腕，另一只手伸过患者背部扶住患者腰部，使其身体略靠着救护者，扶着行走（图 8-30A）。

2）抱持法：救护者站在患者一侧，一手托其背部，另一手托其大腿，将患者抱起，患者若清醒，可让其一手抱住救护者的颈部（图 8-30B）。

3）背负法：救护者站在患者前面，呈同一方向，微弯其背部将患者背起。心脏病、胸、腹部创伤者不宜采用此法（图 8-30C）。

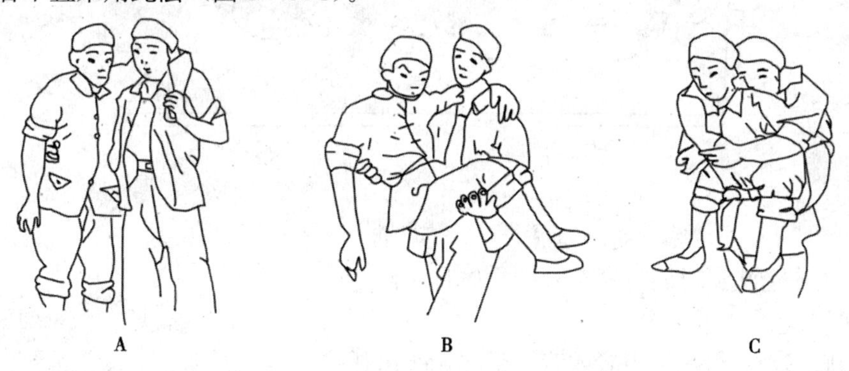

图 8-30　单人搬运法

（2）双人搬运法：

1）椅托法：两个救护者在患者两侧相对站立，两人弯腰，各伸一手于患者大腿下方相互紧握，另一手彼此交替支持患者背部，将患者的双臂搭在两个救护者的肩上。手臂组成的形状类似“椅”状而得名（图 8-31A）。

2）拉车式：两个救护者，一人站在患者头部，两手插到患者腋前，将其抱在怀内，一人站在患者两腿中间，两手夹住其两腿膝关节稍上方，两人步调一致慢慢抬起（图 8-31B）。

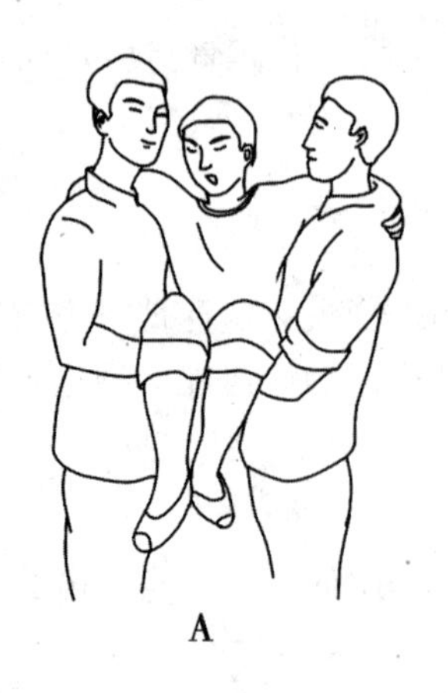

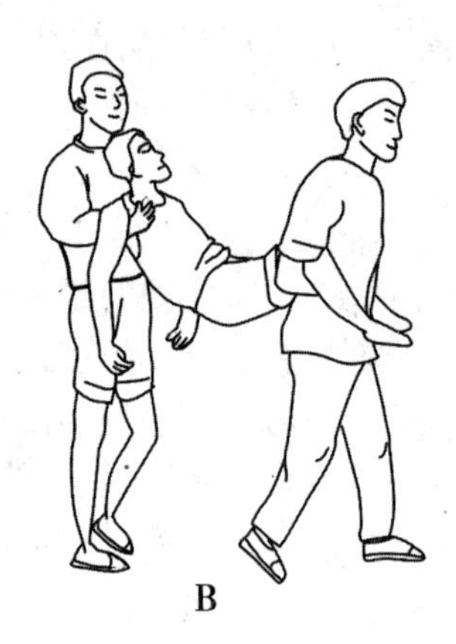

图 8－31 双人搬运法

（3）三人搬运法：对疑有胸、腰椎骨折的患者，应由三人配合搬运。一人托住患者肩胛部、一人托住臀部和腰部，另一人托住两下肢，三人同时将患者平直托起，注意动作协调、一致。移至担架后，在患者腰部垫一软枕，保持脊椎的生理弯曲（图 8－32）。

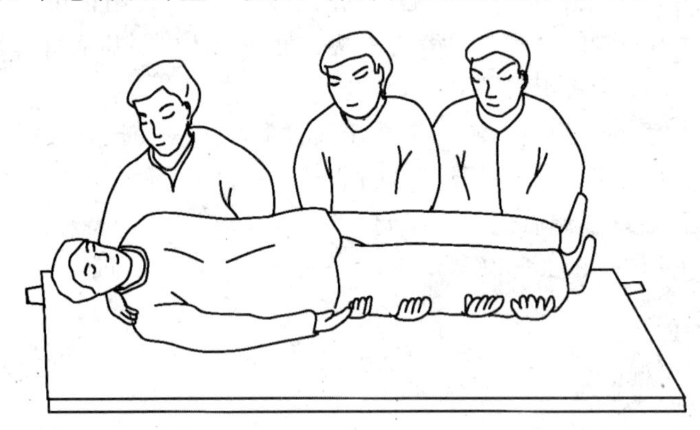

图 8－32 三人搬运法

（4）多人搬运法：对疑有颈椎骨折的患者，搬运前应先固定颈部。由 4～6 人分成 2～3 组，一组固定牵引患者的头和肩部，一组托住患者腰背、臀部，一组托住患者的双下肢，将患者平稳托起，注意用力均匀、动作一致，严防头部与躯干前屈或扭曲，应保证脊柱伸直位（图 8－33）。

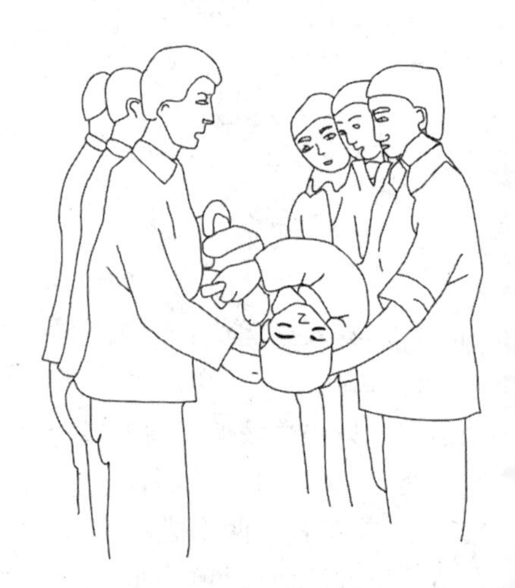

图 8－33 多人搬运法

2. 担架搬运 最常用，一般不受道路、地形限制，适用于路程长、病情重的患者。常用的有帆布担架、被服担架、板式担架和充气式担架及现场制作的简易担架等。救护者动作一致地将患者水平托起，平放到担架上，并加以固定。患者头部在后，足部在前，便于后面抬担架的救护人员随时观察病情。搬运途中尽可能使担架保持水平。

3. 特殊伤员的搬运

（1）骨盆损伤：用大块包扎材料将骨盆做环形包扎后，让患者仰卧于硬板或硬质担架上，腘窝下置垫使双膝微曲，双下肢略外展，以减轻疼痛。

（2）腹部内脏脱出：用大小适当的碗或小盆等扣住脱出的部分，并用三角巾包扎固定，嘱患者屈曲双腿，腹肌放松，防止内脏继续脱出。严禁将脱出的内脏回纳腹腔，以免造成感染。

（3）身体带有刺入物：应先包扎伤口，固定好刺入物，方可搬运。应避免挤压、碰撞。刺入物外露部分较长时，要有专人负责保护刺入物。转运途中严禁震动，以防刺入物脱出或深入。

（4）颅脑损伤、昏迷或有恶心呕吐者：使患者侧卧或俯卧于担架上，头偏向一侧，以利于呼吸道分泌物排出。

（三）注意事项

1. 搬运动作要轻巧、步调一致，避免震动，以减轻患者痛苦，保证患者安全、舒适。

2. 搬运途中要随时观察患者的病情变化，如神志、表情、面色、脉搏、呼吸等。

3. 根据伤情和环境选用不同的搬运方法，避免再次损伤和搬运不当而造成的意外伤害。

4. 对大出血、骨折及脱位患者，应先止血、固定再搬运。

5. 搬运途中有输液或其他置管的患者，要牢固固定防止脱落，并注意保持通畅。

6. 尽量减少不必要的搬动，搬运途中应注意保暖。

六、呼吸道异物的现场急救

呼吸道异物梗阻是指异物不慎吸入喉、气管和支气管所产生的一系列呼吸道症状。是日常生活中常见的意外事件，多见于老人和小儿，严重者可造成窒息，甚至死亡。

（一）病因

1. 误吸　各种原因引起的误吸是呼吸道异物梗阻最常见的原因。如儿童含物玩耍、进食时运动、嬉笑、哭闹；老年人咳嗽、吞咽功能差或在进食时说话、大笑；大量饮酒后咽喉部肌肉松弛，食物团块易滑入呼吸道；全麻或昏迷患者吞咽功能不全，咳嗽反射减弱等。

2. 医源性异物　如口腔、咽喉部手术时，脱离的牙齿、切断的组织等不慎滑入呼吸道。

（二）临床表现

呼吸道异物最常见的临床表现是急性吸气性呼吸困难、咳嗽和喉喘鸣。异物吸入当时患者可剧烈咳嗽、憋气，如异物较大，卡在声门可引起窒息。异物进入支气管后以咳嗽为主，并可听到哮鸣音。当发生阻塞性肺炎时可出现发热、白细胞计数增多等感染表现。听诊可闻及一侧呼吸音降低甚至消失，胸部X线片可出现一侧肺不张或阻塞性肺气肿。

（三）病情判断

1. 典型体征　当异物误吸入呼吸道，患者感到极度不适，常常不由自主地以一手呈“V”状紧贴于颈前喉部，以示痛苦和求救，这成为一个典型的体征（图8-34）。

2. 呼吸道不完全梗阻表现　患者剧烈、有力的咳嗽，呼吸困难，吸气时有喘鸣音。梗阻严重致气体交换不足时，表现为明显气急，咳嗽微弱无力，口唇、面色可苍白、发绀。

3. 呼吸道完全梗阻表现　患者突然不能说话，不能咳嗽，有挣扎的呼吸动作，但无呼吸音；面色立即苍白、灰暗，发绀；神志很快丧失，昏倒在地，随即呼吸停止。

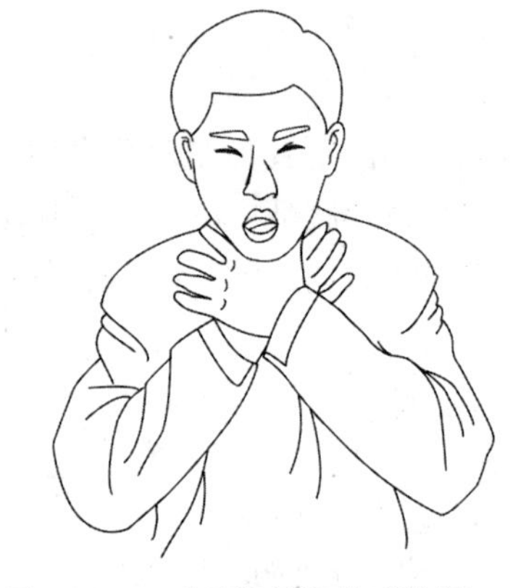

图 8-34　呼吸道异物典型体征

（四）救护措施

快速判断病情后，立即用海氏手法实施急救，目的是清除呼吸道异物，恢复呼吸道通畅。

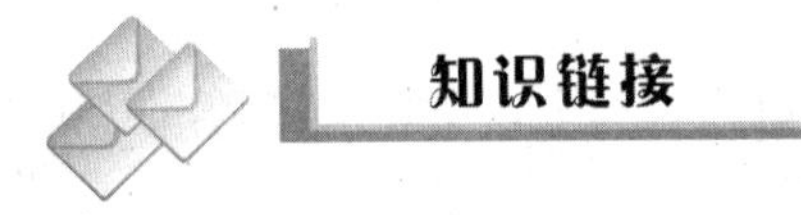

海氏手法

海氏手法由美国著名医学家亨利·海默立克教授（Henry J Heimlich）发明。该法通过手拳冲击患者腹部，使腹压升高，膈肌抬高，胸腔压力瞬间增高，迫使肺内空气排出，形成人工咳嗽，从而将堵塞气管、咽喉部的异物清除。

当遇见可疑呼吸道异物梗阻的患者，应立即询问患者“是否有呼吸道异物梗阻”，“需要我帮忙吗”，此时，清醒的患者会点头示意，同意实施救治。立即用海氏手法救治，同时尽快呼叫，寻求帮助。

1. 成人救治法

（1）手拳冲击法：

1）腹部冲击法：适用于不完全或完全呼吸道梗阻的患者。患者意识清醒时，可用立位腹部冲击法，对于意识不清的患者，则用仰卧位腹部冲击法，同时呼叫“120”。

立位腹部冲击法：①取立位，救护者站在患者身后，用两手臂环绕患者的腰部，令患者弯腰，头部前倾。②一手握拳，将握拳拇指一侧放在患者胸廓下和脐上的腹部，另一手紧握此拳，快速向上向内冲击患者的腹部，重复进行，直至异物排出（图 8-35）。

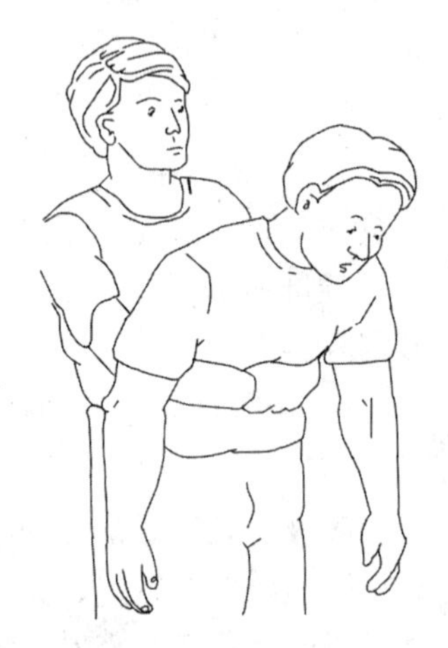

图 8-35　立位腹部冲击法

仰卧位腹部冲击法：①患者仰卧，头偏向一侧。急救者面对患者，骑跨在患者髋部两侧，双膝跪地，上身前倾。②一手掌根放在患者胸廓下和脐上的腹部，另一手放在此手背上，两手掌根重叠。快速向内、向上冲击患者的腹部，重复进行，直至异物排出。③如患者无呼吸心跳，立即行 CPR（图 8-36）。

2）胸部冲击法：适用于腹围过大、肥胖或妊娠晚期患者。立位胸部冲击法用于意识清醒的患者，仰卧位胸部冲击法用于意识不清患者。

立位胸部冲击法：①取立位，救护者站在患者背后，用两手臂从患者腋下环绕其胸部。

②一手握拳，将握拳拇指一侧放在患者胸骨中段，注意避开肋骨缘和剑突。另一手紧握此拳，快速向上向内冲击患者的胸部，重复进行，直至异物排出（图 8－37）。

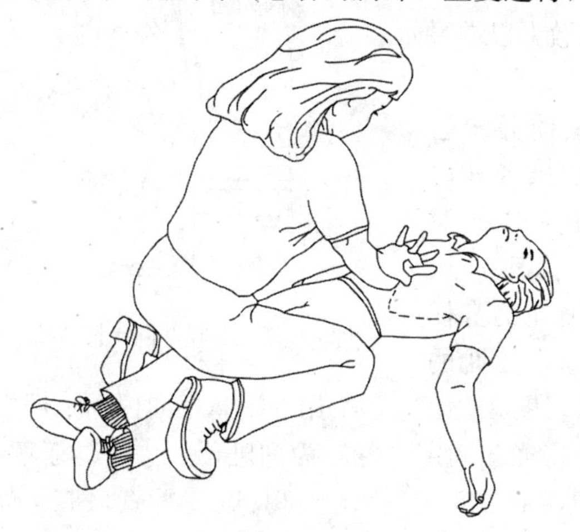

图 8－36 仰卧位腹部冲击法

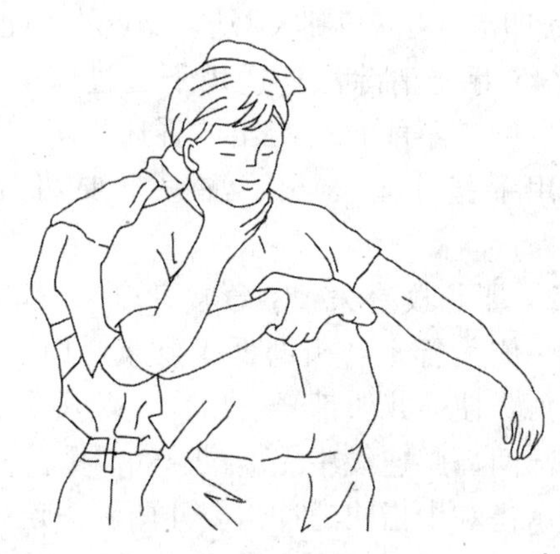

图 8－37 立位胸部冲击法

仰卧位胸部冲击法：①患者仰卧，头偏向一侧。急救者双膝跪地，上身前倾。②急救者一手掌根置于患者胸骨中段，另一手放在此手背上，快速向上向内冲击，重复进行，直至异物排出（图 8－38）。

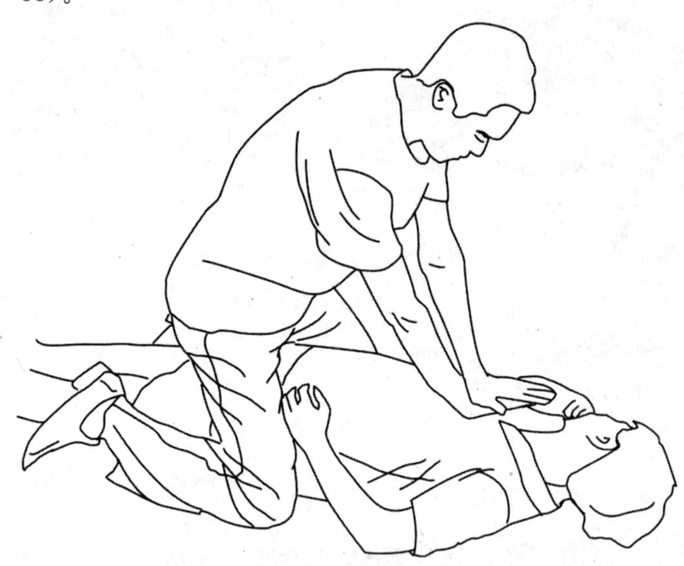

图 8－38 仰卧位胸部冲击法

（2）自救法：适用于意识清醒的患者，且患者具备一定急救知识和技能的情况下。

1）咳嗽法：努力咳嗽并尽力呼吸，重复进行直至异物排出。

2）腹部手拳冲击法：一手握拳，将握拳拇指一侧放在自己胸廓下和脐上的腹部，另一手紧握此拳，用力向内、向上做快速连续冲击，重复进行，直至异物排出。

3）上腹部倾压椅背法：患者将上腹部迅速倾压于椅背、桌边、栏杆等坚硬物上，快速向内、向上冲击，重复进行，直至异物排出（图8－39）。

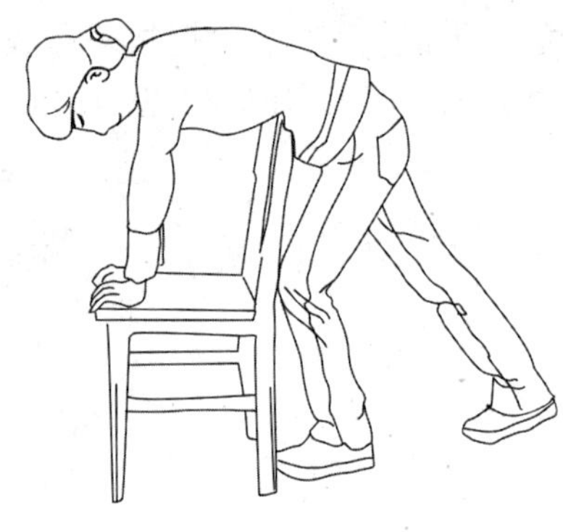

图 8－39　上腹部倾压椅背法

（3）背部叩击法：患者取头低背高位，抢救者以掌根部连续叩击患者两肩胛区和脊柱交点处，直至异物排出。

（4）手指清除法：适用于通过以上方法使异物已经在口腔、不能自行吐出的昏迷患者，强迫患者开口后，用手指小心勾出，注意不要将异物推向更深部位。

2. 婴儿救治法　①急救者取坐位，将婴儿的身体置于一侧前臂上，头部低于躯干，用手掌固定婴儿的下颌角，使婴儿头部轻度后仰，打开呼吸道（图 8－40A）。②用一手掌根向内向上叩击婴儿背部两肩胛连线中点 5 次。③两手及前臂将婴儿固定，翻转为仰卧位，头略低于躯干。④用示指和中指快速冲击婴儿两乳头连线中点下方 5 次（图8－40B）。⑤检查口腔，如可见异物，迅速用手取出。⑥若梗阻未能解除，重复进行背部叩击和胸部叩击，直至异物排出。

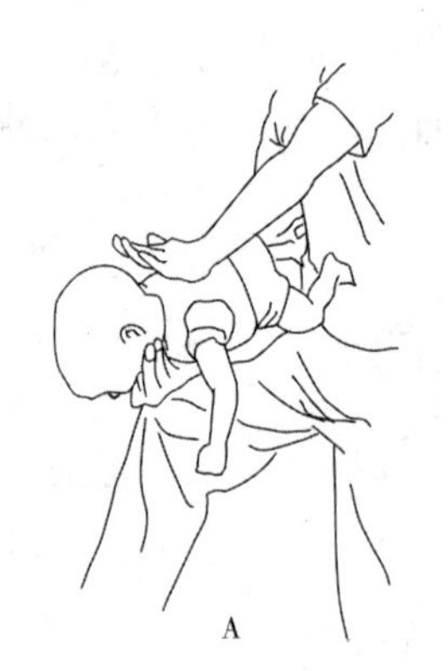

A

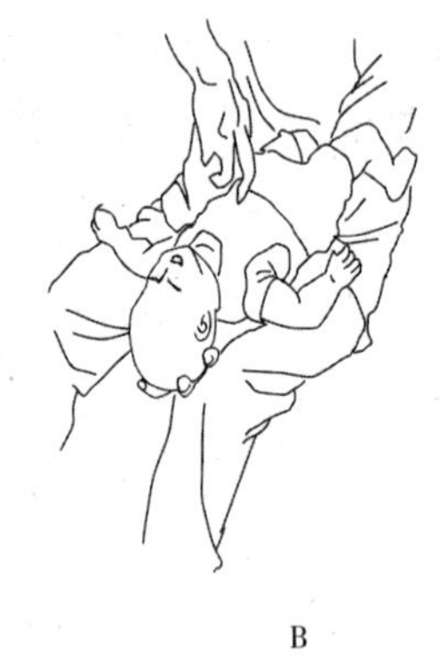

B

图 8－40　婴儿呼吸道异物救治法

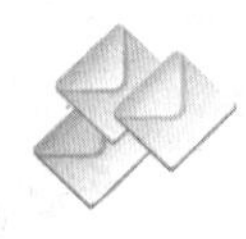

知识链接

呼吸道异物梗阻的救护流程

识别窒息的体征，如呼吸困难、不能说话、青紫等→呼救，激活 EMSS→如果患者清醒、能说话、咳嗽、呼吸，不要干扰其咳嗽。否则使用海氏手法直至成功或患者意识丧失→如患者意识丧失，应让其仰卧→清理口腔异物→开放呼吸道，尝试人工呼吸→如不成功，做 5 次海氏手法→用手指掏口腔→开放呼吸道，尝试人工呼吸→重复步骤 7～9 直至成功或专家到达。

（五）注意事项

1. 当有异物卡喉时，切勿离开有其他人在场的房间，可用手指表示呼吸道异物征象，以求救援。

2. 应尽早识别呼吸道异物梗阻的表现，迅速做出判断。

3. 腹部冲击时，要注意胃内容物反流致误吸，应及时清除口腔内容物，必要时可将患者头偏向一侧。

4. 实施冲击手法时要突然用力才有效，用力的位置和方向一定要正确，避免造成肝脾损伤和剑突骨折。

5. 急救过程中，要密切观察患者的意识、面色等变化，如患者意识丧失，面色由苍白变为青紫，需立即让患者从立位转为仰卧位急救。

第二节 院内急救技术

及时、正确的院前急救有利于争取抢救时机，确保能将患者安全运送到医院后得到更为及时的后续救治，使更多的危重患者生命得以挽救。在急诊科和ICU，护理人员应掌握常用院内急救技术的救护要点，配合医生为重症患者实施院内急救，巩固院前急救成果，提高抢救成功率。

一、气管内插管术

（一）目的

将特制的气管导管从口腔或鼻腔经过咽喉、声门插入气管内，以保持呼吸道通畅，保证有效通气、清除上呼吸道分泌物，为机械辅助呼吸、加压给氧及气管内给药提供条件。

（二）适应证与禁忌证

1. 适应证

（1）呼吸功能不全或呼吸窘迫综合征，需行人工加压给氧和辅助呼吸。

（2）呼吸、心搏骤停需行呼吸支持治疗。

（3）呼吸道内分泌物不能自行咳出需行气管内吸引。

（4）需建立人工呼吸道施行全身麻醉的手术患者。

2. 禁忌证

（1）喉头水肿、急性喉炎、喉头黏膜下血肿。

（2）咽喉部烧伤、肿瘤或异物存留。

（3）主动脉瘤压迫或侵犯气管。

（4）颈椎骨折或脱位。

（三）操作步骤

根据插管路径和方法的不同，可分为经口明视插管法、经口盲探插管法、经鼻明视插管法和经鼻盲探插管法4种，临床上以经口明视插管法最为常用，下面以此为例来说明。

1. 用物准备　包括气管导管、喉镜、导管管芯、润滑油、开口器、牙垫、注射器、喷雾器（内装局麻药）、吸引器、无菌吸痰管、听诊器、带储氧袋并连接100%氧气的简易呼吸皮囊、宽胶布或气管导管固定带、呼吸机、多功能监护仪等。喉镜有成人、儿童、幼儿3种规格，由喉镜柄和喉镜片组成。喉镜片有直、弯两种类型，常用为弯形片（图8-41）。

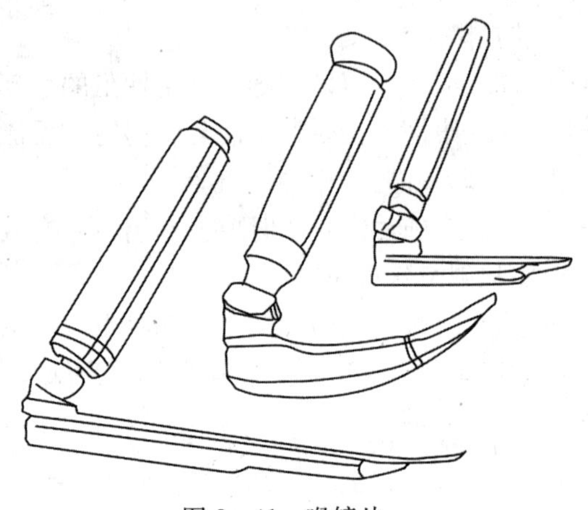

图8-41 喉镜片

2. 患者准备 检查牙齿是否松动或有无义齿，如有义齿应事先取出并妥善保存。对清醒患者，解释插管的意义和注意事项，争取患者的配合，签署知情同意书，必要时用镇静药或肌松药。清理口腔及呼吸道内的分泌物。插管前充分给氧。

3. 体位摆放 患者仰卧，头后仰，使口、咽和气管基本保持在一条轴线上，如喉头暴露不充分，可在患者肩背部或颈部垫一小枕，使头尽量后仰以利于喉头的充分暴露（图8-42）。

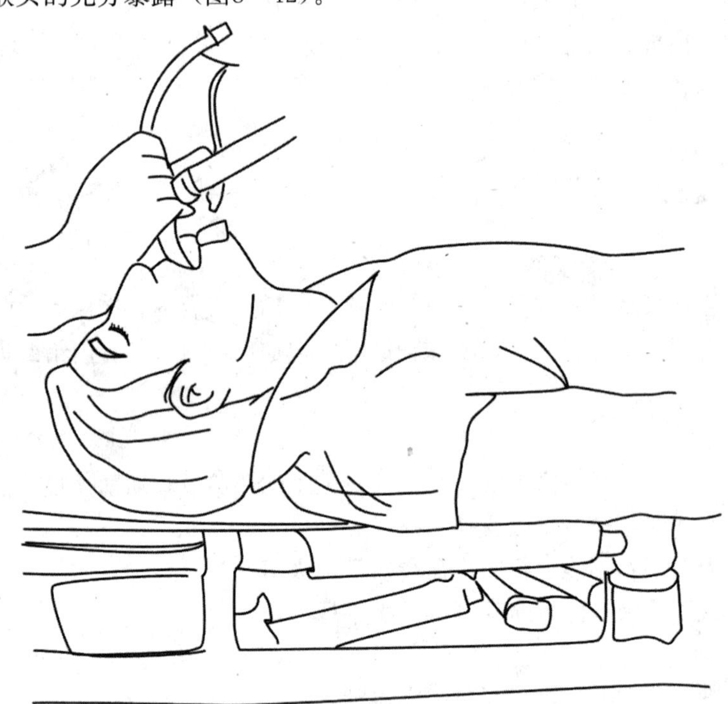

图8-42 气管插管体位摆放

4. 操作

（1）协助开口：操作者位于患者头顶侧，用右手拇指推开患者的下唇和下颌，同时示指抵住上门齿，使嘴张开；若患者昏迷或牙关紧闭而难以用手法张口者，可用开口器协助。

（2）充分暴露：完全开口后，操作者左手持喉镜柄将喉镜片由右口角放入口腔，将舌头推向左侧，使喉镜片移至正中，显露腭垂（此为暴露声门的第一个标志）；然后将喉镜片循咽部自然弧度缓慢推进，暴露会厌（此为暴露声门的第二个标志）。显现会厌后，如采用直行喉镜片插管，应继续深入，使喉镜片到达会厌的腹面，然后上提喉镜，即可暴露声门；如采用弯镜片插管则镜片置于会厌与舌根交界处，用力向前上方提起喉镜，即可暴露声门（图8－43）。

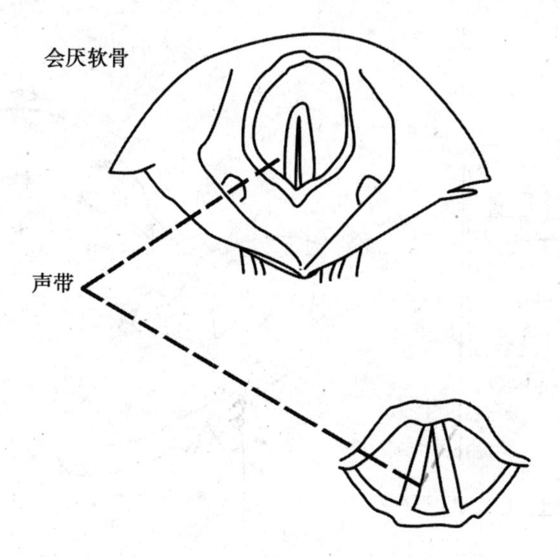

图8－43　暴露声门

（3）插入导管：暴露声门后，操作者右手持前端已润滑的导管的中上段，前端对准声门，在患者呼气末（声门开大时），顺势轻柔地把导管插入气管内，拔除导管管芯，将导管继续旋转深入，成人4 cm，小儿2 cm左右，导管尖端至门齿距离为18～22 cm。过浅易致导管滑出，过深则易插入一侧主支气管。

（4）确定导管位置：导管插入气管后，于气管导管旁立即放置一牙垫，以防患者咬导管或呼吸道阻塞，然后退出喉镜，还原患者体位。确认导管是否进入气管内的方法有：①操作者将耳贴近导管外端，感觉有无气体进出。②人工呼吸时，可见胸廓起伏，听诊双侧呼吸音对称；如果单侧呼吸音小或减弱，可能为导管插入过深，进入一侧支气管所致（通常为右侧），可将导管稍后退，直至两侧呼吸音对称。如果人工呼吸过程中听到上腹部的汩汩声，则表明导管误入食管。应立即拔出，充分给氧后再次插管。③如用透明导管，吸气时管壁清亮，呼气时呈明显的“白雾”样变化。④如有条件，建议行呼气末二氧化碳分压监测，以确认气管插管位置（图8－44）。

（5）固定导管：当证实导管位置无误后，用长胶布妥善固定导管和牙垫（图8－45），并及时记录气管导管距门齿的距离。

5. 气囊充气　导管气囊充气量一般为3～5 mL以封闭呼吸道，维持气囊压力在25～30 cmH_2O，每8小时监测1次。目前临床普遍应用高容积低气压气囊，压力控制在合适范围，不需定时气囊放气减压。

6. 吸引连接　将吸痰管插入气管插管吸引呼吸道分泌物后，将导管与其他通气设施相连即可。

（四）注意事项

1. 根据患者的年龄、性别选用不同型号的气管导管。通常成年男性选用管腔内径为7.5～8 mm的导管；成年女性选用管腔内径为7～7.5 mm的导管，小儿则根据以下公式进行推算：导管内径（mm）＝年龄（岁）/4＋4。经鼻插管选用导管的管径应较经口插管小0.5～1 mm。

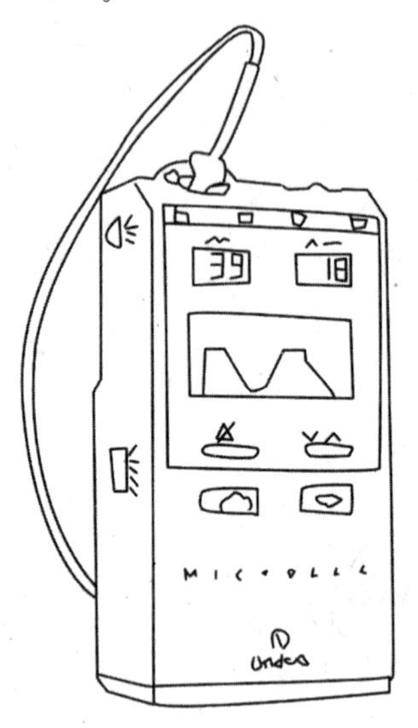

图 8－44　呼气末二氧化碳分压监测仪

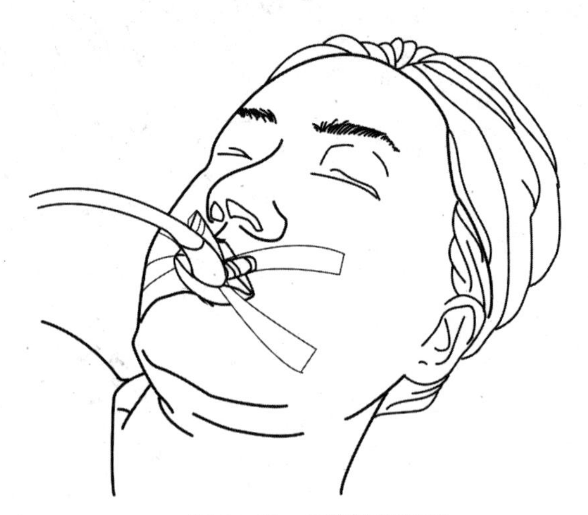

图 8－45　气管导管固定

2. 插管前仔细检查导管气囊是否漏气、喉镜电池是否充足、电珠有无松动、灯泡是否明亮。

3. 导管管芯长度适当，以插入导管后，其远端距离导管开口 0.5～1 cm 为宜。

4. 呼吸困难者插管前应充分给氧，以免因插管加重患者缺氧。每次插管时，中断给氧时间不宜超过 30～40 秒。如一次尝试失败，应立即用简易呼吸皮囊给患者吸 100％的纯氧 2～3 分钟，然后再行尝试。有条件应行经皮氧饱和度监测。

5. 开口困难或口腔内插管妨碍手术进行时，可采用经鼻明视插管术。该法所用的气管导管较细，既增加了呼吸道阻力，也不利于呼吸道分泌物的清除。鼻道不通畅、鼻咽部纤维血管瘤、鼻息肉或有反复鼻出血者，禁用经鼻气管插管。

6. 气管插管时，由于迷走神经反射，有可能造成患者呼吸、心搏骤停，特别是原有严重缺氧、心功能不全的患者更容易发生。因此，插管前应向患者及家属交代清楚，取得理解和配合，患方签署知情同意书。有条件者，插管时可行心电、氧饱和度、血压监测，同时备好急救药品和器械。

7. 要保护好上切牙。应采取上提喉镜的手法，将喉镜的着力点始终放在镜片顶端。严禁以上切牙为支点，上橇喉镜，以免损伤或碰落上切牙。

8. 气管内插管留置时间应根据病情综合考虑，一般留置 10～14 天仍不能撤机拔管者应考虑行气管切开术。

（五）护理要点

1. 妥善固定导管　插管期间必须妥善固定气管导管，防止移位或滑出。可用宽胶布将牙垫与导管环绕一圈后，固定于患者口腔两侧。固定时不宜过紧，以免管腔变形。同时，随时更换潮湿的胶布；对躁动患者可予以适当约束，防止导管脱出；每班测量、记录气管导管与门齿的距离，并做好交接班。

2. 加强呼吸道管理　定时翻身、拍背、呼吸道湿化，防止呼吸道内分泌物稠厚结痂而影响通气。按需吸痰，保持呼吸道通畅。吸痰前应充分吸氧，操作时注意无菌，动作轻柔迅速，每次吸痰时间不超过15秒。

3. 清洁口腔和鼻腔　气管插管后患者难以经口进食和饮水，口干、异味加重，同时，经口气管内插管者要用牙垫固定，不利于口腔清洁。因此，要做好口腔清洁护理，每天更换牙垫，防止口腔感染；用温水棉签擦洗鼻腔，湿润鼻黏膜，保持局部清洁。

4. 观察病情　监测患者神志、生命体征、血氧饱和度等，尤其是呼吸频率、双侧呼吸音是否对称，以观察有无窒息、肺不张、肺部感染等并发症，并及时通知医生处理。

5. 心理护理　气管内插管后患者当即失音，可通过面部表情、手势或纸、笔等与患者耐心交流，了解患者需要。

6. 拔管护理　遵医嘱配合医生拔管。拔管时间尽量选择白天，便于观察和处理病情。拔管前充分吸引气管内和口鼻咽部分泌物，以防拔管时误吸。拔管时嘱患者深吸气达吸气末时，边放气囊，边将导管缓慢拔出。拔管后立即予面罩或鼻导管吸氧，观察患者有无呼吸急促、口唇发绀、心率加快等呼吸困难表现以及声音嘶哑、喝水呛咳等情况。

二、气管切开术

（一）目的

切开颈段气管前壁，置入气管套管，以解除或防止上呼吸道梗阻，保持呼吸道通畅；清理呼吸道分泌物，改善呼吸困难；为机械辅助呼吸、加压给氧及气管内给药提供条件。与气管插管相比，气管切开能明显减少死腔，减少呼吸功耗，患者容易耐受，留置时间更长，但有一定的创伤，且容易出现感染、拔管困难等并发症。

（二）适应证与禁忌证

1. 适应证

（1）各种原因引起的喉梗阻、颈段气管阻塞及下呼吸道分泌物阻塞。

（2）需长时间机械辅助通气治疗。

（3）口腔颌面部和咽喉部大手术的预防性气管切开。

（4）气管异物不能经气管镜取出，或病情危急，条件受限时，可经气管切开取出异物。

2. 禁忌证

（1）严重出血性疾病。

（2）气管切开部位以下占位性病变引起的呼吸道梗阻。

（三）操作步骤

1. 用物准备　包括气管切开包、气管套管、吸引器、无菌吸痰管、照明灯、给氧设备、无菌手套、皮肤消毒用品、局麻药、注射器、必要时准备抢救车和呼吸机。

2. 患者准备　对意识清醒患者解释操作的目的和必要性，取得配合，时间许可请患者或家属签署知情同意书。

3. 体位摆放　患者取仰卧位，肩部垫高，头后仰，使气管向前突出，暴露手术野。不能平卧的患者可取半卧位，头稍后仰，小儿应由助手固定其头部，保持正中位（图8-46）。

4. 操作

（1）消毒麻醉：消毒患者颈正中及周围皮肤，术者带无菌手套，铺无菌孔巾。局部浸润麻醉范围上自甲状软骨，下至胸骨上切迹（成人）。

（2）切开气管：术者用左手固定喉部，右手持刀沿颈部正中自甲状软骨下缘至胸骨上切迹做一 3～5 cm 长的纵形切口，逐层暴露气管环。切开第 3～第 4 或第 4～第 5 气管软骨环，撑开气管切开口，配合护士快速吸除呼吸道分泌物和血液（图 8－47）。

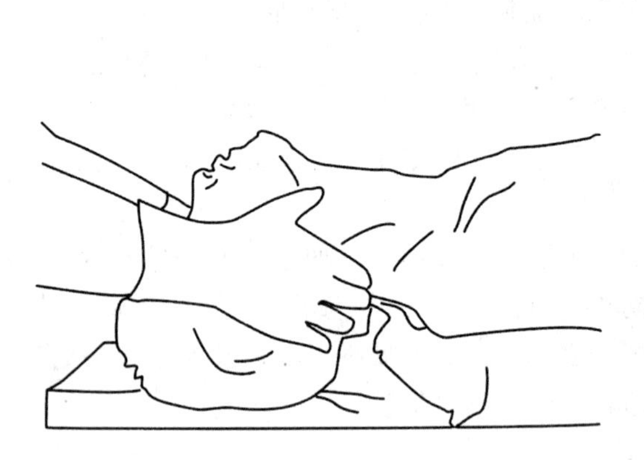

图 8－46 气管切开体位

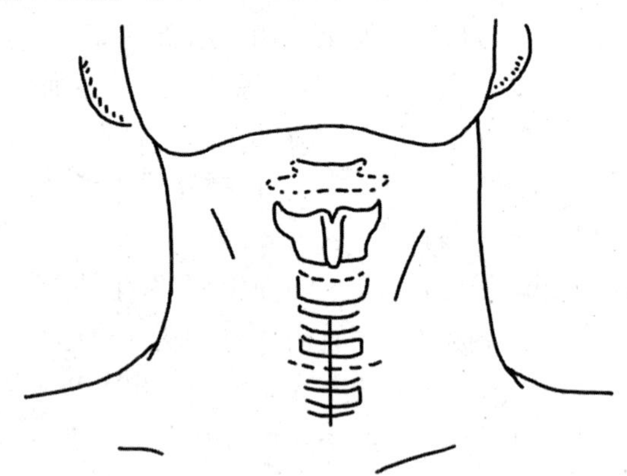

图 8－47 气管切开位置

（3）放置气管套管：术者插入气管套管，拔除管芯，证实呼吸道通畅后，使用金属套管的需放入内套管，塑料套管需给气囊适当充气。

（4）固定：根据切口大小，可在切口上端缝合 1～2 针，套管下方切口不予缝合，以免发生皮下气肿。用一块开口纱布垫于伤口与套管之间，气管套管上的系带于颈部打死结，松紧以系带和皮肤之间能插入一手指为宜。

5. 连接 根据患者情况，将气切套管与其他通气管道相连接（图 8－48）。

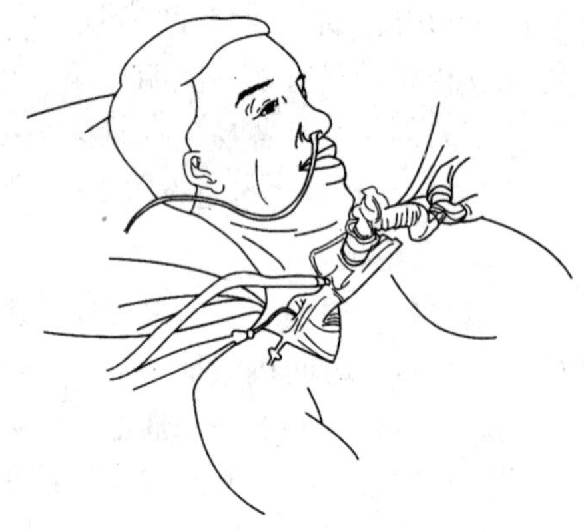

图 8－48 气切套管连接通气管道

（四）注意事项

1. 术前尽量避免使用过量镇静药，以免加重呼吸抑制。

2. 气管套管有金属和塑料两种，一般金属套管由外套管、内套管和管芯 3 部分组成（图 8－49），塑料套管由套管和管芯组成（图 8－50）。根据患者年龄、性别选择不同内径的气管套管。一般成年男性用 10 mm，成年女性用 9 mm，小儿用 6～7 mm。

3. 术中严格无菌操作，切开部位及手法要准确，防止出现气胸、纵隔气肿、出血、气管食管瘘等并发症。

4. 气管套管放入后，在尚未系带之前，必须用手固定，以防患者用力咳嗽时咳出套管。

（五）护理要点

1. 妥善固定 气管套管固定要牢固，术后检查系带的松紧度，套管过松容易脱出，过紧则影响局部血液循环。最初几天切口窦道尚未形成，套管脱出可造成窒息，且套管再次置入困难，故床旁应常规备一同型号消毒气管套管、外科手术剪、大弯止血钳、氧气、吸引器等，且1周内不宜更换外套管。

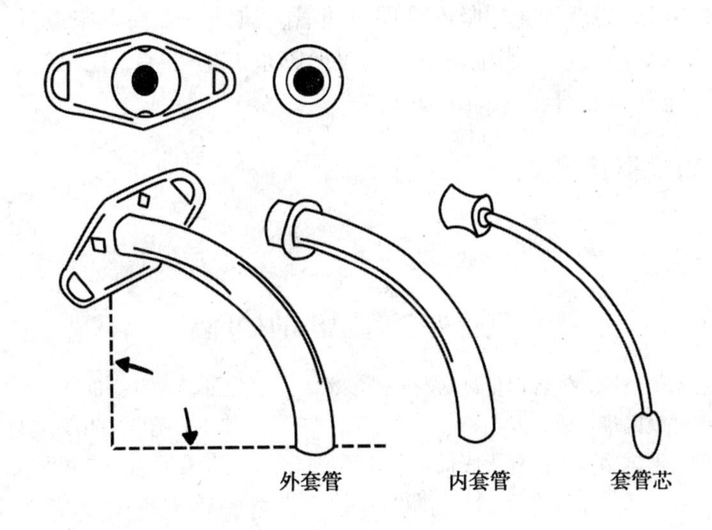

图 8-49 金属气管套管

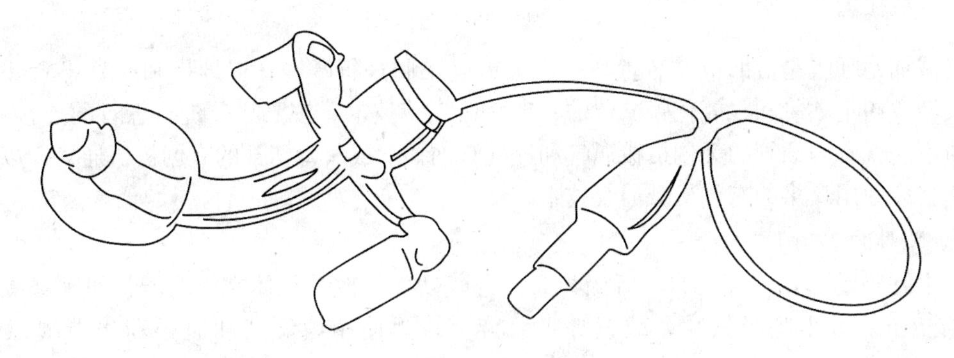

图 8-50 塑料气管套管

2. 保持呼吸道通畅 气管切开破坏了鼻口咽部的正常湿化机制，呼吸道易干燥，导致分泌物黏结成痂而阻塞呼吸道。因此应定时翻身、拍背、湿化呼吸道，及时吸痰，保持呼吸道通畅。常用湿化方法包括雾化、呼吸道滴注、空气湿化等。气管套管的内套管应定时取出清洗和消毒，取下套管的时间不宜超过 30 分钟，否则分泌物将结痂，容易堵塞外套管。

3. 防止切口感染 由于痰液污染，术后切口极易感染，故应每天更换伤口敷料 2～3次，保持局部皮肤干燥，并观察有无红肿、分泌物等。

4. 加强气囊管理 应使用专用气囊压力检测表来加强气囊压力监测，每 8 小时测压1次，压力不足时及时予以充气，以免发生漏气和吸入。通常气囊压力为 25～30 cmH_2O。

5. 密切观察病情 监测患者神志、生命体征、氧饱和度等，观察有无皮下气肿、气胸、纵隔气肿、出血等并发症，出现上述情况及时通知医生处理。

6. 加强心理护理 气管切开后患者感觉病情重，情绪已悲观，应加强心理护理，通过有效的非语言交流方式与患者交流，了解患者需要。

7. 拔管护理　遵医嘱拔管。拔管前试堵管，堵管期间严密观察患者呼吸情况，监测氧饱和度，如患者出现呼吸困难、发绀、烦躁不安、氧饱和度下降等情况应及时取出堵管栓子。堵管24～48小时，患者均无呼吸困难即可拔管。拔管一般在上午进行，以便于观察病情变化及处理。拔管后消毒伤口周围皮肤，用蝶形胶布拉拢粘合，不必缝合，伤口覆盖无菌纱布，定期换药直至伤口愈合。

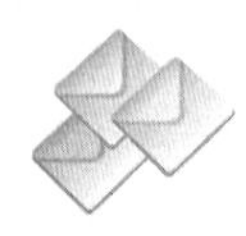

知识链接

气管外套管脱出的处理

套管过短、固定系带过松、气管切口过低、剧烈咳嗽、颈部肿胀、开口纱布过厚等均可导致外套管脱出。若患者重新出现呼吸困难，或者发出声音，以棉丝放在套管口不见有气息出入，则提示有脱管征象。一旦判断为脱管，可立即试用双手执套管底板将套管顺窦道送回，若有阻力，将套管拔掉，取血管钳沿切口插入，直至气管内，将切口左右撑开，使呼吸得以缓解，并迅速通知医师，重新插入气管套管。

三、机械辅助呼吸

机械辅助呼吸是借助机械装置产生呼吸或辅助肺进行呼吸，以维持和改善患者呼吸功能，减轻或纠正缺氧和二氧化碳潴留的一项生命支持技术。按照呼吸机与患者的连接方式，可分为不经气管内插管的无创机械通气和经气管内插管或气管切开的有创机械通气。以下重点介绍临床使用最多的有创机械通气技术。

（一）目的

产生呼吸动作，恢复无自主呼吸患者的通气功能；改善气体交换功能，纠正缺氧和二氧化碳潴留；减少呼吸做功，减轻呼吸肌疲劳；为使用镇静药和肌松药患者提供通气保障。

（二）适应证与禁忌证

1. 适应证

（1）各种原因引起的呼吸停止和急、慢性呼吸衰竭。

（2）呼吸肌活动障碍，如神经肌肉疾病，中枢神经功能障碍等。

（3）严重低氧血症，肺部外伤所致的反常呼吸。

（4）全身麻醉手术时呼吸功能支持。

2. 禁忌证　机械辅助呼吸没有绝对禁忌证。大咯血、严重肺大疱、未经引流的气胸、支气管胸膜瘘、心肌梗死、低血容量性休克未纠正者为相对禁忌证，需积极处理原发病的同时考虑应用机械辅助呼吸。

（三）操作步骤

1. 患者准备　根据病情确定呼吸机与患者的连接方式。神志清楚、配合良好、使用时限在数小时内的患者可通过面罩、喉罩建立人工呼吸道；需较长时间机械辅助呼吸的患者可选择气管插管或气管切开建立人工呼吸道。

2. 呼吸机准备 安装湿化器，湿化罐内加入适量无菌蒸馏水，调节合适的加热温度；连接呼吸机管路、电源和气源，接模拟肺，开主机开关；进行呼吸机自检；自检完成后呼吸机处于备用状态。

3. 呼吸机设置 根据患者病情选择机械辅助呼吸的模式，设定工作参数和报警参数；调节呼吸机温化、湿化器装置；调节同步触发灵敏度。检查呼吸机各连接处有无漏气，工作是否正常，各指标的显示状态等。

4. 连接患者 取下模拟肺，将呼吸机管路与患者的人工呼吸道相连接。密切观察病情、呼吸机运转及报警情况，出现报警及时查找原因并处理。

5. 调整呼吸机参数 根据患者病情变化和血气分析结果及时调整通气模式和各项参数。

（四）注意事项

1. 选择机械辅助呼吸模式 根据患者病情及治疗目标选择合适的机械辅助呼吸模式。按照应用类型可将机械辅助呼吸模式分为CMV（continuous mandatory ventilation，连续指令通气），SIMV（synchronized intermittent mandatory ventilation，同步间歇指令通气），SPONT（spontaneous ventilation，自主呼吸通气）。常用的机械辅助呼吸模式见表8-1。

2. 预设呼吸机工作参数 根据患者的原发病、体重及病理生理状态来预设呼吸机工作参数。机械辅助呼吸过程中，还需结合病情和动脉血气分析结果来调节呼吸机参数，以促进病情好转，减少并发症。常用呼吸机工作参数见表8-2。

表8-1 机械辅助呼吸模式

应用类型	呼吸模式	设置参数	通气特点	优缺点
CMV（连续指令通气）	VC（容量控制通气）	潮气量、吸气流量或吸气时间、呼吸频率	潮气量、吸气时间、吸气流量均由呼吸机决定	潮气量相对能保证，但容易发生人机对抗
	PC（压力控制通气）	送气压力、吸气时间、压力上升斜率、呼吸频率	潮气量、吸气流量可变，送气压力和吸气时间固定	送气压力相对恒定，人机同步性好，但潮气量可变
	PRVC（压力调节容量控制通气）	潮气量、吸气时间、呼吸频率	送气方式同压控模式，但每次送气压力根据上一次潮气量值自动调节变化	人机同步性好，每分通气量相对恒定，但当患者呼吸努力增加时，呼吸机做功降低
SIMV（同步间歇指令通气）	P-SIMV（压力型SIMV）或V-SIMV（容量型SIMV）	送气压力或潮气量、吸气时间或吸气流量、呼吸频率、PSV值或CPAP值	自主呼吸的频率和潮气量由患者控制，间隔一定时间以容控或压控的方式行同步间歇正压通气	适用于大多数机械通气患者，但作为撤机模式，可能延长撤机时间
	BIPAP或Bilevel（双水平呼吸道正压通气）	送气压力、吸气时间、呼吸频率、PSV值或CPAP值	提供呼吸道双水平正压通气，吸气相和呼气相呼吸道均为正压	可通过延长高压相吸气时间以改善氧合，同时可以允许患者在高压相呼气，减少人机对抗

续表

应用类型	呼吸模式	设置参数	通气特点	优缺点
SPONT（自主呼吸通气）	PSV（压力支持通气）	送气压力、呼气触发灵敏度、压力上升斜率	呼吸频率、吸气流速和潮气量均由患者决定	人机同步性好，可作为撤机模式，但患者自主呼吸停止时可能发生窒息
	CPAP（持续正压呼吸道通气）	CPAP压力、呼气触发灵敏度、压力上升斜率	呼吸频率、吸气流速和潮气量均由患者决定，整个呼吸周期保持一个相对恒定的正压	通过CPAP可以增加肺水肿患者的肺顺应性，改善氧合。可作为撤机模式，患者自主呼吸停止时可能发生窒息

表8-2 呼吸机工作参数

参　数	含　义	一般设置
呼吸频率（respiratory rate，RR）	呼吸机每分钟发送的呼吸次数，依据患者呼吸状态进行设定	12～15次/min
潮气量（tidal volume，TV）	呼吸机每次通气时发送给患者的气体量，不宜过大	10～12 mL/kg，急性肺损伤时6～8 mL/kg
吸/呼比（I∶E）	吸气时间与呼气时间的各占呼吸周期的比例，依据患者呼吸病理学的改变来设置	除非反比通气，否则1∶1.5～1∶2
呼气末正压（positive end-expiratory pressure，PEEP）	呼吸机通气时呼气末施加的正压，可增加功能残气量，防止肺泡萎陷，过高则影响循环功能	3～5 cmH_2O，肺水肿时8～12 cmH_2O
吸入氧浓度（oxygen concentration，FiO_2）	患者吸入的氧气浓度，既要考虑改善低氧血症，也要避免出现氧中毒	40%～50%
触发灵敏度（sensitivity）	患者呼吸触发呼吸机启动的难易程度，可设置为压力触发或流量触发	压力触发：-1～-0.5 cmH_2O 流量触发：1～3 L/min
湿化器温度	提高吸入气体的温度和湿度	37℃

3. 撤除呼吸机

（1）撤机指征：使用呼吸机的原发病已去除，感染得到控制，酸碱平衡、水电解质紊乱得到纠正；呼吸功能得到改善，自主呼吸能力增强，咳嗽有力，能自主排痰；暂时断开呼吸机时，患者无明显呼吸困难，血压、心率稳定；神志清楚，营养状态有所改善；血气分析正常。

（2）撤机方法：根据病情选择适当的撤机方式。对于病情较轻、基础肺功能良好，机械通气时间短的患者，可考虑经30～120分钟自主呼吸试验后直接撤机。对于原有慢性肺功能不全或肺功能损害严重的患者，可逐渐减少支持压力水平，使患者逐步适应。必要时采用间断脱机的方法，先每天分次脱机几小时，以后逐渐增加每天脱机的次数或延迟每次的脱机时间，最后改成逐日或白天脱机、晚上上机等，待脱机时间延长至 24 小时，且无呼吸困难等症状，撤除连接患者呼吸道和呼吸机的各管道（呼吸机处于备用状态）。

（3）撤机后注意事项：彻底清除呼吸道分泌物，视病情拔除人工呼吸道。密切观察患者病情变化，加强呼吸道护理，预防肺部感染。

（五）护理要点

1. 加强呼吸道管理　定时翻身、拍背、呼吸道湿化，防止呼吸道内分泌物稠厚结痂而影响通气。按需吸痰，保持呼吸道通畅。吸痰前应充分吸氧，吸痰时注意无菌操作，动作轻柔迅速，每次吸痰时间不超过 15 秒。注意观察痰液的颜色、性状和量。

2. 正确分析呼吸机报警原因并及时处理　呼吸机报警原因及处理方法见表 8-3。

表 8-3　呼吸机报警原因及处理方法

报警项目		原　因	处　理
压力报警	高压报警（呼吸道压力升高超过预设的上限）	咳嗽、呼吸道分泌物增加；气管导管、呼吸机管道扭曲、阻塞；人机对抗；呼吸道压力上限报警值设置过低等	检查气管导管、呼吸机管道有无扭曲、受压；检查患者有无呼吸道分泌物阻塞、呼吸道痉挛；检查患者的呼吸与呼吸机是否同步；根据上述检查结果做出相应处理，如及时吸痰；调整导管位置；合理设置报警上限等
	低压报警（呼吸道压力降低至低于预设的下限）	呼吸机管道脱落；气管导管套囊破裂或充气不足；呼吸道压力下限报警值设置过低等	检查呼吸机管路是否破裂、漏气，接头有无松动、脱落，视情况更换管道或连接好脱接管道；检查气管导管气囊充气情况，如不足予以充气；如气囊破裂立即更换气管导管；合理设置报警下限等
容量报警	高容量报警（实测的潮气量高于预设的上限）	自主呼吸增强；报警限值调节不当	适当降低潮气量；调整报警限值
	低容量报警（实测潮气量低于预设的下限）	气管导管与呼吸机脱开或管道漏气；机械辅助通气不足；自主呼吸减弱	连接好管道或更换漏气管道；增加潮气量
气源报警	吸入 FiO_2 报警	高压气源连接错误；氧电池监测失灵、故障；空氧混合器故障	检查气源，氧电池标定；更换氧电池；维修空氧混合器
	氧气或空气压力不足报警		通知中心供氧室调整或更换氧气瓶以确保供气压力

续表

报警项目		原因	处理
电源报警	电源异常	停电、电源插头脱落、电闸掉闸	将呼吸机与患者的人工呼吸道脱开，以简易呼吸皮囊通气，尽快连接电源或合上电闸

3. 预防和处理并发症　机械辅助呼吸常见并发症、原因、预防和处理措施见表8-4。

表8-4　机械辅助呼吸常见并发症

并发症	原因	预防	处理
呼吸机相关性肺炎	人工呼吸道削弱上呼吸道正常生理防御机制；口咽部的病原体及气囊上方的分泌物吸入；患者病情重、体质差，长期应用抗生素和激素使之易感	呼吸道充分湿化；及时吸痰；抬高患者床头30°～45°，鼻饲管置于胃幽门部，减少胃内容物反流和误吸；口腔清洁；不要常规更换呼吸机管路；维持气囊压力＞20 cmH_2O；声门下吸引；严格洗手；严格无菌操作	呼吸道分泌物定期做细菌培养，有针对性应用抗生素
气压伤	患者本身原因；呼吸道压力过高、潮气量过大；剧烈咳嗽、咳痰	设置合理通气压力；对存在诱发气胸的原发病的患者应注意防止潮气量过大或压力过高；必要时镇咳；慎重进行胸部创伤性检查和治疗	发生气胸时立即行胸腔闭式引流
呼吸机依赖	呼吸机使用时间过长；患者产生心理依赖；呼吸肌疲劳、萎缩、肺功能不全	积极创造撤机条件；缩短呼吸机使用时间	病情稳定后应每天行自主呼吸试验，加强呼吸肌的功能锻炼；加强营养支持；做好患者的思想工作，争取患者配合
氧中毒	长时间高浓度吸氧	尽量避免长时间吸入高浓度氧气（FiO_2＞60%）	目前尚无特效办法

4. 加强基础护理　定时协助患者翻身、拍背、按摩受压部位。昏迷患者注意保护眼部，局部可用凡士林纱布覆盖，防止眼球干燥、污染或角膜溃疡；保持口腔清洁，每天2～3次口腔护理，防止口臭、口腔炎症、真菌感染等发生。做好尿道护理，预防尿路感染。

5. 监测加温湿化器的温度和水量　保持加温湿化器合适的加热温度，保持湿化罐内合适的水量（具体数值建议参照仪器使用说明）。温度过高可灼伤呼吸道，温度过低或水量过少则影响加温加湿效果，给患者造成不适。

6. 观察有无人机对抗　机械辅助呼吸患者因生理、心理应激造成自主呼吸与呼吸机之间的不同步，出现自主呼吸加快，心率加快，血压升高。对因烦躁、紧张引起的人机对抗，可遵医嘱使用镇静药。

7. 严密观察病情 观察患者的意识、生命体征、S_PO_2、呼吸、双侧胸廓起伏情况，疼痛，听诊呼吸音；观察有无肢端、唇甲发绀等。

四、中心静脉置管术

（一）目的

中心静脉置管术又称深静脉置管术。主要是通过锁骨下静脉、颈外静脉、颈内静脉、股静脉等深静脉将中心静脉导管插入上腔静脉或下腔静脉内，进行中心静脉压监测或液体、药物等的输注。

（二）适应证与禁忌证

1. 适应证

（1）监测中心静脉压。

（2）输入对外周血管有刺激的血管活性药物、化疗药物、静脉高营养等；抢救大出血，低血容量性休克时的大量、快速输血补液；需长期输液治疗而外周静脉穿刺困难的患者。

（3）血液净化疗法、体外膜肺氧合、连续性肾脏替代等治疗。

（4）紧急置入临时心脏起搏器。

2. 禁忌证 有出血倾向或局部皮肤感染、损伤者。

（三）操作步骤（以颈内静脉中路穿刺置管为例）

1. 用物准备 主要包括穿刺针、套管针、导引钢丝、中心静脉导管（单腔、双腔或三腔）、局麻药、生理盐水、5 mL 注射器、肝素帽等，市场上供应配置齐全的一次性中心静脉穿刺包包括上述器材。用生理盐水预充中心静脉导管、穿刺针和扩张管，并检查中心静脉导管和穿刺针是否通畅。连接输液器，排气后备用。

2. 体位安置 患者取仰卧，头低 20°～ 30°，肩下垫一薄枕，使颈内静脉充盈。头转向穿刺对侧（多取右侧穿刺）。

3. 操作

（1）确定穿刺点：操作者位于患者头前穿刺侧，触摸胸锁乳突肌的胸骨头、锁骨头和锁骨所组成的三角，确认三角形的顶点为穿刺点（图 8－51）。

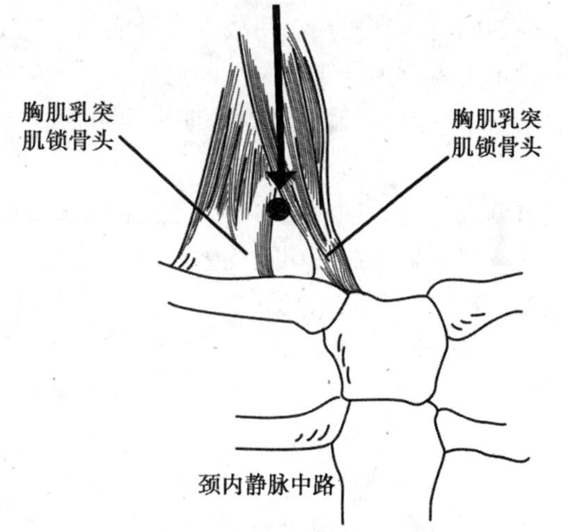

图 8－51 颈内静脉中路穿刺置管穿刺点定位

（2）消毒及导管处理：常规消毒皮肤后戴无菌手套，铺无菌孔巾。检查中心静脉导管是否完好，将导管内充满生理盐水，关闭各接口。

（3）试探性穿刺：穿刺点用 1％利多卡因局部麻醉后，用 5 mL 注射器抽取生理盐水，针干与中线平行，与皮肤呈 30°～40°角并指向患者足端进针。边进针边回抽，有明显回血且注入通畅表明穿刺针已进入颈内静脉（一般进针深度4 cm 左右）。

（4）置入中心静脉穿刺针：试穿成功后，沿试探性穿刺的角度、方向及深度用中心静脉穿刺针穿刺，当回抽到静脉血时，表明针尖位于颈内静脉，然后减小穿刺针的角度，当回抽血液十分通畅时，固定针头不动，置入导引钢丝，注意置入时不能有阻力。否则应调整穿刺针的位置。当导引钢丝上 30 cm 刻度平齐穿刺针尾时，拔出穿刺针，沿导丝送入静脉扩张管，扩张穿刺口后退出静脉扩张管，顺导丝送入中心静脉导管约 15 cm，退出导丝，用注射器回抽血液通畅，再次确认导管在静脉内，以生理盐水封管后连接肝素帽。

（5）固定导管：在穿刺口部位将静脉导管与皮肤缝合或用其他方法固定导管，然后用无菌透明膜覆盖。

（6）连接：连接静脉输液或中心静脉压测压装置。

（四）注意事项

1. 根据患者病情和置管目的选择置管部位、方式和穿刺方法。心力衰竭较重难以平卧的患者建议做股静脉置管。

2. 熟悉相关部位的解剖关系，根据解剖特点进行操作。

3. 穿刺部位严格消毒，不要选择有感染的部位穿刺。避免同一部位反复多次穿刺，以免形成血肿。若抽出鲜红血液，为穿入动脉，应立即拔出，紧压穿刺点 20 分钟左右，直至确认无出血为止。

4. 中心静脉置管易致肺和胸膜损伤、动脉与神经损伤、心律失常等并发症。插管过程中应密切观察患者有无胸闷、气短、呼吸困难等症状。

（五）护理要点

1. 穿刺点的护理　每天消毒穿刺点和外露导管直径 5 cm 以上，更换穿刺部位敷料，保持局部敷料清洁干燥。观察导管周围皮肤有无红肿和脓性分泌物等炎症反应。如患者局部感染的同时出现发热、寒战等全身症状，应立即协助医生拔除导管，并进行导管细菌培养，以确定患者有无导管相关性菌血症。

2. 导管及输液管的护理　为防止血栓形成，中心静脉置管应保持一定输液速度；每次输液结束后及时用肝素生理盐水行脉冲式正压封管；观察患者穿刺侧肢体有无肿胀、疼痛和青紫等静脉栓塞症状；当发现管路不通畅时，应用肝素生理盐水回抽，切忌向中心静脉内注射，以免血栓脱落引起栓塞。连续输液者，应每天更换输液器及三通管，肝素帽至少每周更换 1 次，以预防感染发生。

3. 预防空气栓塞　保持中心静脉管路密闭，及时更换液体，以免液体滴完后空气进入血管引起空气栓塞。观察患者有无咳嗽、呼吸困难等空气栓塞症状。一旦出现上述症状，应及时使患者头低脚高、左侧卧位，并及时通知医生处理。

4. 防止导管脱出　妥善固定导管，观察穿刺口部位导管与皮肤缝合是否有效或导管固定是否良好。嘱患者穿脱衣服时动作尽量轻柔，行颈内静脉或锁骨下静脉置管的，要避免头部过度扭转，以免将导管拔出。观察和记录导管置入刻度并交接班。如发现导管向外脱出，不可回送，应立即通知医生处理。

※五、临时心脏起搏

（一）目的

经静脉、皮肤或胸腔等途径置入起搏电极，通过起搏器发放起搏脉冲，经导线传到电极，刺激心肌，引起心脏兴奋和收缩，以获得稳定的血压。

（二）适应证与禁忌证

1. 适应证

（1）各种可逆病因导致的有血流动力学障碍的心动过缓，如急性心肌梗死、电解质紊乱、药物过量等。

（2）外科手术前后的“保护性”应用，防止发生心动过缓。

（3）永久心脏起搏前的过渡治疗。

（4）心脏病的诊断，包括快速起搏负荷试验，协助行心脏电生理检查。

2. 禁忌证 无绝对禁忌证。

（三）操作步骤（以经颈内静脉心内膜起搏为例）

1. 准备用物 中心静脉穿刺包、心电监护仪、抢救物品及药品、起搏器、导管电极、导线等。整个操作最好能在心电图和X线的全程监测和引导下进行。

2. 体位安置 患者仰卧，头低20°～30°，肩下垫一薄枕，使颈内静脉充盈。头转向穿刺对侧。

3. 操作

（1）穿刺前准备：连接心电图机，穿刺部位定位后按常规消毒皮肤、铺无菌洞巾，并局部麻醉。用注射器向起搏电极的气囊注射生理盐水，检查起搏电极的气囊是否完好无破裂后抽出生理盐水。用生理盐水预充穿刺针、扩张管和静脉鞘管，检查穿刺针是否通畅。用5 mL注射器抽取生理盐水后连接穿刺针备用。

（2）导管电极置入：按中心静脉置管法行颈内静脉穿刺，成功后将起搏电极管从静脉鞘管内插入颈内静脉，根据X线或心电图特征推送电极管至右心房，气囊充气1.5 mL，使电极管顺血流进入右心室。经特征心电图确认电极进入右心室后，抽出气囊内气体，推送电极管至右心室尖部。

（3）连接：连接导线与体外脉冲发生器的心室输出端，根据心电图调整电极在心尖部的位置，然后调节起搏方式、频率、电流和感知度等参数。

（4）固定：抽出起搏电极气囊内气体，退出静脉鞘管，将电极导线缝合固定于穿刺部位的皮肤，并以无菌透明敷料覆盖。

4. 记录 常规拍摄胸部X线片，记录12导联心电图1份。

（四）注意事项

1. 临时心脏起搏主要途径包括经皮体外起搏、经静脉心内膜起搏和胸腔内心外膜起搏。经皮体外起搏安装迅速（将起搏电极片贴于胸壁皮肤），主要用于院前急救。经静脉心内起搏是经由静脉将电极置于心脏的心内膜，达到起搏的效果，目前临床上90%的心脏起搏均采用此途径。胸腔内心外膜起搏主要用于心脏手术后患者。

2. 经静脉心内膜起搏最常用的置管部位是右侧颈内静脉，因为从该部位置入起搏电极的血管路径最短，而且导线容易固定。

3. 根据患者情况选择合适的起搏模式。当患者存在自主心律时，通常选择心室起搏、心室感知和按需起搏；反之，选择心室起搏、无感知和非同步起搏。

4. 起搏频率应以维持患者的血压为准，心室起搏频率为70～80次/min或低于患者自身频率10～20次/min。

5. 除中心静脉置管的并发症外，经静脉置入临时心脏起搏器还可出现心律失常、电极移位、导线脱落断裂、心肌穿孔、膈肌刺激等起搏相关并发症。

6. 经皮体外起搏释放的电流高，脉冲时间长，不仅干扰心电图而且患者因肌肉抽动而产生疼痛，因此，仅限于 2 小时内使用。经静脉心内膜起搏放置时间一般为 1～2 周，最长不能超过 4 周。

（五）护理要点

1. 妥善固定导线，变换体位时避免牵拉导线，避免剧烈活动，防止电极脱落或刺破心脏。

2. 定期进行胸部 X 线检查和 12 导联心电图检查，确保电极位置正确。

3. 起搏过程中严密监测患者血压、心率、心电图等情况，了解患者有无心律、起搏功能和感知功能异常。必要时检查导线连接情况、周围有无电磁干扰以及电极位置是否准确。

4. 每次心脏除颤后，应检查起搏器功能是否正常，防止除颤仪产生的电磁波干扰起搏器的起搏功能或使起搏器损坏。

5. 每天检查起搏器电池电量是否充足。

※六、主动脉球囊反搏

（一）目的

主动脉球囊反搏（intra-aortic balloon pumping，IABP）是一种以辅助左心室功能为主的机械性循环装置。经股动脉将一根带气囊的导管放置在胸主动脉内，导管的另一端连接反搏器，气囊在心脏舒张期充气，以增加冠状动脉血流，在心脏收缩期快速放气，降低左心室射血阻力，从而减低心脏后负荷，减少心室做功和氧耗，增加心输出量。

（二）适应证与禁忌证

1. 适应证

（1）各种原因引起的心泵衰竭如急性心肌梗死并发心源性休克，顽固性心绞痛、恶性心律失常等。

（2）急性心肌梗死后发生的机械并发症如室间隔穿孔、二尖瓣反流、乳头肌断裂等。

（3）冠状动脉左主干病变患者手术前。

（4）高危患者或冠状动脉造影及介入治疗失败。

2. 禁忌证

（1）主动脉瓣关闭不全、主动脉瘤、主动脉夹层等主动脉疾病或损伤。

（2）出血性疾病、凝血功能障碍。

（3）周围血管疾患放置气囊管有困难者。

（4）心脏畸形矫正不满意、恶性肿瘤晚期等。

（三）操作步骤（以经皮股动脉穿刺置管，压力触发模式反搏为例）

1. 准备用物　包括主动脉球囊反搏导管包、反搏机、压力传感器、消毒物品、冲洗导管的肝素盐水（生理盐水 500 mL＋肝素 50 mg）、50 mL 注射器、5 mL 注射器、无菌手套、1％利多卡因、加压输液袋及抢救物品等。

2. 患者评估　双下肢皮肤颜色、温度、动脉搏动、感觉运动功能等。

3. 连接 连接压力监测、冲洗装置。将肝素盐水套入装有压力泵的加压袋套内并加压至150～300 mmHg。连接输液器、压力传感器、压力延长管、动脉测压管并排气。压力传感器固定于固定架上，要求与右心房同一水平，压力连接线与反搏机的压力监测孔连接。

4. 安置体位 患者平卧，膝关节微屈，臀部垫软枕，髋关节外展外旋45°。

5. 操作

(1) 局部麻醉：确定穿刺部位（腹股沟韧带中点下方1～3 cm，动脉搏动最明显处），常规消毒铺巾，局部浸润麻醉。

(2) 检查：检查气囊膜是否完整，有无漏气，用50 mL注射器抽尽球囊内气体，并用生理盐水浸润球囊导管；测量股动脉至胸骨柄的距离，标记导管插入深度；用生理盐水预充穿刺针、扩张管和静脉鞘管，检查穿刺针是否通畅。

(3) 股动脉穿刺置管：5 mL注射器抽取生理盐水后连接穿刺针。操作者左手示指和中指固定股动脉，右手持穿刺针于动脉搏动最明显处，与皮肤成30°～45°角穿刺进针，穿入股动脉。经穿刺针送入引导钢丝，然后退出穿刺针，注意在送入钢丝遇阻力时勿强行送入。用小刀划开穿刺点皮肤，用小号及大号扩张器扩张皮肤及皮下切口。通过钢丝送入静脉鞘管，退出钢丝。将引导钢丝插入主动脉内球囊导管中央腔后，把球囊导管通过静脉鞘管送入患者降主动脉内直至标记刻度，撤出引导钢丝。中央腔抽回血后用肝素盐水冲洗，与压力延长管连接。

(4) 连接：将球囊导管中气体管路与反搏主机的呼吸道系统连接。根据动脉波形调节反搏触发模式、反搏频率、充气时间、放气时间等反搏参数。

(5) 确认：行床边X线检查，确认气囊导管位置在降主动脉内（肾动脉开口-左锁骨下动脉开口下2 cm）。

(6) 缝合：退出静脉鞘管，将气囊导管与皮肤缝合固定，用无菌透明敷帖覆盖。

（四）注意事项

1. 球囊导管置入方式有经皮股动脉穿刺法、股动脉切开法和经胸升主动脉插管法，其中，经皮股动脉穿刺法最为常用。

2. 根据患者的股动脉粗细和体表面积选择合适型号的气囊导管，以气囊充气时阻塞降主动脉管腔的80%～90%为宜。

3. 有多种反搏触发模式（心电触发、压力触发、起搏状态触发和内部强制触发）供选择，其中以心电触发最为常用。当患者使用起搏器时，可进行起搏状态触发。当各种原因引起心电图不能有效触发时，可改用压力触发；当患者心搏骤停时，可进行内部强制触发。

4. 心电触发模式时，心电监护仪的信号应与反搏机相连，同时选择P波直立，QRS波幅>0.5 mV的导联进行触发。气囊充气时间应在T波上，气囊放气时间应在R波的起始或波峰上。

5. 压力触发模式时，触发信号源自气囊导管中央测压腔，要求收缩压>50 mmHg，脉压>20 mmHg。气囊充气时间应在主动脉瓣关闭时（主动脉重搏波形的切迹上），气囊放气时间应在主动脉波形起始之前。

6. 反搏频率可为1∶1（1个心动周期内反搏1次）或1∶2（2个心动周期内反搏1次）。当患者病情好转后可改为1∶3反搏，但反搏维持时间应在4～6小时之内。

7. IABP可在体内留置1～2周。置管期内应静脉滴注或皮下注射肝素抗凝，维持ACT

在 150～180 秒或 APTT 在正常值的 1.5～2.0 倍。

（五）护理要点

1. IABP 期间，患者应绝对卧床，取平卧或小于 30°半卧位，穿刺侧下肢伸直外展，避免弯曲超过 30°，防止球囊导管打折或移位。

2. 妥善固定球囊导管并保持通畅。IABP 期间，每隔 1～2 小时用肝素盐水 2～3 mL 冲洗管腔，以免血栓形成。遵医嘱监测 APTT/ACT，血小板计数，了解患者凝血功能，观察有无出凝血现象。

3. 密切观察患者面色、尿量、中心静脉压、血压、平均动脉压、心脏指数、脉搏、心律等，以反映反搏效果。

4. 密切观察穿刺部位有无感染、出血和血肿。每天在严格无菌操作下更换鞘管插管处敷料。更换敷料时要防止鞘管移位，影响反搏效果。因穿刺部位距会阴部较近，当局部被血、尿污染时，应及时更换敷料。同时，每天观察体温、血常规变化。

5. 每 2 小时观察穿刺侧下肢的皮肤颜色、温度、感觉及足背动脉搏动，并与对侧比较，及时发现下肢缺血，并报告医生处理。

6. 注意保护导管。严禁经导管抽血或进行其他治疗，以免损伤球囊导管。

7. 观察有无顽固性低反搏压、置管外侧管道内有无血液流出等球囊破裂征象。发生上述两种情况应及时报告医生，立即停止 IABP，马上行撤管处理，如有必要协助医生更换新管再行置入。

8. IABP 心电触发模式时，应避免电极片脱落，同时监测心电图变化，确保心电信号的稳定。

9. 撤离 IABP 前 4 小时应停用肝素，撤离后继续观察患者的血流动力学指标和穿刺侧肢体血循环情况。局部穿刺点按压 30 分钟后再用沙袋压迫 6 小时，患侧肢体制动 12 小时，卧床 24 小时。

※七、连续性血液净化治疗

血液净化（blood purification）是指建立血管通路将血液由患者体内引入血液净化设备，然后再经血管通路输回患者体内，以连续或间断清除体内过多水分和溶质，包括血液透析、血液滤过、血液透析滤过、血液灌流、免疫吸附、血浆置换等。每一种血液净化方式都各有特点，且各适用于不同疾病或不同疾病状态。下面以连续性血液净化治疗为例，介绍其在临床的应用。

（一）目的

连续性血液净化治疗（continuous blood purification，CBP）又称连续性肾脏替代治疗（continuous renal replacement therapy，CRRT），是指持续 24 小时或接近 24 小时的一种连续性体外血液净化疗法，以替代受损肾功能以及对脏器功能起保护支持作用。

（二）适应证与禁忌证

1. 适应证

（1）肾脏疾病：①重症急性肾损伤，伴血流动力学不稳定和需要持续清除过多水或毒性物质，如急性肾损伤合并严重电解质紊乱、酸碱代谢失衡、心力衰竭、肺水肿、脑水肿、急性呼吸窘迫综合征、外科术后、严重感染等。②慢性肾衰竭，合并急性肺水肿、尿毒症脑病、心力衰竭、血流动力学不稳定等。

（2）非肾脏疾病：如系统炎症反应综合征、多器官功能障碍综合征、脓毒血症或败血症性休克、急性呼吸窘迫综合征、挤压综合征、自身免疫性疾病、急性重症胰腺炎、代谢性疾病、中毒等。

2. 禁忌证 无绝对禁忌证，但存在以下情况时慎用。

（1）无法建立合适的血管通路。

（2）严重的凝血功能障碍。

（3）严重的活动性出血，特别是颅内出血。

（三）操作步骤（以连续性静脉-静脉透析滤过为例）

1. 前期准备 ①设备准备：血液滤过管路、血液净化器（血滤器）、置换液等。②患者准备：经颈内静脉、股静脉或锁骨下静脉留置中心静脉导管，建立临时性血管通路。③药物准备：抗凝剂的选择、置换液的准备、生理盐水等。④抢救用物：氧气、心电监护、吸引器、抢救药品等。

2. 操作

（1）管路连接：根据机器显示屏提示步骤，逐步安装 CRRT 血滤器及管路，安放置换液袋，连接置换液、生理盐水预冲液、抗凝用肝素溶液及废液袋，打开各管路夹。

（2）预充及自检：进行管路预充及机器自检，如未通过自检，应通知技术人员对 CRRT 机进行检修。排净血滤器及管路内的气体。

（3）设置参数：根据医嘱设置治疗参数，如血流速度、置换液量、超滤量、肝素量、温度等数值。

（4）连接患者：用注射器回抽中心静脉导管内的封管溶液直至见到回血，确认导管通畅后注入生理盐水。按医嘱从静脉端推注首剂肝素。将管路动脉端与导管动脉端连接，打开管路动脉夹及静脉夹，按治疗键，CRRT 机开始运转，放出适量管路预冲液后停止血泵，关闭管路静脉夹，将管路静脉端与导管静脉端连接后，打开夹子，开启血泵继续治疗。如无需放出管路预冲液，则在连接管路与导管时，将动脉端及静脉端一同接好，打开夹子进行治疗即可。

（5）血液滤过透析：妥善固定管路和导管连接处，逐步调整血流速度等参数至目标治疗量，观察并记录患者生命体征和治疗参数。根据机器提示，及时补充肝素溶液、倒空废液袋、更换管路及透析器。发生报警时，迅速根据机器提示进行操作，解除报警。

（6）治疗结束时的回血操作：治疗结束时，用生理盐水将残留在管路内的血液完全回输至患者体内后夹闭管路。

（7）冲洗血管通路：断开与中心静脉血管通路连接后，用生理盐水冲洗血管通路。然后注入肝素，关闭导管夹，防止血液回流造成凝血。

（8）用物处理：卸下 CRRT 机上的管路和滤器，按医疗垃圾处理。

（四）注意事项

1. 根据血流方向，CRRT 血管通路可选择从动脉到静脉和从静脉到静脉两种方式，其中后者因具有更高的溶质清除效率和较低的并发症而更为常用。

2. 患者是否需要 CRRT 治疗应由有资质的肾脏专科或 ICU 医师决定。

3. CRRT包括血液滤过、血液透析、血液透析滤过、血液超滤等模式，各模式的作用不尽相同，如血液滤过主要清除血中的中、小分子溶质，血液超滤主要排除体内多余的水分，应根据患者病情合理选择治疗模式。

4. 没有出血倾向的患者，CRRT期间通常以肝素抗凝，包括首剂肝素推注和持续肝素滴入，直至治疗结束前30～60分钟停止泵入肝素。有轻度出血倾向的患者可选用低分子肝素等其他方法进行抗凝处理。抗凝药物的剂量依据患者的凝血状态个体化调整；治疗时间越长，给予的追加剂量应逐渐减少。

5. 以肝素作为抗凝剂时，推荐采用活化凝血时间（ACT）进行监测，也可采用部分凝血活酶时间（APTT）进行监测。理想的状态应为血液净化过程中，从血液净化管路静脉端采集的样本的ACT/APTT维持于治疗前的1.5～2.5倍，治疗结束后从血液净化管路动脉端采集的样本的ACT/APTT基本恢复治疗前水平。

6. 根据患者的病情选用置换液。血液透析或滤过患者采用晶体置换液。

（五）护理要点

1. 血管通路的护理　妥善固定导管，保持血管通路密闭通畅；置管口局部皮肤用无菌透明敷贴保护，定期更换，如有潮湿、松动或污染则随时更换，防止感染发生。

2. 加强监测与病情观察　①密切观察患者电解质和液体平衡情况，每小时记录并累加超滤液体量，为观察治疗效果、调整治疗方案提供信息。肺水肿患者尤其要避免容量超负荷。②治疗过程中严密观察病情变化，特别是心率、心律、血压、呼吸、血氧饱和度、中心静脉压的变化，根据血压变化调整血流量，以维持血流动力学稳定。

3. 做好并发症护理　①配置置换液及更换液体过程中严格无菌操作，防止感染。②CRRT应用抗凝剂时易发生出血。应密切观察患者皮肤黏膜出血点、伤口和穿刺点渗血情况，以及胃液、尿液、引流液和大便颜色等。定期监测凝血功能，以便及时调整抗凝方案。在观察患者有无出血的同时，要注意观察滤器的凝血情况。正常治疗时滤器颜色应是均匀淡红色，若出现滤器颜色变青或黑色条纹则提示滤器有凝血。一旦发生上述情况，应立即处理。③在温度较低的环境中补充大量未经加温的置换液可能导致不良反应。应注意患者的保暖和置换液/透析液加温。

4. 心理护理　根据情况做好患者和家属的沟通、解释、安慰工作。

※八、体外膜肺氧合技术

（一）目的

体外膜肺氧合技术（extracorporeal membrane oxygenation，ECMO）是运用生物医学工程方法，使机体在脱离或部分脱离自身肺的情况下进行气体交换，暂时替代肺的部分功能或减轻肺的负荷，使其获得一定时间来完成功能上的改善和病理上的修复。

（二）适应证与禁忌证

1. 适应证

（1）可逆性呼吸衰竭，如急性休克、误吸、严重损伤、感染等造成的呼吸功能不全。

（2）顽固性心衰患者IABP和药物治疗无效者。

（3）心脏术后难以脱离体外循环。

（4）心脏或肺移植术前、术后需心肺功能支持。

2. 禁忌证

（1）体重小于 2 kg 或胎龄不足 32 周的新生儿。

（2）单纯机械通气长达 7 天为相对禁忌证，长达 10 天为绝对禁忌证。因为长时间的人工呼吸可导致肺组织纤维化和严重的气压伤等不可逆改变。

（3）严重的先天性肺发育不全、严重膈肌发育不全的患儿。

（4）出血性疾病、凝血功能障碍。

（5）同时合并肝、肾等两个以上脏器功能衰竭。

（三）操作步骤

1. 前期准备　①病室准备：将患者安排在 ICU 相对独立的房间，便于在 ECMO 治疗中消毒隔离工作能够到位，对于预防感染有重要作用。②用物准备：ECMO 系统（包括离心泵、氧合器、气体混合器、加热器、监测设备等）、动静脉插管及穿刺包、预充液等。

2. 操作

（1）管道预充：预充管与晶体和胶体预充液连接，先充晶体，后充胶体，预充液内加入适量肝素抗凝，加热预充液至 37 ℃。

（2）管路连接：按要求连接管路，确认没有气泡。

（3）麻醉和插管：大多数患者 ECMO 期间始终保持麻醉，应用镇静、镇痛和肌松药，以免发生躁动将管道意外拔出。肝素抗凝后在 ICU 或手术室行动静脉插管。管道位置可通过 X 线确认。

（4）调节 ECMO 参数：调节流量、转速、氧流量等参数。开始的 15 分钟在维持一定血平面情况下尽量提高流速，可设置 2.5～3.0 L/min 流速，2000 转/min 转速，70%～80%氧浓度，以尽快改善机体缺氧状况。之后根据心率、血压、中心静脉压、静脉血氧饱和度等调节。

（四）注意事项

1. 根据患者病情选择插管方式和血流方向　ECMO 的插管途径包括静脉-静脉转流法、静脉-动脉转流法和动脉-静脉转流法，其中动脉-静脉转流法已不常用。静脉-静脉转流法主要用于心功能良好的呼吸衰竭患者的支持治疗，静脉-动脉转流法主要用于呼吸和循环衰竭患者的支持治疗。

2. 根据患者病情选择氧合器　ECMO 所用的氧合器主要有中空纤维膜型和硅胶膜型。硅胶膜型氧合器相容性好，少有血浆渗漏，血液成分破坏小，适合长时间使用。其缺点是价格昂贵，排气困难。中空纤维膜型氧合器易排气，2～3 天可见血浆渗漏，血液成分破坏相对大，但由于安装简便仍为急救时首选。

3. 机械辅助通气　虽然 ECMO 可以使肺休息，但 ECMO 期间患者仍应机械辅助通气。呼吸机的使用原则为低压低氧设置，防止机械性肺损伤。对一些肺部已有气压伤的患者不用人工呼吸，让肺处于静止状态，对肺的恢复有益处。

4. 血管活性药物使用　在 ECMO 治疗中，肺和心脏得到充分的休息，血管活性药物可尽量不用，以充分发挥人工心肺的作用。

5. 全身肝素化　ECMO 过程中需全身肝素化，除开始给的肝素外，以后每小时给肝素 30～60 U/kg，使活化凝血时间（ACT）维持在 200～250 秒，血小板维持在（5～7）$\times 10^9$/L，低于这个水平应补充新鲜的血小板。

6. 终止ECMO　当患者ECMO循环流量为血流量的10%～25%，可维持正常代谢时，可考虑终止ECMO。如患者在终止ECMO 1～3小时内情况稳定，可拔除循环管道，并对血管进行修复。

（五）护理要点

1. 妥善固定　ECMO期间应妥善固定插管，防止患者躁动导致管道脱出。如应用镇静、镇痛和肌松药时，应加强基础护理工作。

2. 加强监测与病情观察　①密切监测血流动力学变化，观察皮肤颜色、温度及末梢血氧饱和度等组织灌注情况及机体缺氧情况。②观察ECMO是否有效的指标，如平均动脉压、中心静脉压、肺动脉压等；每2～3小时监测血气1次，随时调整呼吸机和ECMO氧合器参数，保证氧供和氧耗的平衡。连续监测静脉氧饱和度，努力使其维持在65%～75%。③密切监测中心体温，保持体温在35 ℃～36 ℃。温度太高，氧耗增加。温度太低，易发生凝血机制和血流动力学的紊乱。④监测电解质、肾功能：ECMO期间需预充大量液体，造成患者体内水负荷较重，电解质变化大，应及时用利尿脱水药，保证尿量＞1 mL/(kg·h)，应监测电解质、肾功能变化。

3. 做好并发症的预防和护理　①预防出血、溶血和栓塞：ECMO期间全身肝素化，可导致出血，另外，血泵负压转流对血液造成机械损伤，可出现管路内血栓形成、溶血等并发症。应密切观察患者神志、瞳孔、对光反射、置管侧肢体感觉、皮肤颜色、温度、足背动脉搏动等情况，并与对侧肢体比较，以便及时发现出血或栓塞状况。每天监测游离血红蛋白，若偏高且伴有尿色偏红，应适当碱化尿液，促进游离血红蛋白排出，防止溶血。②长时间ECMO使用膜肺可出现血浆渗漏、气体交换不足、栓塞等情况，严重时应更换氧合器。③预防感染：保持病室环境清洁，每天定时消毒；严格各项无菌操作；置管处敷料随时更换，保持清洁干燥；根据病情查血常规、血培养、痰培养，及时调整抗生素并观察使用效果。

4. 故障排除　ECMO期间出现故障需要停止循环时，首先夹闭动、静脉管路，开放管路桥。及时调整呼吸机辅助呼吸参数和正性肌力药物剂量，增加呼吸循环支持。

第三节　常用中医急救技术

中医的一些常见治疗方法，如指压穴位法、针刺法、拔罐法和刮痧法等，在对患者进行急救的过程中，如果能够正确加以施治，均会起到积极有效的作用。

一、指压穴位急救法

（一）目的

指压穴位法是根据病情在人体体表特定穴位上，运用各种手法进行按压，以达到调节机体生理、病理状态，疏通经络，调整气血，救治患者的目的。

（二）适应证与禁忌证

1. 适应证　指压穴位法的适应范围相当广泛，可应用于胃溃疡、胃痉挛、急性头痛、胸痛以及颈、肩、臂、腰部的软组织损伤、胆石症、痛经、心悸、昏厥、小儿厌食、腹泻等不同类型的疾病。

2. 禁忌证

（1）急性传染病及各种感染性疾病，如化脓性关节炎、蜂窝织炎、骨结核等。

（2）各种恶性肿瘤。

（3）皮肤病的病变部位，如溃疡性皮炎、湿疹等。

（4）正在出血的部位或内脏器质性病变。

（5）妇女经期或妊娠期，腹部和腰骶部。

（6）骨折移位或关节脱位。

（7）极度疲劳或醉酒后。

（8）严重心脏病及精神病患者。

（三）操作方法

根据手法的动作形态，指压穴位急救法主要可分为如下几类：

1. 一指禅推法　手握空拳，腕掌悬屈，拇指伸直，盖住拳眼，用拇指的指端、螺纹面着力于体表穴位上，运用腕部的来回摆动带动拇指关节的屈伸运动（图 8－52）。适用于头痛、胃痛、腹痛等病症。

2. 指按法　用拇指指端或指腹按压体表穴位（图 8－53）。适用于胃脘痛、头痛、肢体麻木等急症。

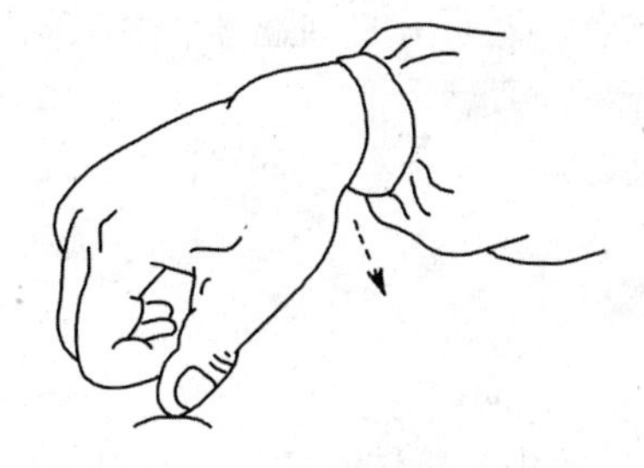

图 8－52　一指禅推法

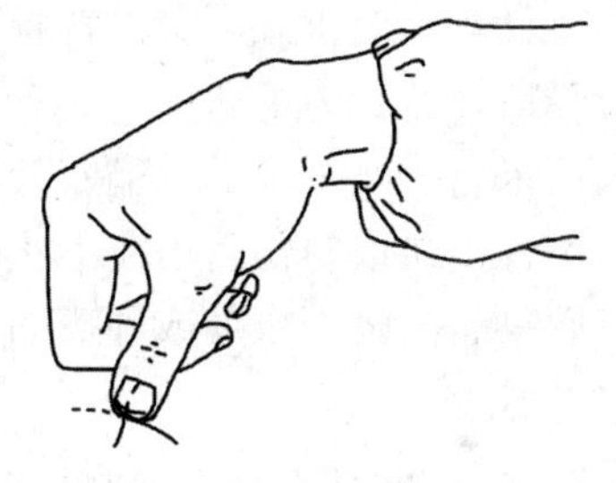

图 8－53　指按法

3. 点法　用指端或屈指骨突部或肘尖着力于人体穴位上垂直下压的一种手法（图 8－54）。适用于急性腹痛、腰腿麻木疼痛等病症。

4. 捻法　用拇指、示指螺纹面捏住一定部位，同时两指相对用力作搓揉运动的一种手法（图 8－55）。适用于指、趾关节损伤、肿胀疼痛等急症。

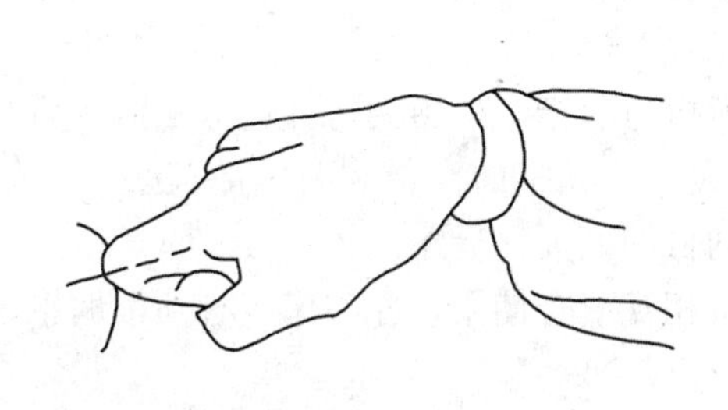

图 8－54　点法

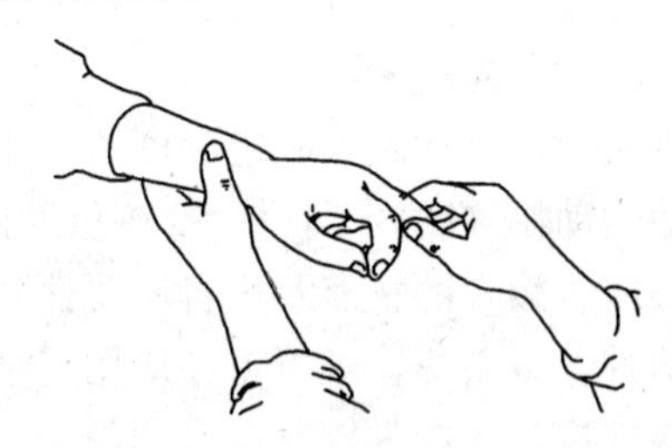

图 8－55　捻法

（四）注意事项

使用指按法操作时，着力部位要紧贴体表，不可移动，用力要由轻而重，不可用暴力。

点法操作时要求做到深透，用力大小视受术部位肌肉厚薄程度而定，动作过程用力由弱渐强再由强而弱，反复用力，不可用暴力点压。捻法操作时用力要缓和、持续，动作灵活、快速，不可重滞。在用指压穴位法对患者进行急救的过程中，都必须时刻观察患者的病情变化以及对此疗法的耐受情况。进行施治时，出手要果断，动作要连贯，力度掌握合理，方能达到理想的急救效果。

二、针刺法

（一）目的

针刺法是指采用各种不同的金属制成的针具，施以各种不同的手法，刺激人体一定部位的腧穴，以达到激发经络之气，调整阴阳，从而使机体恢复平衡而治疗疾病的目的。

（二）适应证与禁忌证

1. 适应证　针刺法的适应范围广泛，可应用于头痛、腰痛、腹泻、急性胃炎、急性十二指肠溃疡、支气管哮喘、气管炎、急性结膜炎等各类急症。

2. 禁忌证

（1）患者在过于饥饿、疲劳，精神过度紧张时，不宜立即进行针刺。对于气血虚弱者，进行针刺时，手法不宜过强，并应尽量选用卧位。

（2）妇女怀孕 3 个月以内者，小腹部的腧穴不宜针刺。若怀孕 3 个月以上者，其腹部、腰骶部腧穴也不宜针刺。至于三阴交、合谷、昆仑、至阴等一些通经活血的腧穴，在怀孕期禁刺。如妇女行经期，若非为了调经，亦不应针刺。

（3）小儿囟门未合时，头顶部的腧穴禁针刺。

（4）常有自发性出血或损伤后出血不止的患者。

（5）皮肤有感染、溃疡、瘢痕或肿瘤的部位。

※（三）操作方法

1. 基本手法　针刺的基本动作，常用的有提插法和捻转法两种。

（1）提插法：是将针刺入腧穴的一定深度后，使针在穴位内进行上提、下插的操作方法（图 8－56）。针由浅层向下刺入深层的操作谓之插，从深层向上退至浅层的操作谓之提。至于提插幅度的大小、层次的变化、频率的高低和操作时间的长短等，应根据患者的体质、病情和腧穴的部位以及术者所要达到的目的而灵活掌握。使用提插法时的指力一定要均匀一致，幅度不宜过大，一般以寸为宜；频率不宜过高，每分钟 60 次左右；保持针身垂直，不改变针刺角度、方向。

（2）捻转法：将针刺入一定深度后，用拇指与示指、中指夹持针柄作一前一后、左右交替旋转捻动的动作（图 8－57）。捻转角度的大小、频率的高低和时间的长短，应根据患者的体质、病情、腧穴的特点及术者所要达到的目的而灵活运用。

以上两种基本手法，既可单独应用，也可相互配合使用，在临床上必须根据患者的具体情况，灵活掌握，才能发挥其应有的作用。

2. 辅助手法　是进行针刺时用以辅助行针的操作方法。常用的有循法、刮法、弹法、摇法、飞法、震颤法等。

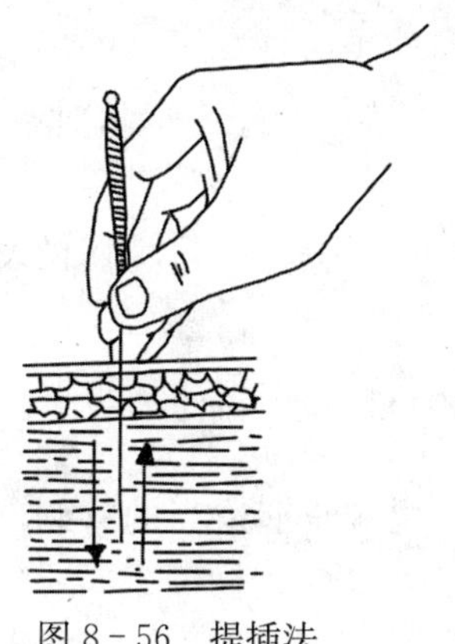
图8-56　提插法

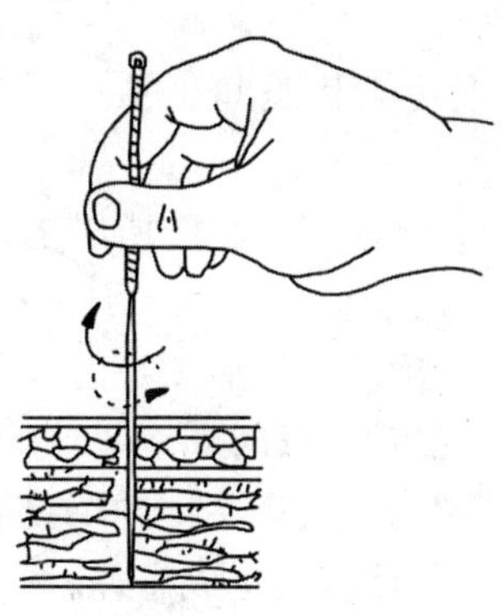
图8-57　捻转法

（1）循法：是用手指在所刺腧穴的四周或沿经脉的循行部位，进行徐和的循按或循摄的方法。此法在未得气时用之可以通气活血，有行气、催气之功。若针下过于沉紧时，用之可宣散气血，使针下徐和。

（2）刮法：又称刮柄法或划柄法。是将针刺入腧穴一定深度后，使拇指或示指的指腹抵住针尾，用拇指、示指或中指甲，由下而上地频频刮动针柄的一种方法（图8-58）。此法在不得气时用之可激发经气，是一种催气、行气之法。

（3）弹法：是将针刺入腧穴的一定深度后，以手指轻轻叩弹针柄，使针身产生轻微的震动，而使经气速行（图8-59）。此法亦有激发经气，催气速行的作用。

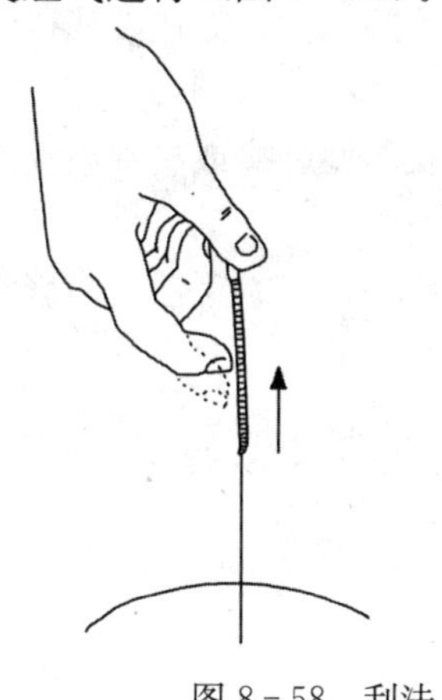
图8-58　刮法

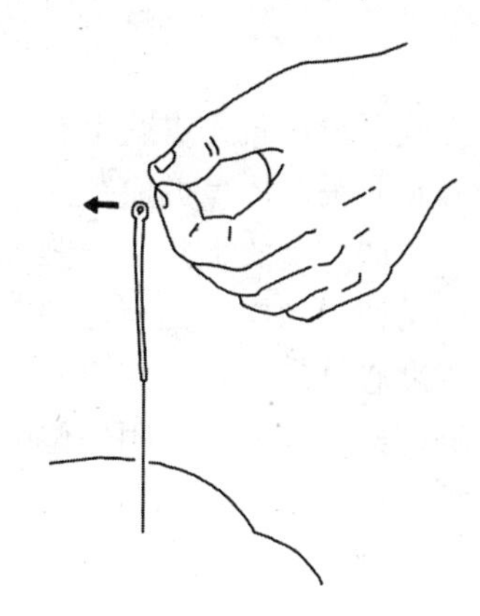
图8-59　弹法

（4）摇法：又称摇柄法，是将针刺入腧穴一定深度后，手持针柄进行摇动，如摇橹或摇辘轳之状。此法若直立针身而摇，多自深而浅地随摇随提，用以出针泻邪。若卧针斜刺或平刺而摇，一左一右，不进不退，如青龙摆尾，可使针感单向传导。

（5）飞法：是用拇指、示指持针柄，小幅度地捻搓针柄数次，然后放开两指，一搓一放，状如飞鸟展翅。此法用于气至之前，可促使得气，用于得气之后，则可增强得气感应。

（6）震颤法：是将针刺入腧穴一定深度后，右手持针柄，用小幅度、快频率的提插捻转动作使针身产生轻微的震颤，以促使得气或增强祛邪、扶正的作用。

（四）注意事项

由于人的生理功能状态和生活环境条件等因素，在实施针刺术时，应注意以下几个方面。

1. 对胸、胁、腰、背、脏腑所居之处的腧穴不宜直刺、深刺。肝脾大、肺气肿患者更应注意。

2. 针刺眼区和项部的风府、哑门等穴和脊椎部的腧穴，要注意掌握一定的角度，更不宜大幅度地提插、捻转和长时间地留针，以免伤及重要组织器官。

3. 对于尿潴留的患者，在针刺小腹部腧穴时，也应掌握适当的针刺方向、角度、深度等，以免误伤膀胱等器官而造成意外。

三、拔罐法

（一）目的

拔罐法是一种以罐为工具，借助热力排除其中空气，造成负压，使之吸附于腧穴或应拔部位的体表而产生刺激，使局部皮肤充血、淤血，以达到防治疾病的目的。

（二）适应证与禁忌证

1. 适应证　拔罐法具通经活络、行气活血、消肿止痛、祛风散寒等作用，广泛适用于风湿痹痛、神经麻痹、腹痛、背腰痛、痛经、头痛等急症。

2. 禁忌证

（1）凝血机制不好，有自发性出血倾向或损伤后出血不止的患者，如血友病、紫癜、白血病等。

（2）皮肤严重过敏或皮肤患有疥疮等传染性疾病者；皮肤恶性肿瘤或局部破损溃烂、外伤骨折、静脉曲张、体表大血管处、皮肤丧失弹性者。

（3）妊娠期妇女的腹部、腰骶部及乳部不宜拔罐，拔其他部位时，手法也应轻柔。

（4）肺结核活动期、妇女经期不宜拔罐。

（5）重度心脏病、心力衰竭、呼吸衰竭及严重水肿的患者不宜拔罐。

（6）五官部位、前后二阴部位。

（7）重度神经质、全身抽搐痉挛、狂躁不安、不合作者；醉酒、过饥、过饱、过渴、过劳者，慎用拔罐。

（三）操作方法

1. 火罐　利用热胀冷缩的原理，排去空气。即借燃烧时火焰的热力，排去罐内空气，使之形成负压而吸着于皮肤上，称火罐法。又可分为以下几种：

（1）投火法：用小纸条点燃后，投入罐内，不等纸条燃完，迅即将罐罩在应拔部位上，即可吸于体表。

（2）内火法：最常用。以镊子夹住点燃的乙醇棉球在罐内绕一圈，迅即将罐罩在应拔部位上，即可吸住。

（3）贴棉法：用 1 cm 见方的棉花一块，不要过厚，略浸乙醇，贴于罐内壁中段，然后点着，罩于选定的部位上，即可吸住。

（4）架火法：用一不易燃烧及传热的块状物，直径 2～3 cm，放在被拔部位上，上置小块乙醇棉球，点燃后将罐扣上，可产生较强吸力，使罐吸住。

2. 水罐　利用煎煮水热力排去空气。一般应用竹罐，先将罐放在锅内加水煮沸，用时将罐倾倒用镊子夹出，甩去水液，或用折叠的毛巾紧扪罐口，趁热扣在皮肤上，即能吸住。

3. 抽气罐　先将抽气罐紧扣于需要拔罐的部位上，用抽气筒套在罐的活塞上，将空气抽出产生负压，即能吸住。

（四）注意事项

1. 拔罐时，要选择适当体位和肌肉丰满的部位。若体位不当、移动或骨骼凹凸不平、毛发较多的部位均不适宜。

2. 拔罐时要根据所拔部位的面积而选择大小适宜的罐。操作时必须迅速，才能使罐吸附有力。

3. 针刺或刺血拔罐时，若用火力排气，须消毒部位乙醇完全挥发后方可拔罐，否则易灼伤皮肤。

4. 拔罐时间过长或吸力过大而出现水疱时，可涂甲紫，覆盖纱布固定。如果水疱较大，可用注射器抽出疱内液体，然后用依沙吖啶纱布外敷固定。

5. 拔罐时的吸附力过大时，可按挤一侧罐口边缘的皮肤，稍放一点空气进入罐中。切不可硬行上提或旋转提拔，以免拉伤皮肤。

拔罐法虽应用范围广，但应注意不可时间过长，否则容易出水疱而致皮肤感染。还有不能在同一位置反复操作，这样做会对皮肤造成损伤，比如红肿、破损等。在急救过程中必须随时关注患者的病情变化，随时调整操作方法。

四、刮痧法

（一）目的

刮痧法是采用边缘光滑的器具如刮痧板、铜钵、瓷器片等蘸植物油在患者体表部刮动，使局部皮下出现细小的出血斑点，状如沙粒，否定以促使全身气血流畅、邪气外透于表，从而达到治疗疾病的目的。

（二）适应证与禁忌证

1. 适应证　主要用于呼吸系统和消化系统的疾病，如中暑、感冒、发热、咳嗽、咽痛、呕吐、腹痛、伤食、小腿痉挛、汗出不畅、风湿痹痛等。

2. 禁忌证

（1）有出血倾向的疾病，如血小板减少、白血病、过敏性紫癜的患者。

（2）新发生的骨折部位、外科手术疤痕处2个月内不宜刮痧。

（3）原因不明的肿块及恶性肿瘤部位不宜刮痧。

（4）妇女经期下腹部慎刮；妊娠期下腹部禁刮。

（5）刮治部位皮肤有溃烂、损伤、炎症禁刮。

（三）操作方法

1. 刮痧部位　主要为背部，也可为颈部、前胸、四肢。

2. 方法　患者取舒适体位，充分暴露其被刮部位，并用温水洗净局部，通常采用光滑的硬币、铜勺柄、瓷碗、药匙、有机玻璃纽扣或特制的刮板，蘸取刮痧介质（如刮痧油、香油或中药提取浓缩液等，既可减少刮痧时的阻力，又可避免皮肤擦伤并增强疗效），在体表特定部位反复刮动、摩擦。按手法又分为直接刮法和间接刮法。

（1）直按刮法：用热毛巾擦洗被刮部位的皮肤，然后均匀涂上刮痧介质，用刮痧工具直接接触患者皮肤，在体表的特定部位反复进行刮拭，直到皮下出现痧痕为止。

（2）间接刮法：在患者要刮拭的部位上放一层薄布类物品，然后再用刮痧工具在布上间接刮拭，此法有保护皮肤的作用。主要用于儿童、高热或中枢神经系统感染开始出现抽搐者、年老体弱和某些皮肤病患者。

（四）注意事项

1. 病室内空气流通，但应注意保暖。患者体位要根据病情而定，一般有仰卧、俯卧、仰靠、俯靠，以患者舒适为宜。

2. 刮痧时注意病情变化。掌握好刮痧轻重，由上而下刮，并时时蘸植物油保持肌肤润滑，不能干刮，以免刮伤皮肤。

3. 刮完后应擦净油渍，让患者休息片刻，保持情绪平稳，并嘱忌食生冷、油腻、刺激性食物。

在对急症患者进行刮痧疗法时，应首先注意到刮痧部位的皮肤是否完好及有无出血倾向，对于伤情复杂者，尤其要注意操作部位有无骨折。此外，必须要注意保暖，尤其是在冬季应将患者移避寒冷与风口。夏季刮痧时，应回避风扇直接吹刮拭部位。刮痧出痧后 30 分钟以内忌洗凉水澡。前一次刮痧部位的痧斑未退之前，不宜在原处进行再次刮痧。再次刮痧时间需间隔 3～6 天，以皮肤上痧退为标准。

自学指导

【重点难点】

1. 口咽通气管和鼻咽通气管的适应证、操作方法。

2. 指压止血法及橡皮止血带止血法。

3. 身体各部位骨折固定方法。

4. 呼吸道异物的判断和现场急救。

5. 气管内插管、气管切开、机械辅助呼吸、中心静脉置管的适应证和护理要点。

※6. 临时心脏起搏术、主动脉球囊反搏术、连续性血液净化治疗和体外膜肺氧合的适应证和护理要点。

7. 各种中医急救技术的操作方法和注意事项。

【考核知识点】

1. 通气方法。

2. 绷带包扎、止血、固定方法及注意事项。

3. 呼吸道异物的判断和现场急救。

4. 气管内插管、气管切开、机械辅助呼吸、中心静脉置管的适应证和护理要点。

5. 各种中医急救技术的目的、适应证、操作方法和注意事项。

【复习思考题】

1. 简述应用止血带止血的注意事项。

2. 简述包扎的目的及注意事项。

3. 简述固定的注意事项。

4. 一位58岁女性在病区探望其生病的家属时，因进食月饼突然发生窒息，当时面色青紫，口唇发绀，作为值班护士，你该怎么处理？

5. 简述气管内插管患者的护理要点。

6. 如何确认气管导管的位置？

7. 简述气管切开患者的护理要点。

8. 简述中心静脉置管患者的护理要点。

9. 简述指压穴位急救法的禁忌证。

10. 简述拔罐法中火罐的原理和注意事项。

11. 简述刮痧法的目的和操作方法。

〔周云仙　张昕烨〕

第九章 危重症患者的营养支持

【学习目标】

1. 掌握：

（1）营养支持的概念。

（2）肠内、肠外营养支持的监护内容。

（3）肠内、肠外营养支持的并发症及防治措施。

2. 熟悉：

（1）危重症患者营养评估的方法（病史、人体测量、※实验室检查、临床检查、※综合营养评估）。

（2）营养支持的基本指征。

（3）肠内、肠外营养支持的适应证与禁忌证。

（4）肠内、肠外营养支持的给予途径与输注方式。

3. 了解：

※（1）危重症患者的代谢变化特点。

※（2）肠内、肠外营养支持的各类营养制剂。

【自学时数】 2学时。

机体良好的营养状况及正常代谢，是维持生命活动的基础与保证。危重症患者由于严重的创伤、感染、手术或脓毒血症等，引起机体神经系统、内分泌系统及代谢改变，可引起包括肠功能衰竭在内的多器官功能障碍综合征（multiple organ dysfunction syndrome，MODS)，导致极其严重的后果。营养支持作为有效的治疗手段，在保护脏器功能、修复创伤组织、控制感染、减少并发症和促进机体康复等方面起着至关重要的作用。急救医护人员应能针对危重症患者的机体状况、营养代谢特点，选择适宜的营养支持途径、制订切实可行的营养支持护理计划、实施针对性的护理措施，以达到改善危重症患者的营养状况、促进康复的目的。

第一节 概 述

营养支持（nutritional support，NS）是指在饮食摄入不足或不能的情况下，通过肠内或肠外途径补充或提供维持人体必需的营养素。营养支持的临床应用始于20世纪上半叶，其发展主要集中于下半叶，自60年代末Dudrlck等成功地经深静脉置管提供营养物质而开辟了肠外营养支持的又一途径后，各类研究结果使人们对临床营养有了更深刻的认识，如“营养过剩”与“营养不足”同样有损健康，肠内营养比肠外营养更符合生理需求等。因此，当今营养支持的概念已不局限于满足患者能量及蛋白质的需要，而是被进一步拓宽，涉及营养素的代谢支持、药理及免疫作用。

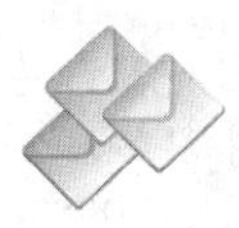

知识链接

营养支持与代谢支持的区别

项　目	营养支持	代谢支持
临床特点	营养障碍	高代谢、脏器衰竭
本质	饥饿	代谢应激反应
重点	强调体重和内脏蛋白	保存脏器结构与功能
糖	如果有就利用	增加
蛋白质	节减	大大增加利用
脂肪	增加利用	增加利用
非蛋白质热卡：氮	150：1	≤100：1
蛋白质［g/(kg·d)］	1.0	1.5～2.0
脂肪［g/(kg·d)］	与葡萄糖配合使用	0.5～1.0

一、危重症患者的代谢变化

※（一）三大营养素代谢改变

1. 糖代谢紊乱　在严重的创伤、手术或感染等情况下，机体发生应激反应。一方面，应激反应导致机体内分泌紊乱，如糖皮质激素、胰高血糖素、儿茶酚胺、甲状腺素的分泌增加，糖异生明显加强，葡萄糖生成增加；另一方面，胰岛素分泌减少或相对不足，机体对胰岛素的反应性明显降低，致使胰岛素不能发挥正常生物学效应，而刺激组织对葡萄糖的摄取和利用，这种现象称为胰岛素抵抗，机体呈高血糖状态。在MODS的早期血糖可明显升高，而高糖血症又可加重机体的应激反应，形成了恶性循环。

2. 蛋白质分解代谢加速　蛋白质快速分解而合成降低是较大的手术或创伤后代谢反应的突出特点，表现为骨骼肌群进行性消耗，尿氮排出增加，机体呈现明显的负氮平衡。血中氨基酸谱发生变化，支链氨基酸（branched chain amino acid，BCAA）的血浆水平正常或降低，芳香族氨基酸（aromatic amino acid，AAA）和含硫氨基酸的浓度明显升高。BCAA/AAA的比值明显下降。研究发现，机体氮排出量达到150～320 g（占蛋白质的8%～17%），导致免疫功能受损，抵抗力下降，创伤愈合能力降低，并发症和死亡率上升。

3. 脂肪代谢紊乱　在手术/创伤等应激状态下，由于儿茶酚胺的作用，体内脂肪被动员供能。因脂肪分解加速，使血中游离脂肪酸、甘油三酯及甘油浓度增高，故常出现高甘油三酯血症。但酮体的形成则根据创伤的种类、部位和严重程度而有所变化。通常严重的创伤、感染和休克后，酮体合成降低或缺乏；轻度创伤或感染时，酮体生成则略微增加，但往往低于非应激的饥饿状态时的酮体水平。

※（二）能量代谢改变

严重创伤或感染时，能量需求可增加 100%～200%，机体呈高代谢状态，其程度与创伤或感染的严重程度成正比。危重症患者能量代谢的基本特征是静息能量消耗（resting energy expenditure，REE）增加，REE 是患者卧床时热量需要的基数。基础能量消耗（basal energy expenditure，BEE）指人体在清醒、空腹、极度安静的状态下，不受环境温度、肌肉活动、食物和精神紧张等因素影响时的能量代谢。高代谢是指 BEE 在正常值的 110%以上，即 REE 约为 BEE 的 1.1 倍左右。

※（三）维生素代谢改变

较大的手术、严重创伤或感染后常伴有维生素 C 的缺乏，可导致伤口或手术切口愈合延缓和白细胞计数下降。

※（四）胃肠道功能改变

有研究者认为肠道是严重应激反应的中心器官。重度感染或创伤时，危重症患者的胃肠功能会发生许多改变，如消化腺分泌功能受抑制，胃肠蠕动功能减慢，患者出现食欲下降、厌食、腹胀等情况；因禁食和长期大量应用广谱抗生素，导致肠道菌群失调，严重影响肠黏膜的屏障功能，导致细菌和毒素的侵入和移位；危重症患者还常并发应激性溃疡。此外，肠黏膜急性损伤后细胞因子的产生可导致全身性炎性反应综合征（systemic inflammatory response syndrome，SIRS）和 MODS。对肠道黏膜屏障损伤与肠道细菌移位的防治效果研究，已成为目前危重症患者营养支持领域探讨的核心问题之一。

二、危重症患者的营养需求

（一）正常营养需求

一般情况下，患者总需要量为 104.5～146.3 kJ [25～35 kcal/(kg·d)]，但因患者的个体差异、病情及活动程度等有所不同，可通过以下方法计算能量需要量。

1. Harris-Benedict 公式

（1）基础能量消耗（BEE）：可用 Harris-Benedict 公式计算。

男性：BEE（kcal）＝66.5＋13.8W＋5.0H－6.8A

女性：BEE（kcal）＝66.5＋9.6W＋1.7H－4.7A

注：W 为体重（kg），H 为身高（cm），A 为年龄（岁）。

（2）静息能量消耗（resting energy expenditure，REE）：是指机体进食后休息状态下的能量消耗。可利用仪器直接或间接测定。据研究结果显示，REE 比 H－B 公式的 BEE 值低约 10%，因此可用计算所得的 BEE 值减去 10%，即为实际的 REE 值。

（3）实际能量消耗（actual energy expenditure，AEE）：计算公式为：AEE ＝BEE×AF×IF×TF。其中 AF 为活动系数，完全卧床时为 1.1，活动加卧床时为 1.2，正常活动时为 1.3；IF 为应激系数，中等手术为 1.1，脓毒血症为 1.3，腹膜炎为 1.4；TF 为体温系数，正常体温为 1.0，体温每升高 1 ℃，系数增加 0.1。

2. 体表面积（BSA）能量计算公式　总能量供给也可通过 BSA 近似计算出来，即：能量需要＝850×BSA。其中 BSA（m^2）＝$H^{0.725}\times W^{0.4253}\times 7.184\times 10^{-3}$，H 指身高（cm），W 指体重（kg）。

3. 血流动力学能量计算公式　适用于 Harris-Benedict 公式很难预测的能量消耗，如肥胖或极度消瘦者，因其机体构成成分发生了很大变化，故可根据血液流变学计算其能量需求。计算公式为：

能量需要＝心输出量(L/min)×血红蛋白(g/dL)×(动脉血氧饱和度－静脉血氧饱和度)×95.2

（二）危重症患者的营养需求

1. 非蛋白供能物质供给量　危重症患者不可能达到真正的安静状态，因此其静息能量消耗又称为代谢能量消耗，故应根据患者的病情、代谢状况、治疗目标等估计代谢能量消耗。临床上进行营养支持时，常以葡萄糖、脂肪共同供能为首选。糖与脂肪热量比可为 1∶1～3∶1，即糖在非蛋白质热量中比例占 50%～75%，脂肪占 25%～50%，或者说糖占总热量比例 40%～60%，脂肪占 20%～40%。葡萄糖的供给量＜300～400 g/d，成人＜6 g/(kg·d)；脂肪＜2.5 g/(kg·d)。

2. 蛋白质供给量　应根据机体氮平衡的情况确定蛋白质供给量。正常情况下，氮需要量为 0.22 g/(kg·d)，摄入 1 g 氮约需 6.25 g 蛋白质。热氮比为 150 kcal∶1 g 氮。机体在严重应激的情况下，提供的非蛋白热量为 35 kcal/(kg·d)，热氮比应适当缩小，不超过 100∶1。一般来说，蛋白质供给占总热量 15%～20%。若存在严重分解代谢的患者，氮的摄入量需相应增加，最高可达 0.35 g/(kg·d)，最低不得低于 0.16 g/(kg·d)。在补充蛋白质时，必须同时给予适量的非蛋白质热量（糖、脂肪），以避免蛋白质作为热量被消耗。

3. 常量和微量营养素的供给量　微量营养素包括水溶性和脂溶性维生素、必需微量元素和其他无机盐。目前商品化的复合多种维生素和微量元素制剂，应用安全、方便。在手术、感染、休克等应激状态下，机体对部分水溶性维生素的需要量增加，可适当增加供给量；而长期过量地应用脂溶性维生素，可致体内蓄积中毒，故输入量不宜超过每天膳食许可量。

第二节　营养评估

营养评估（nutritional assessment）是通过询问病史、人体测量、生化检查、临床检查及多项综合营养评估等方法，评估人体的营养状况，确定营养不良的程度及类型，评估营养不良所致后果的危险性，并监测营养支持疗效的方法。

一、病史

患者处于慢性消耗性疾病、手术创伤及严重感染等应激状态，或由各种原因导致较长时间不能正常饮食。

二、人体测量

人体测量（anthropometry）包括身高、体重、体重指数、上臂肌围、皮褶厚度、腰围、臂围等指标的测量。上述参数的精确性常受测量方法、测量人员的技术或手法以及患者有无水肿等影响。

（一）体重

体重（body weight，BW）是营养评估中最简单、直接而可靠的指标。体重的改变，可从总体上反映机体的营养状况。短期内出现的体重变化，可受钠水潴留或脱水因素的影响，故应以病前3～6个月的体重为标准进行评定。实际体重仅为理想体重的90%以下时，提示营养不良。体重常用的指标有：

1. 实际体重占理想体重（ideal body weight，IBW）百分比　即实际体重/IBW×100%，正常值为－10%～＋10%。

2. 体重改变　体重改变（%）＝[通常体重（kg）－实测体重（kg）]÷通常体重（kg）×100%。近3周体重减轻≥5%基础体重或近3个月体重减轻≥10%基础体重，提示负氮平衡。注意应将体重变化的幅度与速度结合起来评定。

3. 体重指数（body mass index，BMI）　BMI＝体重（kg）/身高^2（m^2），正常值为18～25。BMI是反映营养不良及肥胖症的可靠指标，BMI＜18是营养不良的重要指标。

（二）皮褶厚度

皮褶厚度（skin fold thickness）的测量部位有上臂肱三头肌、肩胛下角部、腹部、髂嵴上部等。临床上常用三头肌皮褶厚度（triceps skin fold thickness，TSF）测量，间接地判断脂肪组织的储存情况。正常参考值男性为12.5 mm，女性为16.5 mm。实测值在正常值的90%以上为正常，80%～90%为体内脂肪轻度亏损，60%～80%为中度亏损，＜60%为重度亏损。

（三）上臂围与上臂肌围

1. 上臂围（arm circumference，AC）　软尺误差＜0.1 cm。测量时，被测者上臂自然下垂，取上臂中点，用软尺测量。

2. 上臂肌围（arm muscle circumference，AMC）　可间接反映体内蛋白质储存水平，其与血清白蛋白水平相关。研究发现，当血清白蛋白＜2.8 g%时，87%的患者出现AMC减小。AMC（cm）＝AC（cm）－3.14×TSF（cm）。正常参考值男性为24.8 cm，女性为21.0 cm。实测值在参考值90%以上为正常，80%～90%为轻度营养不良，60%～80%为中度营养不良，＜60%为重度营养不良。

三、实验室检查

（一）蛋白质测定

1. 肌酐身高指数（creatinine height index，CHI）　肌酐是肌蛋白质的代谢产物，尿中肌酐排泄量与体内骨骼肌量基本成比例，故可用于判断体内骨骼肌含量。测量方法为连续3天保留24小时尿液，取肌酐平均值并与相同性别及身高的标准肌酐值比较所得的百分比即为CHI。评定标准为＞90%为正常，80%～90%提示瘦体组织轻度缺乏，60%～80%提示中度缺乏，＜60%提示重度缺乏。

2. 内脏蛋白测定　是蛋白质营养状况测定中极其重要的方法之一，血浆蛋白水平能反映机体蛋白质营养状况。临床常用指标包括血清白蛋白、转铁蛋白、甲状腺结合前清蛋白和视黄醇结合蛋白，其中血清白蛋白应用最广，其半衰期为20天，故不能反映急性营养状况的改变，但对判断预后有价值。正常值为35～45 g/L，28～34 g/L为轻度营养不良，21～27 g/L为中度营养不良，<21 g/L为重度营养不良。转铁蛋白是一种β球蛋白，半衰期为8.8天，能较快地反映内脏蛋白改变。正常值为2.0～3.0 g/L，1.5～2.0 g/L表明内脏蛋白轻度消耗，1.0～1.5 g/L为中度消耗，<1.0 g/L为重度消耗。

3. 氮平衡（nitrogen balance，NB）　能动态地反映蛋白质和能量的平衡，是评价机体蛋白质营养状况最可靠、最常用的指标。计算公式为：氮平衡＝摄入氮量(g/d)－[尿氮(g/d)＋4]。氮的摄入应记录经口、肠道摄入和经静脉输入的氮。氮的主要排出途径是尿氮，约占排出氮总量的80%，其他如粪氮、体表丢失氮、非蛋白氮、体液丢失氮等，四者数量较少且恒定，临床常用常数4表示。一般食物蛋白质中氮的平均含量为16%，若氮摄入量大于排出量，为正氮平衡（positive nitrogen balance），反之为负氮平衡（negative nitrogen balance），两者相等则维持氮的平衡状态（nitrogen equilibrium），提示摄入蛋白质量可满足基本要求。

4. 整体蛋白质更新率　是能更精确地判断体内蛋白质合成或分解状态的方法，需用核素标记测试，因其费用较高，操作繁琐，故临床应用较少。

※（二）免疫功能评估

细胞免疫功能在人体抗感染中起着十分重要的作用。蛋白质热量营养不良常伴有细胞免疫功能受损，而导致患者术后的感染率与死亡率上升。

1. 总淋巴细胞计数（total lymphocyte count，TLC）　是反映细胞免疫功能的一项简易参数。计算公式为：TLC＝淋巴细胞百分比×白细胞计数。TLC低于1.5×10^9/L常提示营养不良。

2. 皮肤迟发型超敏反应（skin delayed hypersensitivity，SDH）　能基本反映人体细胞免疫功能。该试验是将5种抗原于前臂屈侧表面不同部位作皮内注射，24～48小时后观察反应，皮丘直径≥5 mm者为阳性，反之为阴性。机体细胞免疫能力与阳性反应程度呈正比。

四、临床检查

临床检查是通过收集病史及体格检查发现营养缺乏的体征。目的在于发现下述情况，判断并与其他疾病鉴别，如恶病质、肌肉萎缩、毛发脱落、肝大、腹水或水肿、皮肤改变、维生素缺乏体征、必需脂肪酸缺乏体征及微量元素缺乏症等。在发现这些营养不良表现的同时，还必须找出其与饮食、疾病等因素的关系。

※五、综合营养评估

采用单一指标评定机体的营养状况，误差较大、局限性强，故目前临床上多采用综合性营养评估的方法。常用方法包括预后营养指数（prognostic nutritional index，PNI），营养评估指数（nutritional assessment index，NAI），主观全面评估（subjective global assessment，SGA）和微型营养评估（mini-nutritional assessment，MNA）等。判断患者有无营养不良，应对其营养状况进行全面评估。营养不良可分为轻、中、重3种程度，其简易评定方法见表9-1。

表 9-1 简易评定方法

评定指标	正常值	营养不良		
		轻度	中度	重度
体重	>理想体重的 90%	81～90	60～80	<60
三头肌皮褶厚度（mm）	>正常值的 90%	81～90	60～80	<60
上臂肌围（cm）	>正常值的 90%	81～90	60～80	<60
肌酐身高指数（%）	>正常值的 90%	81～90	60～80	<60
清白蛋白（g/L）	≥35%	31～34	26～30	<25
转铁蛋白（g/L）	2.0～2.5	1.5～2.0	1.0～1.5	<1.0
前清蛋白（mg/L）	200～400	160～200	120～160	<120
氮平衡（g）	±	−5～−10	−10～−15	>−15
总淋巴细胞计数（$\times 10^9$/L）	≥1.5	1.2～1.5	0.8～1.2	<0.8
皮肤迟发型超敏反应	≥（++）	(+)～(++)	(−)～(+)	−

第三节　危重症患者营养支持途径与选择

临床上常用的营养支持途径包括肠内营养（enteral nutrition，EN）、肠外营养（parenteral nutrition，PN）或两种共用。连续 7 日以上无法正常进食、具有发生营养不良的高危因素或已有营养不良的危重症患者，可通过肠内营养或肠外营养途径获取足够的营养物质，以改善预后，提高生存率。EN 方便、有效，符合生理状态，若患者肠道的结构和功能完整，营养支持时应首选肠内营养。PN 费用高，减少了消化道营养激素的分泌，不利于维持肠道屏障功能，并发症发生率高。为防止长期 PN 造成胃肠道功能减退，可逐步从 PN 过渡到 EN，其营养支持大致可分为四个阶段，即肠外营养与管饲结合、单纯管饲、管饲与经口摄食结合、正常肠内营养。

一、肠内营养

肠内营养（EN）是指采用口服或管饲等方式，经胃肠道提供维持人体代谢所需营养物质及其他营养素的一种营养支持方法。随着近年来对胃肠道结构和功能研究的深入，逐步认识到胃肠道在免疫防御中的重要地位。肠内营养符合机体自然的生理状况，有助于维持肠黏膜结构和屏障功能的完整性。因此，“只要胃肠道有功能，就利用它”已成为当今医学界的共识。

（一）适应证与禁忌证

1. 适应证　胃肠道功能可耐受肠内营养制剂时，应首先考虑肠内营养。

（1）意识障碍或昏迷的患者。

（2）高分解状态的患者，如严重感染、手术、创伤及大面积烧伤患者等。

（3）吞咽困难或失去咀嚼能力的患者，如口腔和食管手术及破伤风患者等。

（4）食管病变的患者，如食管炎症、损伤或梗阻等。

（5）慢性消耗性疾病，如结核、肿瘤等。

（6）消化道疾病稳定期，如消化道瘘、炎症性肠病、短肠综合征和胰腺炎等。

2. 禁忌证

（1）严重应激状态，如休克、严重创伤等。

（2）胃肠功能障碍，如严重呕吐、腹泻或消化吸收不良。

（3）肠梗阻、肠瘘。

（4）消化道活动性出血。

※（二）营养制剂

1. 要素饮食（elemental diet）　是一种人工精制、营养素齐全、由无渣小分子物质组成的无渣水溶性营养合成剂。其优点是营养全面、成分明确、不含残渣或残渣极少、不含乳糖、不需消化即可直接或接近直接吸收，干粉制剂携带方便、易于保存，缺点是适口性差。要素饮食较适合于消化功能较弱者。因该配方的高渗透压趋于吸引游离水进入肠腔而易发生腹泻，故应用时需加强护理。

2. 匀浆膳（homogenized diets）　是临床常用的非要素型肠内营养制剂，它是由天然食物配置而成的糊状、浓流体或粉剂的平衡饮食，由大分子营养素组成，可经鼻饲、胃或空肠置管滴入或以灌注的方式给予的经肠营养剂。一般包括两类。①商品匀浆膳：是无菌的、即用的均质液体。优点是成分明确，可通过细孔径喂养管，应用较为方便；缺点在于营养成分不易调整，价格较高。②自制匀浆膳：优点是三大营养素及液体量明确，可根据实际情况调整营养素成分，价格较低，制备方便、灵活；缺点主要是维生素和矿物质的含量不甚明确或差异较大，固体成分易于沉降及黏度较高，不易通过细孔径喂养管。

3. 混合奶　是由多种自然食物混合制成的半液体状态饮食。常用的有普通混合奶（蛋白质为 60 g，热能为 1500 kcal）和高热能高蛋白混合奶（蛋白质为 80 g，热能为 2000 kcal）。其特点是：①营养素种类齐全、平衡合理；黏稠度适宜，胃肠易消化，适应性好。②维持渗透压在 400～600 mmol/L，pH 值呈中性。③方便、廉价，便于管理。

4. 组件型肠内营养制剂　指仅以某种或某类营养素为主的肠内营养制剂。它可对完全型肠内营养制剂进行补充或强化，以弥补其在适应个体差异方面不够灵活的缺点；也可采用两种或两种以上的组件型肠内营养制剂构成组件配方，以满足患者的特殊需要。主要有糖类组件、蛋白质组件、脂肪组件、维生素组件和矿物质组件。

5. 特殊应用型肠内营养制剂　是为特殊患者制备的营养液。

（1）浓缩营养液：每毫升可提供 1.5～2 cal 热量，每天仅需 1000～2000 mL 即可提供必需的全部营养素。适用于需限制液体入量的心、肾、肝功能衰竭者。

（2）高蛋白营养液：能充分地供给所需的蛋白质，减少氮的损失，因富含支链氨基酸，有助于促进氮平衡和合成蛋白质。适用于代谢亢进者，但肝性脑病、氮质血症及肾衰竭者禁用。

（3）婴儿用营养液：根据婴儿的特点，保证婴儿的生长，仿母乳成分为佳。

（4）特殊疾病营养液：如糖尿病、肝病、肺病、肾病、先天性氨基酸代谢缺陷症等。

（三）给予途径

肠内营养的给予途径包括经口和管饲两种。具体途径的选择取决于患者情况、胃肠道功能、营养剂的类型及营养支持时间的长短。

1. 经口营养　是最安全、最经济、最简便的投给方式。经口营养是指经口将营养制剂送入患者体内，以满足机体各种营养素需要的方法，这是最符合人体正常生理过程的营养供给方式。一般适用于能经口进食、胃肠功能尚存、需要补充营养的患者。

注意事项：①凡能进食者，应尽最大可能选用经口营养。②应根据不同疾病或疾病的不同阶段给予不同性质、不同性状的膳食。③给予的膳食要符合治疗需要、干净卫生、营养可口。

2. 管饲营养　是指通过喂养管向胃或空肠输送营养物质的营养支持方式，分为胃内管饲和肠内管饲两种。

（1）胃内管饲：该途径简单易行，是临床上应用最多的方法。常用方式有经鼻胃管或胃造口两种，适用于胃肠功能较好者，一般使用匀浆膳或匀浆制剂。鼻胃管，多用于短期内需胃肠内营养支持的患者；胃造口，常用于较长时间内需胃肠内营养支持的患者。

（2）肠内管饲：临床上常用的方式有经鼻肠管和空肠造口两种，主要用于较长时间不能经口进食、胃排空障碍或胃内管饲误吸危险较大者，如术后、昏迷、婴幼儿及老年患者等。其优点为患者可同时经口摄食；呕吐和误吸发生率低；喂养管可长期放置，特别适用于需长期营养治疗患者；可与胃十二指肠减压同时进行，对胃、十二指肠外瘘及胰腺疾病者尤为适宜；患者无明显不适，行动方便，机体和心理负担小，生活质量较高。

（四）输注方式

根据喂养管的类型、大小及头端的位置、营养液的性质及需要量选择适宜的输注方式。临床常用的输注方式有：

1. 分次给予　适用于胃内管饲和胃肠功能良好者。包括以下两种方式：

（1）分次推注：是将营养液用注射器缓慢地注入胃内，每次200 mL左右，10～20分钟完成，每天6～8次。该方法易引起恶心、呕吐、腹痛和腹胀，患者常难以耐受，目前临床上已很少使用。

（2）分次输注：是将输液器与喂养管连接后把营养液输入胃内，每次输入量约为500 mL，30～60分钟完成，每天4～6次。此种方法类似于正常饮食，患者耐受性好，故临床上常用。

2. 连续输注　用输液泵将要素饮食输入胃和小肠内的方法，适用于十二指肠或空肠近端喂养者。目前临床上多主张采用该方式进行肠内营养。输注时应注意速度宜慢，浓度宜低，以便胃肠道逐渐适应，耐受肠道营养液。一般需用3～4小时才能调节到患者可耐受的程度，否则可引起患者出现呕吐、腹痛、腹胀等症状。

（五）肠内营养支持的监护

在临床营养支持中，肠内营养的应用越来越广，作用越来越大，但若实施不当则会引起严重的并发症。因此，进行肠内营养时，需严密地监测与护理。

1. 喂养管置管监护　目的是确保肠内营养支持的顺畅及预防并发症。①喂养开始前，必须确定导管的位置。胃内喂养管可通过抽吸胃内容物而证实；十二指肠或空肠内置管可借助X线片或内镜定位而确定。导管内吸出物的pH值测定对确定导管头端位置亦有价值，如为酸性说明在胃内，如为碱性说明在十二指肠内。②保持喂养管通畅，在每次喂养前、后均应用生理盐水冲洗喂养管，冲洗液量至少为50 mL/次。③保持喂养管固定牢靠，防止脱落。

每次注完要素饮食后，胃管末端用纱布包好夹紧，固定于患者衣领上。④每天检查鼻、口腔、咽喉部有无不适及疼痛，防止喂养管位置不当或长期置管引起的并发症。

2. 胃肠道状况监护　肠内营养出现胃肠道的并发症较常见，故应加强监测与护理。①胃内残留液量：每 4 小时测定 1 次，保证胃内残留液＜150 mL，以防引起误吸。②胃肠道耐受性：其不耐受的表现有腹痛、腹泻、腹胀。可降低营养液输入的速度、浓度，保持适宜的温度，防止营养液的污染，使患者逐渐适应。

3. 代谢方面监护　肠内营养出现代谢性并发症的机会虽然较少，但亦应密切监测。①每天应记录患者的液体出入量。②全血细胞计数及凝血酶原时间的监测：初期每周 2 次，稳定后每周 1 次。③血糖及血生化的监测：定期查血糖、尿素、肌酐、K^+、Na^+、Cl^-、Ca^{2+}、mg^{2+}、P^{3+}等，开始阶段每 2 天测 1 次，以后每周测 1 次。④肝功能监测：定期测定血清胆红素、天冬氨酸氨基转移酶、丙氨酸氨基转移酶、碱性磷酸酶等。一般开始时每 3 天测 1 次，以后可每周测 1 次。⑤肾功能监测：每天留 24 小时尿，测尿素氮或尿总氮，必要时行尿 K^+、Na^+、Ca^{2+}、mg^{2+}、P 测定；病情稳定后，可改为每周留尿 1～2 次测上述指标。⑥尿糖与酮体的监测：营养开始阶段应每天查，以后可改为每周检查 2 次。

4. 营养方面监护　目的是评价治疗效果，以便及时调整营养素的供给量。①治疗前应对患者进行全面的营养状况评定，根据其具体情况确定营养素的补给量。②监测体重、TSF、AMC、TLC 变化：应每周测定 1 次，长期肠内营养者 2～3 周测 1 次。③监测内脏蛋白状态：如清蛋白、转铁蛋白、前清蛋白等。一般开始营养时应每周测 1 次，以后视病情每 1～2 周测定 1 次。④监测氮平衡状况：在初期应每天测定，病情稳定后可每周测 1～2 次。⑤不定期测定：对长期行肠内营养者，可根据患者情况对容易出现缺乏的营养素，如锌、铜、铁、叶酸、维生素 B_{12}等进行检测。

（六）肠内营养支持的并发症

1. 机械性损伤　常见的并发症有鼻咽部不适，鼻咽部黏膜糜烂、坏死，急性鼻窦炎，声音嘶哑，咽喉部和食管溃疡、狭窄，气管食管瘘，胃、空肠、颈部食管造口瘘等。防治措施主要是加强监测与护理，娴熟地掌握操作技术，选择管径细、质地软的喂养管。

2. 胃肠道并发症　恶心、呕吐、腹痛、腹泻及便秘等是较为常见的胃肠道并发症。防治措施主要有控制输注营养液的剂量、速度和浓度，营养液应新鲜配制，低温保存（存于 4 ℃冰箱中），以防变质。

3. 代谢性并发症

（1）高血糖：是最常见的代谢性并发症。常因营养液浓度过高、滴注速度过快或胰岛素不足所致。可适当增加胰岛素用量、减慢滴注速度或试用高脂配方来减少高血糖的发生。

（2）水过多：常见于心、肝、肾衰竭和低蛋白血症的患者。应准确地记录每天出入液量，减慢液体滴注速度，选用高能量密度配方。

此外，还有脱水、低/高钾血症、低/高钠血症、低血糖、低/高磷血症及必需脂肪酸缺乏等并发症。

4. 感染性并发症

（1）吸入性肺炎：误吸是肠内营养最严重、最致命的并发症。

1）临床表现：患者呈急性面容、呼吸急促、心率加快等，X 线显示肺内浸润影。若大量的营养液突然误吸入气管，可在几秒钟内并发急性肺水肿。

2）处理原则：①一旦有误吸，立即停用肠内营养，并将胃内容物吸尽。②立即从气管内吸出液体或食物颗粒。③即使误吸量小，也应鼓励患者咳嗽，将气管内液体咳出。④若食物颗粒进入气管，应立即行气管镜检查并将食物颗粒清除。⑤静脉输液，应用皮质激素，以消除肺水肿。⑥及时应用抗生素，治疗肺内感染。

3）防治措施：①将患者置于半卧位，床头抬高30°～45°。②经常检查胃潴留情况，若胃内潴留液体＞150 mL，应立即停用营养液。③有呼吸道病变时，可考虑行空肠置管或造瘘。④必要时，可选用渗透压低的营养液。

（2）营养液及输送系统的污染所致感染：在配液和更换管道时，营养液和输送管道器具有可能被污染，主要因违反操作原则所致。患者可出现里急后重、腹痛、腹泻等肠炎症状。因此，营养液应现配现用；配液器具要严格消毒；输注营养液管道应每天更换；管道接头处应保持基本无菌状态。

二、肠外营养

肠外营养（PN）是通过周围静脉或中心静脉插管的输液技术输入糖、氨基酸、脂肪、电解质及微量元素，用于不能经消化道摄取营养或长期摄入量不足并处于消耗状态患者的一种治疗方法。1968年，美国的外科医师Dudrick和wilmore等始创了“静脉高营养”的治疗方法。在此后的30余年中，有关临床营养的概念和方法不断得到更新与发展，早年定义的“静脉高营养”已被更科学、更合理的“肠外营养”一词所替代。当患者被禁食，所需营养素均经静脉途径提供时，称为全胃肠外营养（total parenteral nutrition，TPN）。

（一）适应证与禁忌证

1. 适应证　凡有营养支持的基本指征且不能或不宜接受肠内营养支持的患者。

（1）处于高代谢状态的危重患者，如严重感染、严重创伤、大面积烧伤等患者。

（2）短肠综合征患者，切除大部分小肠后会明显影响营养物质吸收，导致营养不良。

（3）中度或重度急性胰腺炎患者。

（4）放射性肠炎患者。

（5）顽固性呕吐及严重腹泻者。

2. 禁忌证

（1）急诊手术前患者不宜行肠外营养。

（2）胃肠功能正常者，有获得足够营养的能力。

（3）出凝血功能紊乱。

（4）严重的水、电解质及酸碱平衡失调者。

※（二）营养制剂

1. 配制方法　将糖类（又称碳水化合物）、脂肪乳剂、氨基酸、电解质、微量元素及维生素等各种营养液混合于密封的无菌3 L输液袋中，称为全营养混合液（total nutrient admixture，TNA）或全合一营养液（all in one，AIO），是目前进行TPN治疗的一种非常成功的方法。TNA的优点：①全部营养物质可均匀地输入体内，有利于更好地代谢和利用，增加节氮效果。②简化输液过程，节省护理时间。③降低了代谢性并发症的发生率。④减少了被污染和发生气栓的机会。⑤该营养液既可经中心静脉又可经周围静脉输注。

2. 配制 TNA 的步骤　①遵医嘱备好所用的药液并仔细检查 3 L 袋。②将电解质、微量元素、水溶性维生素、胰岛素加入葡萄糖液或氨基酸液中。③将磷酸盐加入另一瓶葡萄糖液或氨基酸液中。④将脂溶性维生素加入脂肪乳剂中。⑤把加入添加剂的液体按葡萄糖、氨基酸、脂肪乳剂的顺序置入 3 L 袋内进行均匀混合。混合后葡萄糖最终浓度为 10%～20%，能获得相容性稳定的 TNA。

3. 配制 TNA 的注意事项　①现配现用。配好的 TNA 应在 24～48 小时内输完，暂不使用时应置于 4 ℃冰箱内保存。②钙剂和磷酸盐，应分别用不同的溶液稀释，以免产生磷酸钙沉淀。因此加入葡萄糖和氨基酸后，应先确认无沉淀后再加入脂肪乳剂。③加入 3 L 袋的溶液应超过 1.5 L，葡萄糖最终浓度≤23%，阳离子浓度＜150 mmol/L，其中 Mg^{2+} 浓度＜3.4 mmol/L，Ca^{2+} 浓度＜1.7 mmol/L。④配好的 TNA 袋应注明姓名、床号、住院号及配制时间。⑤注意配伍禁忌。为确保输入 TNA 的安全性和有效性，目前主张不在 TNA 中添加其他药物，也不宜在输注 TNA 的静脉中输入其他药物。若必须经此静脉输入药物时，则应暂停输注 TNA，并在用药前后用生理盐水冲洗输液管道。

（三）给予途径

肠外营养给予途径包括周围静脉营养（peripheral parenteral nutrition，PPN）和中心静脉营养（cerltral parenteral nutrition，CPN）。其选择应视病情、营养支持时间、营养液组成、输液量及护理条件等而定。当短期（＜2 周）、部分补充营养或中心静脉置管和护理有困难时，可经周围静脉输注；但当长期或全量补充营养时，则以选择中心静脉途径为宜。

（四）肠外营养支持的监护

1. 常规监护

(1) 营养评价：在肠外营养期间，应动态地评价患者的营养状态。每位患者都应有临床观察表格，逐日填写平衡记录表，该表是了解肠外营养支持的重要依据。

(2) 监测体重：有助于判断患者水合状态和营养量的供给是否合适。每天体重增加 100～300 g，提示营养供给量适当。若体重增加过快，提示水潴留。肠外营养开始的前 2 周，每天测量体重 1 次；以后每周测量 1 次；长期（＞6 个月）肠外营养支持时，每 3 个月测定 1 次。

(3) 监测体温：能及时了解感染等并发症。每天测量体温 4 次。若患者出现高热、寒战等症状时，应及时查找感染源，必要时拔除导管，更换营养液，并对废液、废管进行细菌培养，根据培养的结果，选用敏感的抗生素。

(4) 输入速度：记录总出入液量，最好使用输液泵。

(5) 环境监护：保持室内空气清新，注意通风；每天用消毒液擦拭物品；保持床铺整洁，被污染的衣裤、床单应及时更换。

2. 特殊监护

(1) 中心静脉插管后监护：①中心静脉插管应经 X 线片证实其导管头端是否在下腔静脉的根部。②应严格遵循无菌操作原则，定期更换敷料，每 2～3 天重新消毒穿刺部位 1 次。③每次治疗结束时，用生理盐水冲洗导管，以防堵塞。④每天更换输液管 1 次。

(2) 实验室监护：见表 9-2。

表 9-2 肠外营养的实验室监护

监护项目	病情不稳定	病情稳定后
氮平衡	每天1次	每周1～2次
血浆蛋白	每周2～3次	每1～2周1次
血糖	每4小时1次	每周2～3次
血常规	每天1次	每1～2周1次
血清电解质（K^+、Na^+、Ca^{2+}、Cl^-、P^{3+}）	每天1次	每1～2周1次
肝、肾功能	每周1～2次	每1～2周1次
导管处皮肤的细菌培养	每2天1次	每1～2周1次
每瓶残液的细菌培养	每2天1次	每1～2周1次

（五）肠外营养支持的并发症

1. 穿刺插管引起的并发症

（1）损伤：包括气胸、血胸、皮下气肿、血管及神经损伤等。在插管过程中，严格遵循操作规程，技术熟练，动作轻柔，可避免损伤的发生。

（2）空气栓塞：可发生于穿刺置管过程中，或因导管塞脱落、或连接处脱离所致。大量空气进入可即刻致死。插管穿刺时患者应处于头低位、屏气；置管成功后，应立即牢固地连接输液管道；输液结束时，应及时旋紧导管塞；更换输液器具时，应将导管放在心脏水平以下，以减少空气吸入的机会。

（3）导管意外：包括导管栓塞、导管异位、导管断入心脏和肺动脉等。应选择质地柔软光滑的硅胶管，导管插入后，摄X线片以明确导管位置，若发现异位，应及时予以调整。

2. 感染性并发症　常见的是化脓性静脉炎，严重者可引起脓毒症，且局部及全身真菌感染的机会较多。防治措施：①插管或更换导管入口处敷贴时，应严格无菌技术操作。②选择柔软光滑的导管，操作轻柔。③固定导管，切忌随意拉出或插入。④避免从导管抽血、输血及其制品。⑤输注的营养液应现配现用，每天更换输液袋。若患者出现寒战、高热等症状而原因不明时，应考虑导管相关性感染，立即拔管，并做细菌培养，以利于进行有效的抗菌治疗。

3. 代谢性并发症

（1）高血糖和高渗性非酮症性昏迷：高血糖是最常见的代谢性并发症。常因高糖膳食、输入葡萄糖太多太快或胰岛素不足所致。高血糖常可引起渗透性利尿而诱发脱水，若不及时处理，会发展为高渗性非酮症性昏迷而导致患者死亡。防治措施：①在滴注营养液时，应从小剂量开始，再逐渐增加。②葡萄糖的输注速度宜缓慢，逐渐加快。③减少糖的用量，适当增加脂肪乳剂。④一旦发生高渗性昏迷，应立即停止葡萄糖的输入，给予0.45%低渗盐水，以降低血浆渗透压，同时静脉滴入胰岛素，以降低血糖浓度。

（2）低血糖：常发生在使用TNA的过程中，因大量输注突然停止或输注速度突然减慢，而引起血糖浓度降低，诱发低血糖。防治措施：①若需要暂时停用TNA，应在24～48小时内逐渐减少用量。②TNA应持续慢速滴入。③停输高渗糖时，应先静脉补充5%或10%葡萄糖2～3小时后，再停止输注。

（3）脂肪代谢异常：常出现高脂血症。多因脂肪乳剂输注过多、过快或机体利用脂肪能力降低而致，故应密切监测患者的脂肪清除率，以正确地指导脂肪乳剂的应用。

（4）氨基酸代谢异常：如高氨血症和高氯性代谢性酸中毒，现临床上已很少发生。

（5）水、电解质失衡：如水中毒或缺水、低钠血症、低钾或高钾血症等。故应详细地记录24小时出入量，定期检测血 K^+、Na^+、Cl^- 等电解质变化，以便及时调整使用剂量。

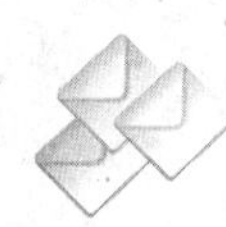

知识链接

水和钠代谢紊乱

不同原因所致的水和钠代谢紊乱，存有类型上的差异，临床将其分为4种类型。

1. 等渗性缺水（isotonic dehydration）　水和钠成比例丢失，血清钠和细胞外液渗透压维持在正常范围；因细胞外液量迅速减少，故又称急性缺水或混合性缺水。

2. 低渗性缺水（hypotonic dehydration）　水和钠同时丧失，但失水＜失钠，血清钠低于135 mmol/L，细胞外液呈低渗状态，又称慢性或继发性缺水。

3. 高渗性缺水（hypertonic dehydration）　水和钠同时缺失，但失水＞失钠，血清钠高于正常范围，细胞外液呈高渗状态，又称原发性缺水。

4. 水中毒（water intoxication）　总入水量＞排出量，水潴留体内致血浆渗透压下降和循环血量增多，又称水潴留性低钠血症或稀释性低钠血症。

（6）低钙血症、低镁血症、低磷血症及微量元素缺乏症：肠外营养支持治疗期间，应注意监测血 Ca^{2+}、Mg^{2+}、P^{3+} 及其他微量元素变化，并随时纠正。

自学指导

【重点难点】

1. 肠内、肠外营养支持的监护内容。

※2. 危重症患者的代谢变化特点。

3. 危重症患者营养评估的方法。

4. 肠内、肠外营养支持的并发症及其防治措施。

【考核知识点】

1. 肠内、肠外营养支持的监护内容。

2. 肠内、肠外营养支持的适应证与禁忌证。

3. 危重症患者营养评估的方法（病史、人体测量、※实验室检查）。

4. 肠内、肠外营养支持的并发症及其防治措施。

【复习思考题】

1. 何谓营养支持、肠内营养支持、肠外营养支持？

2. 简述肠外营养支持的监护内容。

3. 简述静息能量消耗与基础能量消耗的区别。
4. 简述肠内营养常见的并发症及其防治措施。
5. 简述肠外营养常见的并发症及其防治措施。

〔蔡恩丽〕

第十章

休　克

【学习目标】

1. 掌握：

（1）休克临床表现及分期。

（2）休克现场救护措施和院内护理措施。

2. 熟悉：

（1）休克病因与分类。

※（2）临床常见休克的鉴别。

（3）休克患者常规病情监测和※特殊监测。

3. 了解：

※（1）休克病理生理特点。

（2）休克患者的健康教育。

【自学时数】 2学时。

休克是由于机体受到各种强烈致病因素的侵袭，引起有效循环血量锐减导致全身组织灌注不足、细胞代谢紊乱和功能受损为共同特点的临床综合征。它起病急、进展快，若不能及早发现和治疗，可发展至不可逆阶段而导致死亡，其临床主要表现为表情淡漠、皮肤苍白或发绀、四肢湿冷、血压下降、脉压减小、心率增快、脉搏细数、呼吸浅速、尿量减少等。在中医学范畴中，休克属“厥脱”证。

第一节　概　述

一、病因与分类

休克分类方法很多，根据休克的原因可分为5类。

（一）低血容量性休克

低血容量性休克是临床最常见的休克类型，包括失血性休克、失液性休克和创伤性休克，主要因大量出血和（或）体液积聚在第三间隙，导致有效循环血量减少所致，如实质性脏器破裂出血、严重烧伤、大手术导致的血液及血浆同时丢失等。

（二）感染性休克

感染性休克又称“中毒性休克”。多继发于革兰阴性菌导致的严重感染性疾病，也可由病毒、真菌、螺旋体等严重感染引起。如急性梗阻性化脓性胆管炎、急性弥漫性腹膜炎、绞窄性肠梗阻等。

（三）心源性休克

心源性休克主要由于心泵功能衰竭导致心输出量下降所致。如急性心肌梗死、严重心律失常、心脏压塞、心肌炎、心肌病变等。

（四）过敏性休克

过敏性休克主要因机体对某些药物或生物制品过敏导致血管床容积扩张，毛细血管通透性增加所致。

（五）神经源性休克

神经源性休克多由于颅脑损伤、脊髓损伤或麻痹、剧烈疼痛等引起反射性周围血管扩张，有效血容量相对减少所致。

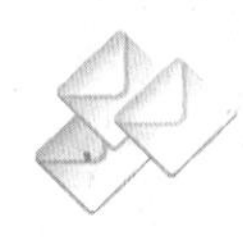

知识链接

休克的分类

按休克发生时血流动力学特点分类：视心排血量的大小和周围循环阻力的高低，将休克分为高动力和低动力两种类型，临床区别高动力休克和低动力休克对选用血管活性药物有一定的指导作用。

1. 低动力型休克　又称低排高阻型休克，其血流动力学特点是外周血管收缩阻力增高，心脏排血量降低。由于皮肤血管收缩、血流量减少，使皮肤温度降低，故又称为冷休克。

2. 高动力型休克　又称高排低阻型休克，其血流动力学特点是外周血管扩张阻力降低，心脏排血量增高。由于皮肤血管扩张、血流量增多，使皮肤温度升高，故又称为暖休克。临床只有部分感染性（革兰阳性菌）休克属于此类。

二、病理生理

休克的原因虽然各不相同，但发病机制基本一致，其共同病理生理基础是有效循环血量锐减和组织灌注不足及由此导致的微循环（图 10－1）障碍、代谢改变及内脏器官继发性损伤等。

（一）微循环的变化

1. 微循环收缩期　在休克早期，机体处于应激状态，受休克因素刺激，交感-肾上腺髓质系统兴奋，大量儿茶酚胺及肾素-血管紧张素分泌增加，使心跳加快、心输出量增加。选择性使心、脑以外器官组织的微血管持续收缩，以保证心、脑等重要器官的血液灌流。儿茶酚胺又可刺激β-受体，引起大量动静脉短路和直接通路开放，以增加回心血量，维持动脉血压的正常。

2. 微循环扩张期　当休克加重，小动脉和微动脉持续收缩，微循环内血流急剧减少，组织和细胞严重缺氧，经无氧代谢后大量乳酸堆积产生酸中毒，释出的组织胺使毛细血管前

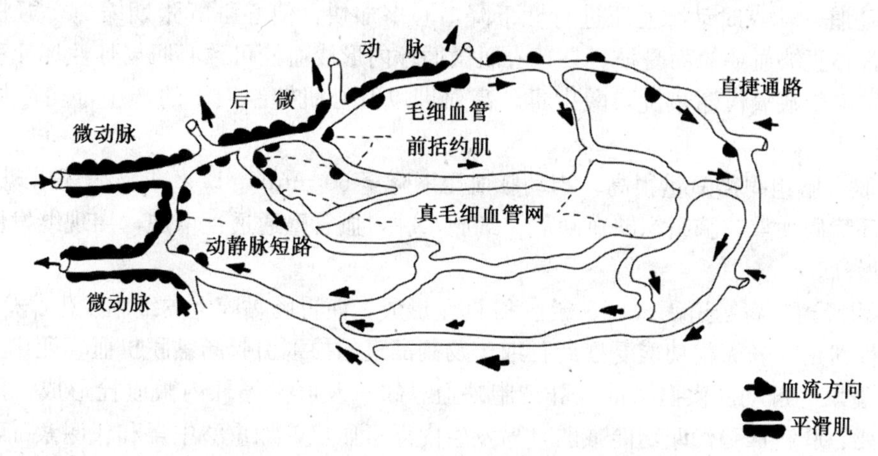

图 10-1　正常微循环模式

括约肌松弛、后微动脉和微静脉扩张，血管床容量增大，而后括约肌由于对酸中毒耐受力较大，仍处于收缩状态，导致大量血液滞留在微循环内，回心血量急剧减少。另外，由于大量血液淤滞于毛细血管床，毛细血管网静水压升高导致毛细血管壁通透性受损，血浆和电解质外渗，血液浓缩，黏稠度增加使回心血量锐减，有效循环血量进一步减少，血压进行性下降，重要器官灌注不足，休克进入抑制期。

3. 微循环衰竭期　由于微循环内血液浓缩、黏稠度增加和酸性环境中血液的高凝状态，使红细胞与血小板易发生凝集，在血管内形成大量微血栓，甚至发生弥散性血管内凝血(disse-minated intravascular coagulation，DIC)。微血栓的广泛形成，血流完全受阻，导致组织和细胞严重缺氧、代谢紊乱以致变性坏死。当大量凝血因子和血小板被消耗，血管壁受到损害，机体可出现广泛性出血，最终导致重要脏器发生严重损害及功能衰竭。通常称该期为难治性休克或“不可逆”性休克（irreversible shock)。

※（二）细胞代谢的变化

由于缺氧，糖有氧氧化受阻，使 ATP 生成显著减少，无氧酵解增强，乳酸生成显著增多，使组织产生代谢性酸中毒。ATP 的不足，使细胞膜上的钠-钾泵运转失灵，细胞内 Na^+ 增多，细胞外 K^+ 增多，从而导致细胞水肿和高钾血症。部分溶酶体膜受破坏，溶酶体释出，造成细胞自溶和组织损伤。

（三）内脏器官的继发性损害

1. 肾脏　休克时，肾脏是最易受损的器官，由于有效循环血量降低，肾动脉强烈收缩，肾血流灌注压降低，使肾小球滤过率和排尿量减少。由于肾内血流重新分配，近髓循环短路大量开放，使肾皮质外层血流转向髓质，导致肾皮质内肾小管上皮细胞受损、变性、坏死，引起急性肾衰竭。此外，休克后期肾血管内微血栓形成，也是导致肾功能不全的重要因素。

2. 肺脏　缺氧和低灌注可损伤肺毛细血管的内皮细胞和肺泡上皮细胞，造成肺间质水肿和局限性肺不张。休克患者出现氧弥散障碍，通气/血流比例失调，肺内分流，称为急性呼吸窘迫综合征，表现为进行性呼吸困难（acute respiratory distress syndrome，ARDS)，常发生在休克期内或休克稳定后 48～72 小时内，约占休克死亡人数的 1/3。

※3. 心脏　休克时动脉血压进行性下降，心率加快，使心脏舒张期缩短，冠状动脉灌注量不足，心肌缺血缺氧而受损。一旦心肌微循环内形成血栓可致心肌局灶性坏死和心力衰竭。另外，由于缺氧代谢紊乱，酸中毒、高血钾以及心肌抑制因子的产生，均可加重心肌损害。

※4. 脑　脑组织需氧量很高，当动脉血压下降至60 mmHg以下或脑循环出现DIC时，脑血液循环障碍加重，脑组织缺血缺氧，细胞水肿，血管壁通透性增加，出现继发性脑水肿和颅内压增高。

※5. 胃肠道　胃肠道因缺血、淤血和DIC形成，使胃肠黏膜上皮细胞发生糜烂、出血，形成应激性溃疡。肠黏膜功能受损后，细菌及其毒素的损害引起肠黏膜出血坏死。

※6. 肝脏　肝动脉供血降低，肝细胞缺血、缺氧及肝微循环内微血栓形成，使肝小叶中心区坏死、肝解毒和代谢功能减弱，易发生内毒素血症，加重酸中毒和代谢紊乱，严重时可出现肝性脑病。

第二节　休克的病情评估

休克的病情判断并不难，关键在于早期发现。在临床工作中，凡是遇到严重损伤、大量失血、严重感染、严重心脏疾病及过敏患者，均应考虑到合并休克的可能性。

一、临床表现

（一）休克分期

根据休克的临床表现，将休克分为3期。

1. 休克早期　失血量低于20%。患者表现为精神紧张、烦躁不安、面色苍白、四肢末端发凉、出冷汗、脉搏增快（<100次/min）、呼吸增快、血压正常或偏高、脉压差减小、尿量正常或减少。

2. 休克期　失血量达到20%～40%。患者表现为表情淡漠、反应迟钝、血压进行性下降、脉搏细数（>120次/min）、呼吸浅促，皮肤发绀，可出现花斑纹，尿量减少、浅静脉塌陷。

3. 休克晚期　失血量超过40%。患者表现为意识模糊或昏迷、全身皮肤黏膜明显发绀，甚至出现瘀斑，四肢厥冷，脉搏微弱、血压测不出、呼吸微弱或不规则、无尿。若皮肤出现紫斑或消化道出血，则表示病情发展至DIC阶段。若出现进行性低氧血症和呼吸困难，应警惕并发急性呼吸窘迫综合征。此期患者常继发多系统器官功能衰竭而死亡。

（二）休克严重程度判断

根据休克的临床表现、辅助检查等，将休克分为轻、中、重3度（表10－1）。

表 10-1　休克严重程度的判断

休克程度	估计失血量	神志	皮肤黏膜 色泽	皮肤黏膜 温度	口渴	血压（mmHg）	脉搏（次/min）	中心静脉压	尿量
轻度休克	15%～20%	清醒、烦躁	开始苍白	发凉	轻	90～100/60～70 脉压缩小	100～120	降低	正常或减少
中度休克	20%～40%	表情淡漠	苍白	发冷	口渴	60～90/40～60	>120	明显降低	5～15 mL/h
重度休克	40%以上	从模糊到昏迷	苍白发绀（紫斑）	厥冷	严重口渴	40～60/20～40 以下	难触及或>120	0	0

※（三）常见休克临床鉴别

各型休克虽然有共同的病理生理改变，但不同病因引起的休克临床表现各有特点。

1. 低血容量性休克　低血容量性休克包括失血性休克、失液性休克和创伤性休克。由于大量出血、体液的丢失，导致有效循环血量降低，临床上表现为表情淡漠、皮肤苍白、发凉、外周静脉萎陷、血压下降、脉压减小、心率增快、尿量减少、中心静脉压下降。

2. 感染性休克　感染性休克与低血容量性休克的临床表现基本相同，但临床上显著的区别是感染的局部反应有红、肿、热、痛及功能障碍；全身反应有畏寒、发热、呼吸急促和器官功能不全等全身感染症状。同时根据血流动力学改变的特点，感染性休克有“暖休克”和“冷休克”，两者表现不一（表 10-2）。休克的表现与发病时间、致病细菌种类、感染部位、体液丢失程度等因素有关。

表 10-2　感染性休克的临床表现

临床表现	暖休克（高排低阻型）	冷休克（低排高阻型）
意识	清楚	烦躁、淡漠、嗜睡
皮肤色泽	淡红或潮红	苍白、发绀、花斑
皮肤温度	温暖、干燥	湿冷、出冷汗
表浅静脉	充盈	萎陷
脉搏	搏动清楚、无力、不增快	细数或触不清
血压	稍低	正常或低
脉压	大	<20 mmHg（2.6 kPa）
毛细血管充盈度	<2 秒	时间延长
每小时尿量	>30 mL	0～30 mL

3. 心源性休克　在休克早期表现为神志清醒、烦躁不安、焦虑或激动，面色及皮肤苍白、肢体湿冷、口唇及甲床略发绀，心率增快、胸闷、呼吸困难、脉搏尚有力，收缩压偏低，舒张压升高，脉压减小，尿量减少。随着休克程度继续加重，患者由焦虑转为表情淡漠，反应迟钝，甚至意识模糊，脉搏细数，稍重按即消失，收缩压下降至 80 mmHg 以下，脉压＜20 mmHg，表浅静脉萎陷，尿量更少或无尿。

4. 过敏性休克　本病大都是突然发生，约半数患者在接受病因抗原 5 分钟内出现症状，仅少数患者症状起于 30 分钟以后，极少数患者在连续用药的过程中出现症状。过敏性休克有两大临床特点：一是一旦发生休克，血压立即急剧下降到 80/50 mmHg 以下，并出现意识障碍。二是在休克出现之前或同时，常会出现一些与过敏相关的表现，如皮肤潮红、瘙痒，继以广泛的荨麻疹和（或）血管神经性水肿等。由于呼吸道水肿，加上喉和支气管痉挛，患者表现为喉头有堵塞感，胸闷、憋气、呼吸困难、烦躁不安、心悸、出汗、四肢冰冷、面色苍白、发绀、脉搏细弱，甚至出现心律失常，血压迅速下降，乃至测不到，最终导致心跳停止。有部分患者可出现刺激性咳嗽、连续打喷嚏、恶心、呕吐、腹痛、腹泻，甚至大小便失禁。

5. 神经源性休克　临床表现为神志清醒，皮肤红润、肢端温暖、外周静脉充盈良好、血压下降、脉率正常或稍缓、尿量正常或减少、中心静脉压正常。

二、辅助检查

（一）实验室检查

1. 血液检查　血常规检查如红细胞计数、血红蛋白值降低可提示失血情况；白细胞计数和中性粒细胞比例增加常提示感染存在；动脉血气分析有助于了解有无酸碱失衡；动脉血乳酸盐测定可反映细胞缺氧程度；血清电解质测定可了解体液代谢或酸碱失衡的程度；凝血功能检查如血小板计数、纤维蛋白原、凝血酶原时间的测定可了解机体有无 DIC 的存在。

2. 尿和肾功能测定　测定尿量和尿相对密度以了解血容量和肾功能情况。若尿量减少而相对密度较高，提示血容量不足；若尿量减少且相对密度低，则提示肾功能不全。此外还应监测血尿素氮、肌酐，尿渗透压，尿钠排出量等，以了解肾功能情况。

（二）影像学检查

应根据导致休克的原发疾病作相应部位的影像学检查，常用检查方法有 X 线、B 超、CT、MRI 等。

（三）其他

胸、腹腔穿刺有助于发现胸、腹内器官损伤所引起的失血性或感染性休克；后穹穿刺有助于发现育龄妇女因宫外孕破裂出血所引起的失血性休克。

第三节　休克的救治与护理

治疗休克应针对其病因和不同的发展阶段采取不同的救治措施。抢救休克的重点首先是稳定患者的生命体征，尽快恢复组织灌注和保证供氧，保护重要器官功能，并在此前提下积极进行病因治疗。

一、现场救护

（一）给予患者初步体检及休克体位

快速检查患者的生命体征及受伤部位。怀疑有颈椎骨折者应给予颈托固定，不宜过多移动。给患者采取头和躯干抬高20°～30°，下肢抬高15°～20°卧位，注意保暖。

（二）保持呼吸道通畅、给氧

迅速清除口鼻腔、呼吸道分泌物，吸氧，吸入氧气浓度40%～60%。若因呼吸道灼伤、毒气吸入、过敏反应引起的喉头水肿、颈部血肿压迫气管以及严重胸部创伤的患者，应立即建立人工呼吸道。

（三）迅速补充血容量

迅速开通2条以上静脉通路，遵医嘱扩充血容量，维持有效循环。

（四）积极处理引起休克的原发伤病

创伤患者应立即给予止血、包扎、固定和制动等，必要时可应用抗休克裤。具体处理原则见第九章。

（五）镇痛

剧痛时可肌内或静脉注射吗啡5～10 mg或哌替啶50～100 mg，但严重颅脑外伤、呼吸困难、急腹症患者诊断未明确前应禁用。

（六）转送

患者经现场急救处理后应立即转送至合适的医院作进一步救治。转送途中应密切观察患者的病情变化，发现异常及时处理（见第二章）。

二、院内救护

（一）安置病房与体位

将患者安置于抢救室或ICU病房，采取休克卧位，以利于呼吸和增加回心血量。昏迷、消化道出血、合并颅脑外伤等患者，头偏向一侧（颈椎骨折者禁用），防止呕吐物阻塞咽喉与呼吸道。

（二）保暖

通过提高环境温度或为患者加盖棉被、毛毯等措施给予患者保暖，禁用热水袋和电热毯等体表加温措施。但感染性休克持续高热时，应采用降温措施。

（三）保持呼吸道通畅，吸氧

多采用鼻导管或面罩吸氧，氧流量约2～4 L/min，重度休克4～6 L/min，根据血氧饱和度监测结果调整氧流量及给氧方式。必要时气管插管或气管切开，建立人工呼吸道，确保呼吸道通畅和有效供氧。

（四）液体复苏

建立良好静脉通道，迅速补足有效循环血量，是治疗休克的最基本措施。

1. 迅速建立有效的静脉通道　一条快速输液补充血容量，另一条输入各种急救药品。穿刺的静脉常规选择正中静脉、贵要静脉、大隐静脉等，使用16～18号静脉套管针穿刺，保证液体能快速进入。若周围血管萎陷或肥胖患者静脉穿刺困难时，应及时行中心静脉穿刺置管，并同时监测CVP。

2. 选择合适的液体　扩容常用的液体包括晶体液和胶体液两种，在休克的救治中，应根据休克的病因，合理选择液体。若是失血性休克，则以补充全血或血浆为主。其他类型休克一般宜先补充晶体液，如复方氯化钠、平衡液、5%葡萄糖盐水等以迅速扩容，再输入扩容作用持久的胶体液，必要时进行成分输血或输入新鲜血。近年来发现3%～7.5%的高渗盐溶液有较好的扩容作用并能减轻组织细胞肿胀，可用于休克的复苏治疗。

参麦注射液是1992年被列为首批全国中医院急诊科必备的中成药，能升高血压、改善心肌代谢、增加心肌能量储备、提高机体耐缺氧能力以及加强心肌的收缩力。通过临床实验验证了在液体复苏过程中加用参麦注射液能有效提高休克患者的液体复苏效果、提高血氧饱和度，有利于创伤性休克的复苏，是一种安全有效的辅助治疗药物，可以从多个环节改善和逆转创伤性休克的进展，尤其适合休克早期限制性液体复苏。

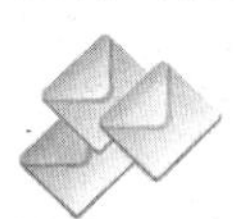

知识链接

创伤失血性休克是一种常见的临床危急综合征，全球每年约有20%因创伤未能得到及时救治的患者死亡。传统对创伤失血性休克的治疗，多认为应该积极进行快速、大量的液体复苏，迅速恢复有效循环血容量。但该复苏方案多以出血已控制的休克模型为基础，在院前出血未控制的情况下，早期大量输液可以使凝血因子稀释，破坏已经形成的血栓，从而加重出血，甚至增加死亡率和并发症。

近年来，国内外对此开展了一系列研究，提出了限制性液体复苏的新概念。限制性液体复苏亦称低血压性液体复苏或延迟复苏，是指当机体处于创伤失血休克时，要尽快查明有无活动性出血并尽快处理，在止血前仅输入少量液体来维持生命，使机体血压维持在一个较低水平的范围内，直至彻底止血。限制性液体复苏作为一种较新的理论，其疗效和最佳的方案还有待于今后大量的临床实验加以证实。

3. 合理补液　失血性休克时，失血量较多，故输液速度要快，可在30分钟左右快速输入2000～3000 mL，其中晶体液以平衡液为主，加入低分子右旋糖酐500 mL，休克一旦好转，立即减慢输液速度。心源性休克、感染性休克的输液量宜根据患者的心、肺功能、血压及CVP监测结果决定输液速度，输液过程需密切观察呼吸、心率、静脉充盈度、口渴及尿量等情况，并经常听诊肺部有无啰音，以防发生肺水肿。在补充液体时准确掌握液体输入量是否充足十分重要，有条件者行颈内静脉或锁骨下静脉穿刺监测CVP（表10-3）。

4. 做好输液的观察与护理

（1）认真记录补液中液体输入的量和种类，每8小时总结1次液体出入量，准确记录24小时出入量，为后续补液提供参考依据。血容量补足的根据是：精神安定，毛细血管充盈度良好，皮肤红润温暖；收缩压>90 mmHg，脉压>30 mmHg；心率<100次/min，尿量>30 mL/h；血红蛋白恢复基础水平，血液浓缩现象消失。

（2）执行口头医嘱前后均应及时请医生查对，用药后应及时记录，避免遗漏和差错的发生。

（3）遵循先晶后胶、先快后慢的补液原则。老年人或有心肺疾病患者，滴速不宜过快并要密切观察输液的反应，防止发生急性肺水肿和急性左心衰竭。

（4）加强输液过程巡视，做好家属宣教工作，避免自行调节滴速。妥善固定注射部位，防止患者躁动致血管穿破使液体渗漏至皮下。

表 10-3　休克时中心静脉压、血压变化与补液的关系

CVP	血　压	原　因	处理原则
低	低	血容量严重不足	充分补充血容量
低	正常	血容量不足	适当补充血容量
高	低	心功能不全或血容量过多	强心、利尿，限制输液，纠正酸中毒，加强给氧
高	正常	血管过度收缩	扩张血管
正常	低	心功能不全或血容量不足，伴周围静脉收缩	补液试验*

*补液试验：在 5～10 分钟内快速静脉输入等渗盐水 250 mL，如 CVP 不变，血压升高，提示血容量不足；如血压不变，CVP 立即上升 3～5 cmH_2O，提示心功能不全。

（五）用药护理

1. 应用血管活性药物

(1) 血管收缩药：能使小动脉普遍处于收缩状态，虽可暂时升高血压，但可使组织缺氧更加严重，应慎重使用。常用药物有肾上腺素、去甲肾上腺素、间羟胺等。

1) 肾上腺素：是治疗过敏性休克的首选药物，常用剂量为 0.3～0.5 mg 皮下注射。

※2) 去甲肾上腺素：常用量为 0.5～2 mg，加入 5%葡萄糖注射液 100 mL 内静脉滴注。滴注期间应加强巡视，慎防液体渗漏导致局部组织坏死。

※3) 间羟胺（阿拉明）：常用量为 2～10 mg 肌内注射，也可 15～100 mg 加入 5%葡萄糖注射液 500 mL，调节合适滴速以维持正常血压。

(2) 血管扩张药：主要用于休克早期微血管痉挛收缩阶段，以扩张微血管，改善组织的血流灌注。常用于治疗周围循环不良或输液量已足够，CVP 高于正常，但血压、脉搏仍不改善而无心力衰竭表现的患者。常用药物有多巴胺、酚妥拉明、阿托品、山莨菪碱(654-2)、硝普钠等。

※1) 多巴胺：具有兴奋 α、β_1 和多巴胺受体作用，其药理作用与剂量有关。小剂量［<10 μg/(min·kg)］时，主要是 β_1 和多巴胺受体作用，可增强心肌收缩力和增加 CO，并选择性扩张肾和胃肠道等内脏器官血管；中等剂量对心肌产生正性肌力作用；大剂量［>15 μg/(min·kg)］时则为 α 受体作用，可收缩血管，增加外周血管阻力。抗休克时主要取其强心和扩张内脏血管的作用，宜采取小剂量。输液期间注意控制滴速。为升高血压，可将小剂量多巴胺与其他缩血管药物合用，而不增加多巴胺的剂量。

※2) 酚妥拉明：能解除去甲肾上腺素所引起的小血管收缩和微循环淤滞并增强左心室收缩力。发生作用快，持续时间短，剂量为 0.1～0.5 mg/kg 加入 5%葡萄糖注射液 250 mL 静脉滴注。

※3) 山莨菪碱（人工合成品为 654-2）：可对抗乙酰胆碱所致平滑肌痉挛使血管舒张，从而改善微循环。还可通过抑制花生四烯酸代谢，降低白三烯、前列腺素的释放而保护细胞，是良好的细胞膜稳定剂。尤其是在外周血管痉挛时，对提高血压、改善微循环、稳定病情方面，效果较明显。用法是 10 mg/次，15 min/次，静注或者 40～80 mg/h 持续泵入，直

到临床症状改善。高排低阻型休克和青光眼患者忌用。

※4）硝普钠：是一种血管扩张药，作用于血管平滑肌，能同时扩张小动脉和小静脉，但对心脏无直接作用。静脉用药后可降低前负荷。剂量为 5～10 mg 加入 100 mL 液体中静脉滴注。滴速应控制在 20～100 μg/min，滴注时警惕突然发生严重低血压，停药 1～10 分钟后作用消失，滴注时输液瓶及输液皮管要采用避光措施。

为了兼顾各重要脏器的灌注水平，常将血管收缩药与扩张药联合应用。如多巴胺与间羟胺联合，去甲肾上腺素与酚妥拉明联合等静脉滴注。应用血管活性药物注意事项：①血管扩张剂必须在补足血容量的基础上使用。②对过敏、麻醉等引起的休克，在扩容开始的同时应尽早使用血管收缩药维持血压，保证心、脑血液供给。③应用血管活性药物应由低浓度、小剂量、慢速度开始，切忌给药速度忽快忽慢。④注意观察药物的疗效及毒副作用。用药开始时 5～10 分钟测量血压 1 次，根据血压的高低适当调整药物浓度与滴速，待血压平稳及全身情况改善，改为每 15～30 分钟测量 1 次。如出现头痛、头晕、烦躁不安等现象，应立即减慢滴速或停药，通知医生并协助处理。⑤静脉滴注缩血管药物时，切忌渗漏到皮下，防止引起局部微血管痉挛造成局部组织坏死。若发生药物外渗时，立即用盐酸普鲁卡因或扩张血管药局部封闭，缓解血管痉挛。

2. 应用纠正酸碱失衡药物　休克患者由于组织灌注不足和细胞缺氧常有不同程度的酸中毒，重度休克合并酸中毒经扩容治疗不佳时，需使用碱性药物。用药前需保证呼吸功能正常，以免引起 CO_2 潴留导致继发性呼吸性酸中毒。常用的碱性药物为 5%碳酸氢钠，用量 100～200 mL 静脉滴注，以后根据 pH 值、动脉血气分析或 $PaCO_2$ 值调整药物剂量。在补足碳酸氢钠后应注意观察有无低血钙发生，一旦出现手足搐搦，给予 10%葡萄糖酸钙 10～20 mL 静脉注射。呼吸因素引起的酸中毒或碱中毒，需采用调节吸入氧浓度（FiO_2），改善换气功能等方法调整。

3. 应用抗凝血药　对诊断明确的 DIC，可用肝素抗凝，一般 1.0 mg/kg，6 小时 1 次，成人首次可用 1 万 U（1 mg 相当于 125 U 左右）。对 DIC 患者不可冒然使用一般止血药，以免血小板及其凝血因子被消耗而加重出血。应用肝素护理要点：①用药前测定凝血时间，用药过程中每 2～4 小时检查凝血时间 1 次，以便随时调整剂量。若凝血时间＜12 分钟，提示肝素剂量不足；若＞30 分钟则提示过量，凝血时间约在 20 分钟表明剂量合适。②注意过敏反应的发生，轻者可出现荨麻疹、鼻炎和流泪，重者可引起支气管痉挛、过敏性休克。③肝素使用过量可引起消化道、泌尿系、胸腔或颅内出血。若大出血不止，常用鱼精蛋白拮抗。注射鱼精蛋白速度宜慢，防止抑制心肌引起血压下降，心动过缓等。

4. 应用糖皮质激素　糖皮质激素具有抗炎、抗毒素、抗过敏和抑制免疫反应的作用，可用于过敏性休克、感染性休克和其他严重休克患者，目前一般主张早期、大剂量、短疗程使用，常用地塞米松 20～50 mg 静脉滴注，疗程不超过 72 小时。

（六）积极处理原发病

对不同病因引起的休克应迅速处理其病因，去除原发病灶。如过敏性休克应去除过敏源；心源性休克应增强心功能，纠正心律失常；出血性休克应迅速恢复有效循环血量，尽快止血，有内脏大出血者应及早手术，以控制出血；感染性休克的患者应积极治疗其感染病灶等。

（七）维持重要器官功能的护理

1. 维持呼吸功能 休克时，由于肺循环障碍，肺泡/血流比例失调，肺顺应性下降，导致低氧血症。应保持呼吸道通畅，必要时给予气管插管或气管切开，人工呼吸机辅助呼吸。根据病情选用呼气末正压给氧，使萎陷的肺泡扩张，促进肺换气功能。预防性使用抗生素，避免因肺内感染导致肺功能进一步下降。高流量吸氧者，停用前先降低流量，逐渐停用，不宜骤停吸氧，防止发生 ARDS。

2. 维持心功能 休克时，由于心肌缺血、缺氧，导致心肌收缩力减弱，当中心静脉压高，血压低，脉搏>140 次/min 或心功能不全时，可用强心药毛花苷 C、多巴胺、多巴酚丁胺等增加心肌收缩力，减慢心率，并配合利尿，限制输液量等治疗。有条件时给予心电监护，了解心脏的节律和频率；在中心静脉压和漂浮导管监测下，动态观察心功能变化，及时给予相应的治疗。

3. 维持肾功能 及时补足血容量，合理应用血管活性药物，改善肾血流量。留置导尿管记录每小时和 24 小时尿量，定时检测有关肾功能的各项血、尿指标，是预防急性肾衰竭的重要措施。若有效循环血量、血压已恢复正常，而每小时尿量仍<20 mL，且相对密度低，应警惕发生急性肾衰竭的可能。

4. 维持脑功能 应持续监测意识、瞳孔和生命体征的变化，保证氧气的供给。若颅内压增高，应限制输液总量，并用 20%甘露醇 250 mL 快速静脉滴注，或呋塞米 20～40 mg 一次静脉注射，以减轻脑水肿，防止脑疝形成。高热患者采用冰袋、冰帽等方式进行头部降温，提高中枢神经系统对缺氧的耐受力，降低脑细胞的耗氧量，同时应用地塞米松 10～20 mg 静脉注射，减轻脑水肿；补充 ATP、辅酶 A、细胞色素 C 及多种维生素等促进脑细胞代谢。

（八）心理护理

休克多为突然发病，抢救措施繁多，有创、无创监护技术的使用，导致伤病员倍感病情危重而产生焦虑、恐惧、烦躁等不良反应。在抢救过程中，应保持病室安静，尽量减少紧张气氛，稳定情绪。护士应以娴熟的急救技术，沉着稳重地为伤病员进行各种治疗。待病情稳定后，及时做好病情解释工作，观察其情绪变化，指导患者学习减轻或消除焦虑等不良情绪的调节方法，主动配合治疗和护理。

三、病情监测

休克的监测在其治疗和护理中都极为重要，既有助于了解病情程度，有利于确定治疗方案，同时又能反映治疗和护理效果。

（一）常规监测

1. 意识状态 是反映脑组织血液灌流和全身循环状况的指标。如患者神志清楚，对外界的刺激反应正常，说明患者循环血量已基本足够；反之若患者表情淡漠、谵妄或嗜睡、昏迷，反映大脑因血循环不良而发生障碍。

2. 皮肤温度和色泽 是反映体表血流灌注情况的指标。如患者四肢温暖、皮肤干燥、轻压指甲局部暂时缺血呈苍白，松开压力后甲床色泽迅速转为正常，表明末梢循环已恢复、休克好转；反之则说明休克情况仍存在。

3. 血压 监测血压的动态变化是判断休克程度的重要指标之一。通常认为患者的收缩压< 90 mmHg、脉压<20 mmHg是休克存在的表现。当血压回升、脉压增大则是休克好转的征象。

4. 脉搏 在休克早期，脉搏增快多出现在血压下降之前。若经过治疗休克状况改善，脉搏搏动强度的恢复也早于血压好转。常用脉搏/收缩压（mmHg）计算休克指数，帮助判定休克的有无及轻重。休克指数正常值为0.5左右。若指数>1.0～1.5，提示失血量为20%～30%，说明有休克存在；若指数>2.0，提示失血量在30%～50%，说明休克很严重。

5. 尿量 尿量和尿相对密度是反映肾血液灌注情况的有效指标。尿量减少通常是早期休克和休克复苏不完全的表现。对疑有休克或已确诊者，应观察每小时尿量和24小时尿量，必要时留置导尿管。当尿量<25 mL/h、尿相对密度增加者提示肾血管收缩和血容量不足；当血压正常但尿量仍少且相对密度偏低，提示有急性肾衰竭的可能。当尿量维持在30 mL/h以上时，提示休克已纠正。

6. 呼吸 休克发生后，呼吸增快、变浅。随着休克加重和代谢性酸中毒的出现，呼吸加深、幅度增大。在休克晚期，呼吸变浅而且急促。如果患者出现进行性呼吸困难、发绀，吸氧也不能改善其症状，则提示已出现ARDS，后果严重。因此应注意监测呼吸的频率、节律、深浅度和动脉血气分析的变化。

7. 体温 大多数休克患者体温偏低。但感染性休克者体温可突然升高到40℃以上或骤然下降。

（二）特殊监测

1. 中心静脉压（CVP） 中心静脉压代表右心房或胸腔段腔静脉内压力的变化，在反映全身血容量及心功能状况方面一般比动脉血压要早。CVP的正常值为5～10 cmH_2O（0.49～0.98 kPa）。当CVP<5 cmH_2O时，表示血容量不足；当CVP>15 cmH_2O时，提示心功能不全或循环负荷过重；若CVP超过20 cmH_2O时，则表示存在充血性心力衰竭。

※2. 肺动脉楔压（PAWP） 反映肺静脉、左心房和左心室舒张期的压力；以此反映肺循环阻力的情况。应用Swan-Ganz漂浮导管可监测，正常值为6～15 mmHg（0.8～2 kPa）。当PAWP<6 mmHg，提示血容量不足；当PAWP>16 mmHg，提示输液过量、心功能不全；若PAWP>30 mmHg，提示有肺水肿。

※3. 心输出量（CO）和心指数（CI） CO是心率和每搏排出量的乘积，可经Swan-Ganz导管应用热稀释法测出，成人CO正常值为4～6 L/min；单位体表面积上的心输出量称为心脏指数（CI），正常值为2.5～3.5 L/(min·m^2)。通常在休克时，CO值均较正常值有所降低，感染性休克时却可能高于正常值。休克时若周围血管阻力降低，CI则代偿性升高；若周围血管阻力增高，CI则代偿性下降。

4. 动脉血气分析 动脉血氧分压（PaO_2）正常值为80～100 mmHg（10.7～13 kPa）。当降至30 mmHg时，提示组织已处于无氧状态。动脉血二氧化碳分压（$PaCO_2$）正常值为36～44 mmHg（4.8～5.8 kPa）。休克时可因肺换气不足，出现体内二氧化碳聚积致$PaCO_2$明显升高；相反，如患者原来并无肺部疾病，因过度换气可致$PaCO_2$降低；$PaCO_2$高于60 mmHg，吸入纯氧仍无改善者，则可能是ARDS的先兆。动脉血正常pH值为7.35～7.45，通过监测pH、碱剩余（BE）、缓冲碱（BB）和标准碳酸氢根（SB）的动态变化有助于了解休克时酸碱平衡的变化情况。

※5. 动脉血乳酸盐测定　休克患者组织灌注不足可引起无氧代谢和高乳酸血症。动脉血乳酸盐值正常为1～1.5 mmol/L，危重患者可能到2 mmol/L。一般情况下，休克时间越长，动脉血乳酸盐浓度越高，乳酸盐浓度超过8 mmol/L，患者死亡率几乎达100%。

※6. DIC的监测　检查血小板计数低于80×10^9/L；凝血酶原时间比对照组延长3秒以上；血浆纤维蛋白原低于1.5 g/L或呈进行性降低；3P（血浆鱼精蛋白副凝）试验阳性；血涂片中破碎红细胞超过2%等。当下列5项检查中出现3项以上异常，结合临床上有休克及微血管栓塞症状和出血倾向时，便可诊断DIC。

※7. 胃肠黏膜内pH（intramucosal pH，pHi）值监测　根据休克时胃肠道较早便处于缺血、缺氧状态，因而易引起细菌移位诱发脓毒症和MODS，而全身血流动力学检测常不能反映缺血严重组织器官的实际情况。测量胃黏膜pHi，不但能反映该组织局部血流灌注和供氧情况，也可能发现隐匿性休克。若pHi持续降低，说明组织血流灌注和氧合作用不足，对外科危重患者的休克、全身性严重感染、MODS均有预警作用。

四、健康教育

1. 发生感染性疾病或高热应及时到医院就诊，避免发生感染性休克。
2. 加强自我保护意识，避免损伤的发生。
3. 宣传发生意外伤害后的应急处理办法，如伤口止血等措施。

自学指导

【重点难点】

1. 休克的病因和分类、休克的病理生理。
2. 休克的临床表现。
3. 休克的救治与护理。

【考核知识点】

1. 休克的分类及临床表现。
2. 休克的现场及院内救护措施。
3. 休克的病情监测。

【复习思考题】

1. 患者，女性，19岁，因车祸导致右侧下肢碾压伤，伤口出血不止，明显肿胀。目前患者神志淡漠、四肢发凉、呼吸急促，脉搏细数。请问，作为一名120急救护士，到现场后你应给予的急救措施有哪些？

2. 简述休克的分期和临床表现。

3. 简述休克患者常规病情监测的项目和意义。

4. 休克患者应用血管活性药物应注意什么？

〔吕　静〕

第十一章 创　　伤

【学习目标】

1. 掌握：

（1）创伤、多发伤的概念。

（2）多发伤、颅脑损伤、胸部损伤（※心脏压塞的救护）、腹部损伤及四肢、骨盆和脊椎伤的临床表现及院前救护。

（3）多发伤、颅脑损伤、胸部损伤、腹部损伤的院内救护。

2. 熟悉：

（1）创伤的评分系统（院前、※院内）。

（2）各类创伤的伤情评估。

（3）※四肢、骨盆和脊椎伤的院内救护。

3. 了解：

（1）创伤的病理生理变化（应激反应、※代谢反应、※免疫功能改变）。

（2）各类创伤的分类及辅助检查。

【自学时数】 2学时。

随着人类社会的发展、经济的昌盛、交通的拥挤及各种劳动机械化程度的提高，人类的疾病谱正在发生变化，意外事故日益增多。创伤已成为人类致残和致死的主要原因之一，成为一个不容忽视的全球性问题。按国际疾病分类统计：在一些发达国家，创伤在疾病的死亡谱中居第四位，在儿童和青壮年中居第一位。在我国，创伤已成为城市的第5位死因，农村的第4位死因。现代创伤中危重伤、多发伤、成批伤员比例呈明显上升趋势，被各国公认为“世界第一公害”，并日益受到各国政府和医疗工作者的重视。从20世纪70年代至今，一门独立的学科——创伤医学正逐渐形成。目前，我国在显微外科、烧伤、冲击伤、火器伤等救治方面已达到国际领先水平。

第一节　概　　述

创伤（trauma）有广义和狭义之分。广义的创伤是指机械性、物理性、化学性或生物性等因素造成的机体损伤。狭义的创伤是指机械性致伤因素作用于机体所造成的组织结构完整性破坏或功能障碍。平时以机械性损伤最为多见，如交通事故、工伤事故等导致的皮肤和软组织破损、出血、骨折、脏器破裂及关节脱位等。

一、分类

为了准确地诊断创伤，其分类可概括为4个方面，即伤因、伤部、伤型和伤情。

1. 按伤因分类　可分为冷武器伤、火器伤、烧伤、冻伤、化学伤、爆震伤、冲击伤及放射损伤等。

2. 按伤部分类　可分为颅脑、颌面部、颈部、胸（背）部、腹（腰）部、四肢（骨盆）、脊柱脊髓及体表伤等。

3. 按伤型分类

(1) 开放性创伤：包括擦伤、刺伤、切割伤、撕裂伤及贯通伤等。

(2) 闭合性创伤：包括扭伤、挫伤、震荡伤、闭合性骨折或脱位及闭合性内脏伤等。

4. 按伤情分类　可分为轻度伤、中度伤、重度伤、危重伤和特重伤。

二、病理生理

创伤的病理生理变化十分复杂，可导致机体产生应激反应、代谢改变、免疫功能改变等。

（一）创伤后应激反应

创伤应激反应是机体创伤后对有害刺激所做出的维护机体内环境稳定的综合反应。这种反应主要是通过下丘脑-垂体轴和交感-肾上腺髓质轴，引发神经-内分泌激素的代偿性调节。创伤发生后，通过损伤局部的向心性神经信号传导，损伤组织分解产物的刺激激发和焦虑、恐惧、疼痛的反馈等，引起大脑皮质发出信号，支配下丘脑完成神经信息向激素的转换，大量分泌促分解和释放激素，引发机体的高代谢状态；同时，下丘脑通过总体调控交感神经引发或抑制全身交感神经活动的变化。

※（二）创伤后代谢改变

严重创伤后，机体发生以高分解代谢和高能量消耗为主要表现的代谢紊乱。这种高代谢状态与创伤的严重程度有关，可迅速导致机体营养不良，加重组织细胞结构和功能的损害。主要代谢变化有：

1. 创伤后基础代谢率增高　一般创伤患者能量代谢可增加5%～50%，其中烧伤患者可达100%或更高，最高可达正常的2倍左右。

2. 高血糖伴胰岛素抵抗　由于儿茶酚胺大量分泌，糖原分解加速，机体内储存可利用的糖原在8～16小时内可消耗殆尽，机体通过糖异生供能；由于胰岛素抵抗，其利用率相对降低，出现高糖血症。

3. 蛋白质分解代谢加强　分解代谢较正常增加40%～50%。每天约需70 g蛋白质，机体内的尿素、肌酐、氨生成增多，呈现明显的负氮平衡，长期持续的负氮平衡，会导致机体蛋白质缺乏，免疫力与抵抗力下降，是创伤后出现多器官功能障碍的主要原因之一。

※（三）创伤后免疫功能改变

主要以细胞介导的免疫功能变化尤为明显，在细胞介导的免疫反应中，又以T淋巴细胞及其分泌产物的变化最为显著。创伤后，机体一方面可因过度的炎症反应导致全身炎症反应综合征；另一方面又可因抗感染及免疫功能受到抑制易发生脓毒症。免疫功能障碍导致脓毒症及多器官功能障碍综合征是创伤后期患者死亡的主要原因。

三、创伤评分系统

创伤评分是以量化标准来判定伤员损伤的严重程度，指导创伤的救治，预测创伤的结局以及评估救治的质量。目前已建立的创伤评分概括为两类：一类是用于现场急救和后送的院前评分；另一类是医院内救治工作（包括急诊科、ICU、病区）和创伤研究的评分。

（一）院前评分

院前评分是指从受伤现场到医院确诊前这段时间内，急救人员对受伤者进行伤情严重程度定量判断的方法。院前评分主要用于受伤现场分类，其特点是简便易行，急救人员可以据此进行分类后送并指导复苏。目前常用的院前评分方案有创伤指数、创伤记分、修正创伤记分、院前指数等。

1. 创伤指数（trauma index，TI）　1971 年提出，后经 Ogawa 修订，根据损伤部位、损伤类型、循环、呼吸和意识状态 5 个项目对患者进行评分（表 11－1），每项指标为 4 级记分（1、3、5、6 分）。各项积分相加，以总分评定损伤的严重程度，总分愈高伤情愈重。TI≤9分为轻度或中度伤，仅需门诊治疗；10～16 分为重度伤，须留院观察；≥17 分为严重创伤，约有 50％的死亡率；＞21 分者，病死率剧增；＞29 分者，80％于 1 周内死亡。TI 虽然应用方便，但不十分精确，适宜在事故现场作拣伤分类之用。

表 11－1　创伤指数

分值	1	3	5	6
受伤部位	四肢	背部	胸部	头、颈、腹
损伤类型	撕裂伤	挫伤	刺伤	钝器伤　子弹伤
循环状态				
血压（mmHg）	正常	60～97	＜60	测不到
脉搏（次/min）	正常	100～140	＞140	＜50 或测不到
呼吸状态	胸痛	呼吸困难	发绀	呼吸暂停
意识状态	嗜睡	恍惚	浅昏迷	深昏迷

2. 创伤记分（trauma score，TS）　这是一种以呼吸频率、呼吸幅度、收缩压、毛细血管再充盈度 4 个生理参数和格拉斯哥昏迷指数（Glasgow Coma scale，GCs）共 5 项指标，每项记 0～5 分，5 项分值相加为 TS，是根据创伤的生理和病理反应来评价损伤严重程度的数字分级法（表 11－2）。

TS 有效值为 1～16 分，分值愈低伤情愈重。1～3 分者，生理变化大，死亡率高达 96％；4～13 分者，生理变化明显，抢救效果显著；14～16 分者，生理变化小，预后佳，存活率高达 96％。文献中常以 TS＜12 分作为重伤标准，灵敏度为 63％～85％，特异度为 75％～99％，准确度为 98.7％。TS 的伤员拣伤分类（Triage）标准为 TS＜12 分。

表 11－2 创伤记分（TS）

分 值	0	1	2	3	4	5
呼吸次数（次/min）（A）	0	<10	>35	25～35	10～24	
呼吸幅度（B）	浅或困难	正常				
收缩压（mmHg）（C）	0	<50	50～69	70～90	>90	
毛细血管充盈（D）	无充盈	充盈迟缓	正常			
意识状态 GCS（E）		3～4	5～7	8～10	11～13	14～15

注：TS＝A＋B＋C＋D＋E。

3. 修正的创伤记分（revised trauma score，RTS） 由于 TS 灵敏度相对较低，易于遗漏严重创伤伤员，特别对颅脑伤患者的严重性估计不足，因此有人提出了 RTS。RTS 是对 TS 的进一步改进并简化了检测指标，增加了 GCS 的权重。RTS 评分愈低，伤情愈重（表 11－3）。RTS 总分为 0～12 分。1991 年 Gilpin 和 Nelson 经过大量病例研究，将 RTS>11 分诊断为轻伤；RTS<11 分诊断为重伤；RTS<12 分应送到创伤中心。

表 11－3 修正的创伤记分（RTS）

分 值	4	3	2	1	0
呼吸（次/min）	10～29	>29	6～9	1～5	0
收缩压（mmHg）	>89	76～89	50～75	1～49	0
意识状态 GCS	13～15	9～12	6～8	4～5	3

4. 院前指数（pre-hospital index，PHI） 以收缩压、脉搏、呼吸和意识状态 4 项生理指标作为评分参数，每项指标分别记 0～5 分，最高总分为 20 分（表 11－4），伴胸、腹部穿透伤者另加 4 分作为其最后 PHI 值（总分 0～24 分）。记分特点为分数越高代表伤情越重，0～3分者为轻伤，死亡率为 0，手术率为 2%；4～20 分者为重伤，死亡率为 16.4%，手术率为 49.1%。

表 11－4 院前指数

分 值	0	1	2	3	5
呼吸（次/min）	正常			费力或浅	<10 或需插管
收缩压（mmHg）	>100	86～100	75～85	0～74	
脉搏（次/min）	51～119			≥120	≤50
意识状态	正常			模糊或烦躁	言语不能理解

5. CRAMS 评分 CRAMS 是代表 5 个参数的英文字头。C（circulation）循环、R（respiration）呼吸、A（abdomen）腹部、M（motor）运动、S（speech）语言。按照各参数表现评定 0～2 分，共 3 级，相加的积分为 CRAMS 值（表 11－5），总分为 10 分，总分愈高伤情愈轻。<7 分者定为重伤，死亡率为 62%；≥7 分者定为轻伤，死亡率为 0.15%。本

评分的灵敏度为83%～91.7%，高于TS；特异度为49.8%～89.8%。CRAMS的伤员拣伤分类标准为≤8分。

表11-5 CRAMS评分

分　值	2	1	0
循环	毛细血管充盈正常，收缩压>100 mmHg	毛细血管充盈迟缓，收缩压85～99 mmHg	毛细血管无充盈，收缩压<85 mmHg
呼吸	正常	费力、浅或>35次/min	无自主呼吸
胸、腹压痛	无压痛	有压痛	板状腹、连枷胸或深穿刺伤
运动	遵嘱动作	只有疼痛反应	无反应
语言	回答切题	错乱、语无伦次	无或不可理解

※（二）院内评分

院内评分是指患者到达医院后，根据损伤类型及其严重程度对伤情进行定量评估的方法。主要有简明创伤分级法（AIS）和损伤严重度评分法（ISS）。

1. 简明创伤分级法（abbreviated injury seale，AIS）　是由美国医学会汽车安全委员会制定的，于1971年首次公之于众。目前AIS经过多次修订，使其由原来的仅适用于评定车祸伤，而变为适应各种创伤的一种创伤早期分级评定标准，内容也由原来的100余个诊断名称扩展到使用国际疾病分类9-临床医学（1CD9-CM）的AIS-90的2000多条，使一些特殊创伤的评定依据更加充分。AIS是单发伤编码定级的方法，以解剖学损伤为定级标准，将全身划分为头（颈）、面、胸、腹（盆腔）、四肢（骨盆）、体表共6个部分，用简单数字编码表示损伤程度，分为6个等级（AIS1-6），分别代表轻度伤、中度伤、较重伤、严重伤、危重伤和特重伤，AIS值越大，则损伤部位越多、损伤程度越重，危险性越高。AIS编码可以在AIS-90辞典检索。

2. 创伤严重度评分法（injury severity score，ISS）　ISS是在AIS基础上加以修改形成的。其评分方法是把人体分成6个解剖部位，每个部位都有具体的、客观的记分标准，6个部位评分后，取身体3个最严重损伤区域的最高AIS值的平方和为ISS计算值。ISS的有效范围为1～75分，ISS值越大，则说明损伤程度越严重，死亡率就越高。通常把ISS<16分定为轻伤；>16分定为重伤；>25分定为严重伤，现已广泛应用于创伤临床和研究工作。它更适用于评价多发伤和复合伤的严重程度和存活概率间的关系，是相对容易和较为客观的计算方法，但ISS也有其不完善的地方，例如它不能反映损伤伤员的年龄、生理变化、伤前健康状况对损伤程度和预后的影响，对身体同一区域的严重多发伤权重不足等。

※（三）ICU评分

急性生理学及既往健康评分（acute physiology and chronic health evaluation，APACHE）　是目前常用的ICU危重患者定量病情的评估方法，也是对病情严重程度和预测预后较为科学的评估体系。由Knaus等建立，现已有3种不同的版本，即APACHE Ⅰ、Ⅱ、Ⅲ。1981年提出APACHEⅠ，共有34项参数作为评分依据，包括反映急性疾病严重程度的急性生理学评分（APS）和患病前的慢性健康状况评分（CPS），由于参数过多，现已基本不用。1985年提出其改进型，即APACHEⅡ评分法，以12项参数为评分依据，也考虑到年龄、APS和CPS的影响，APACHEⅡ评分分值为3项之和，最高值为71分，一般患者多在55分以下，当APACHEⅡ>20分时，院内预测死亡率50%，所以20分为重症点，分值越大，伤情越重。1991年又基于更准确地评定危重症患者的病情和预测而建APACHEⅢ，所用参数为17项，年龄0～24分、CPS值4～23分、APS值0～252分，总分为0～299分，它用疼痛和语言刺激后能否睁眼以表示系统损伤的程度，而不采用格拉斯哥评分（GCS），修订的目的是为了进一步完善院内评分系统和提高其可靠性，但因计算繁琐，现今临床也未能普遍应用。

第二节 多发伤

多发伤是指在同一致伤因素作用下，人体同时或相继有两个或两个以上的解剖部位或脏器受到严重创伤，即使这些创伤单独存在，也是属于病理生理变化比较严重，危及生命的创伤。伤员多死于休克、大出血或MSOF等。

与多发伤概念相区别的有多处伤、复合伤、联合伤。①多处伤：是指在同一解剖部位或脏器有两处以上的损伤，如火器伤引起的肝破裂、脾破裂或小肠多处穿孔与破裂。②复合伤：是指两种以上不同性质的致伤因素同时或短时间内相继作用于人体所造成的损伤，如热压伤、烧冲伤等。③联合伤：是指创伤造成膈肌破裂，既有胸部伤，又有腹部伤，又称胸腹联合伤。

多发伤的临床特点概括为：①应激反应严重，伤情变化快，死亡率高。②伤情重，休克发生率高。③伤情复杂，常出现处理矛盾。④常伴有严重低氧血症。⑤伤后并发症和感染发生率高。⑥容易漏诊和误诊。

一、伤情评估

（一）危及生命的伤情评估

对严重多发伤的早期检查，主要判断有无致命伤，首先要注意观察伤员的神志、面色、呼吸、血压、脉搏、出血等，以迅速确定有无危及生命的伤情。

1. 呼吸道　有无呼吸道不畅或阻塞。

2. 呼吸　有无通气不良、有无鼻翼扇动；有无反常呼吸，呼吸音是否减弱。

3. 循环　了解出血量多少；观察血压和脉搏；皮肤色泽及温度是否正常等，以判断有无休克征象。①有无活动性出血，血容量是否减少。②毛细血管再充盈时间：用于评价组织灌注情况，当用手指压迫伤员拇指甲床时，甲床颜色变白，正常人除去压力后2秒内，甲床迅速恢复到正常的红润。因甲床是循环末梢，再充盈时间延长是组织灌注不足的最早指征之一。③评估血压：急救现场可用手触摸动脉测压法。如可触及颈内动脉、股动脉或桡动脉搏动，则收缩压分别为60 mmHg、70 mmHg和80 mmHg。

4. 中枢神经系统　评估患者的意识状态、瞳孔大小、对光反射、有无偏瘫或截瘫等。

（二）全身伤情评估

在进行紧急处理后，生命体征稳定的情况下，应及时进行全身体格检查，对伤情做出全面的估计。检查时可以参考 CRASHPLAN 方案，即心脏（cardiac）、呼吸（respiration）、腹部（abdomen）、脊髓（spine）、头颅（head）、骨盆（pelvis）、四肢（limbs）、动脉（arteries）、神经（nerves）。应详细收集病史，了解受伤原因和经过，并进行实验室检查、影像学检查及特殊辅助检查等。根据上述全面评估，以确立创伤救治的先后顺序。

（三）确立多发伤的诊断

凡是同一致伤因素而导致下列伤情中两条以上者即定为多发伤。

1. 颅脑损伤　颅骨骨折，伴有昏迷、半昏迷的颅内血肿，脑干挫裂伤及颌面部骨折等。

2. 颈部损伤　颈部外伤伴有颈椎损伤、大血管损伤及血肿等。

3. 胸部损伤　可危及生命的损伤如多发性多根肋骨骨折、心包损伤、血气胸、肺挫裂伤、大血管损伤、气管损伤及膈肌破裂等。

4. 腹部损伤　腹腔大出血或内脏器官破裂（如肝破裂、脾破裂及肾破裂等）。

5. 泌尿生殖系统损伤　肾破裂、膀胱破裂、尿道断裂、子宫破裂及阴道破裂等。

6. 骨盆骨折伴有休克。

7. 脊椎骨折伴有神经系统损伤。

8. 上肢肩胛骨、长骨干骨折。

9. 下肢长骨干骨折。

10. 四肢广泛撕脱伤。

二、救治与护理

对多发性创伤伤员的救治必须及时、准确、有效，包括院前救护、转运与途中监护、院内救护。应做到争分夺秒地抢救，复苏与手术顺序合理。

（一）院前救护

原则是先抢救生命，后保护功能；先重后轻；先急后缓。

1. 脱离危险环境　急救人员到达现场后，应将伤员迅速、安全地脱离危险环境，排除可以继续造成伤害的因素。如将伤员从坍塌的建筑物、有害有毒气体或火灾现场中抢救出来，转移到安全、通风、保暖、防雨的地方进行急救。搬运伤员时，动作要轻、要稳，切忌将伤肢从重物下硬拉出来，以免造成继发性损伤。

2. 解除呼吸道梗阻　呼吸道梗阻或窒息是伤员死亡的主要原因。急救人员应迅速松开领带、衣扣，用手或吸引器清除口、鼻、咽、喉部的异物、血块、呕吐物、痰液及分泌物等，置伤员于侧卧位，或平卧位头转向一侧，以保持呼吸道通畅；必要时，可置口咽或鼻咽通气管或气管内插管，如果条件不允许做气管内插管，紧急情况下可行环甲膜穿刺或切开；有舌后坠者，用舌钳将舌拉出并固定。若严重创伤导致伤员呼吸、心搏骤停时，立即行心肺复苏术。

3. 处理活动性出血　控制明显的外出血是减少伤员现场死亡最重要的措施。最简单、最有效的紧急止血法是加压包扎止血法，原则是压住出血伤口或肢体的近心端动脉，然后迅速加压包扎，并将伤肢抬高，以减少出血。对四肢大血管损伤者，可以使用止血带，但应注意做好记录，并定时放松，每 30 分钟到 1 小时松解 1 次，每次持续 2～3 分钟。解开止血带时不可突然松开，同时应压住出血伤口以防大出血造成休克。

4. 处理创伤性气胸　对张力性气胸者，应立即于患侧胸壁第 2 肋间插入带有活瓣的穿刺针排气减压；对开放性气胸者，应迅速用多层无菌敷料、毛巾等严密封闭伤口，变开放性气胸为闭合性气胸；伴有多根多处肋骨骨折所致的反常呼吸时，可用棉垫加压包扎，使胸壁固定；对血气胸者，应立即行胸膜腔闭式引流。在上述紧急处理的过程中，还应同时进行抗休克的综合性治疗。

5. 保存好离断肢体　将伤员离断的肢体用无菌巾或干净布包好，有条件时外套塑料袋，周围置冰块低温保存，以减缓组织的变性和防止细菌滋生繁殖。冷藏时，切忌将断肢直接浸泡在冰水里或让冰水浸入断肢创面或血管腔内。断肢应和伤员一同送往医院，以备再植手术。

6. 伤口处理　一般创面应用无菌敷料或清洁毛巾、衣物或其他布类覆盖，再用绷带或布条包扎。处理伤口时需注意：①伤口内异物或血凝块不要随意去除，以免再度发生大出血。②创面中有外露的骨端、肌肉、内脏或脑组织，都不可将其还纳入伤口，以免加重损伤或将污染物带入伤口深部。③骨折伤员在运送前必须将骨折部位包扎固定，以免运送时发生继发性损伤。多根多处肋骨骨折者，可用衣服、沙袋或枕头等包扎伤侧，以防胸壁浮动。

7. 抗休克　休克是造成多发伤现场死亡的重要原因之一。现场抗休克的措施应视伤员的伤情、现场到医院的距离以及现场救护的条件而定，主要包括紧急止血、迅速扩容及应用抗休克裤等。目前认为，若可在 20 分钟内送达确定性医疗单位的，应快速转运或边转运边进行抗休克治疗；而如果现场离医院较远，用时超过 30 分钟者，应在现场迅速扩容。

8. 现场观察　病情观察是现场抢救的重要内容之一。现场急救人员不仅要了解伤因、暴力情况、受伤的具体时间，而且要注意最初发现伤员时的体位、神志和出血量等，详细地做好伤情记录，以便向接收伤员的救治人员提供详细的现场情况，以协助判断伤情、估计出血量和指导治疗。

（二）转运与途中监护

优先运送伤情严重但救治及时可以存活的伤员。力求快速，尽量缩短途中时间，做好途中救护物品的准备，如抢救器材、药品及物品等。运送过程中采取合适的转运体位和搬运方法（详见第二章），转送过程中要注意：①抢救治疗措施不间断。②随时做好病情监测。③及时准确做好抢救记录。

（三）院内救护

有些危及生命的多发性创伤伤员，需在急诊室完成紧急手术或抢救处理。手术应在抢救生命的基础上，尽最大可能保存脏器和肢体并维持其生理功能。

1. 保持呼吸道通畅　视病情给予吸氧、气管插管及人工呼吸；紧急情况下，可行环甲膜穿刺或气管切开术。

2. 抗休克　在去除病因的同时，尽快建立多条静脉输液通道，迅速恢复有效循环血量，可加压输入平衡盐、全血、血浆及右旋糖酐等。

3. 控制出血　迅速控制活动性的大出血，对内脏大出血者，应行紧急手术处理。

4. 及时正确地处理各系统损伤（详见本章第三节）。

知识链接

急诊室抢救程序

无论伤员哪个部位的损伤，伤情多么复杂，急诊室医护人员都应分秒必争地抢救伤员的生命，抢救工作需做到井然有序。急诊室抢救工作要求做到：

1. 入院即刻给予以下处理　①清理呼吸道，给氧。②迅速闭合胸部开放伤。③控制明显的活动性出血。

2. 数分钟做到　①脱去衣服。②将伤员转移到治疗台上。③建立有效静脉通道并予输液。④做血型交叉试验、备血、取血。

3. 10分钟内做到　①对伤员进行重点检查，明确损伤部位，了解已经进行了哪些处理。②组织有关专科医师紧急会诊。

4. 30分钟内做到　①复苏、抗休克。②做好术前准备，并明确哪些创伤部位必须行紧急手术，哪些部位可暂缓处理，哪些部位可择期处理。

第三节　常见创伤的急救处理

一、颅脑损伤

颅脑损伤是由暴力直接或间接作用于头部而引起的损伤，包括头皮、颅骨和脑组织损伤。在平时或战时都很常见，其发生率占全身各部位损伤的10%～20%，仅次于四肢伤，伤情危重且复杂，死亡率和致残率居各类损伤之首。

（一）分类

1. 按损伤部位分类

（1）头皮损伤：可分为头皮挫裂伤、头皮下血肿、头皮大面积撕脱伤。

（2）颅骨骨折：颅顶骨折可分为线性骨折、凹陷性骨折、粉碎性骨折。颅底骨折包括：①颅前窝骨折，损伤部位在前部颅底，常损害视神经、嗅神经等，临床表现为失明、嗅觉丧失、眼眶内出血，呈现“熊猫眼”外观及鼻腔出血等。②颅中窝骨折，表现为面神经和听神经的损害，并有外耳道出血。③颅后窝骨折，损害后组颅神经，即迷走神经、副神经、舌咽神经和舌下神经，引起吞咽困难和呼吸道梗阻，严重者可导致窒息，常波及脑干功能。各种颅骨骨折严重时均可损伤硬脑膜，引起脑脊液的内漏或外漏，也可合并有脑损伤。

（3）脑损伤：根据损伤程度和部位的不同可分为：脑震荡、脑挫裂伤、脑干损伤、颅内血肿。各种脑损伤的病理改变都可能出现脑水肿，主要表现为颅内压增高征，严重时可并发脑疝，甚至危及生命。

2. 按伤情分类　根据意识状态、生命体征的变化可分为4型（表11－6），是目前国内最常用的分类法。

表 11-6 颅脑损伤的分型

分 型	昏迷情况	生命体征	GCS计分
轻型	<30 分钟	无明显改变，轻度头痛、头昏	13～15
中型	<12 小时	轻度异常	9～12
重型	深昏迷>12 小时，呈进行性加重或昏迷-清醒-再昏迷	明显改变	5～8
特重型	深昏迷伴去大脑强直	双侧瞳孔散大，生命体征严重紊乱，晚期出现脑疝	3～4

（二）伤情评估

1. 受伤史 了解致伤原因及暴力性质，受伤时头部的着力点及范围，以判断可能的损伤及其严重程度。了解受伤时间以估计伤情、选择清创时机。了解受伤时及伤后情况，如伤后是否即刻昏迷，有无中间清醒期，有无失语、抽搐和瘫痪，有无生命体征和瞳孔的变化等。

2. 临床表现

（1）意识障碍：绝大多数伤员伤后可立即出现原发性昏迷，这是判断伤员有无脑损伤的重要依据。

（2）头痛、呕吐：①头痛：多因颅内血肿、颅内压升高或降低、蛛网膜下腔出血或脑血管痉挛等引起；若整个头部持续性剧痛并呈进行性加重时，常提示有继发性颅内血肿的可能。②呕吐：也是颅脑外伤的常见症状之一。早期呕吐可因自主神经功能紊乱而致，凡频繁呕吐者，应警惕并发颅内压增高。

（3）眼球变化：①中脑损伤，双侧瞳孔大小不等，一侧或双侧时大时小，伴眼球位置歪斜，意识障碍。②桥脑损伤，双侧瞳孔极度缩小，光反应消失，伴有中枢性高热。③脑干损伤，双眼运动不协调，出现眼球分离、歪斜等情况。④支配眼球运动的神经受损，出现眼球运动及位置异常，常有复视。⑤对侧额中回后部有刺激性损伤，出现双眼同向凝视。⑥小脑幕切迹疝，表现为一侧瞳孔先缩小，继而散大，光反应差，意识障碍加重，而对侧瞳孔早期正常，晚期随之散大。

（4）生命体征变化：颅脑损伤后伤员可出现持续的生命体征紊乱。监测时，为避免伤员躁动影响结果的准确性，应先测呼吸，再测脉搏，最后测血压。注意呼吸节律和深度、脉搏快慢和强弱以及血压和脉压变化。若伤后血压上升，脉搏缓慢有力，呼吸深慢，提示颅内压升高，应警惕脑疝或颅内血肿发生；枕骨大孔疝伤员，可突然出现呼吸停止；闭合性脑损伤者呈现休克征象时，应检查有无内脏出血，如应激性溃疡出血、迟发性脾破裂等。

（5）脑疝：①小脑幕切迹疝，最为常见。多因颞叶钩回下移至天幕下所致，因动眼神经受到牵拉、压迫出现麻痹，致伤侧瞳孔散大，伤员出现健侧肢体偏瘫和进行性意识障碍。②小脑扁桃体疝，又称枕骨大孔疝，是因颅后窝占位病变或为幕上占位病变导致颅内压增高所致，出现血压升高、双侧锥体束征。急性者常突然发生窒息、昏迷，可迅速导致死亡。

3. 辅助检查

（1）CT 检查：是颅脑外伤伤员首选的检查方法，可以准确地诊断颅内血肿，及时了解损伤的病理及范围；还可动态地观察病变的发展与转归，对于一些特征性脑损害、迟发性病变及预后的判定也有重要意义。

（2）X线头颅摄片：有一定的诊断价值，能较好地显示着力部位、颅骨骨折及有无异物等。

（三）救治与护理

1. 院前救护　颅脑损伤伤员的急救是否及时、正确，是抢救能否取得效果的关键。急救人员须先对受伤时间、受伤原因及过程做重点了解，随即对头部及全身情况进行仔细检查。

（1）正确判断伤情：严密观察伤员的意识、生命体征及瞳孔变化等。

（2）保持呼吸道通畅：对维持良好的气体交换极为重要。如急性颅脑损伤者，常伴有呼吸道不畅或吸入性肺炎，加重脑缺氧导致颅内压增高，加重病情。故应在保持呼吸道通畅的基础上充分给氧。

（3）控制活动性出血、积极抗休克。

（4）转运与途中监护：转运途中伤员应取头高位（15°～30°），并偏向一侧，身体自然倾斜，避免颈部扭曲，以利颅内静脉回流，从而减轻脑水肿，降低颅内压；密切观察伤员的神志、瞳孔大小及伤口渗血、渗液等情况，维持基本生命体征的稳定。

2. 院内救护　颅脑损伤伤员需要手术治疗的仅占15%左右，绝大部分的轻型、中型及重型中的大部分无需手术治疗。

（1）非手术治疗及护理：

1）病情观察：严密观察生命体征、颅内压及神经系统体征变化，并动态地监测血气、血生化、脑脊液及重要脏器功能，以便及时发现异常情况，采取相应措施。

2）呼吸道管理：①保持呼吸道通畅，及时清除呼吸道分泌物。②维持正常呼吸功能，给予持续低流量吸氧。③在呼吸功能和血气分析的监测下，应尽早气管切开，尽快施行机械通气。④保持室内空气的温度与湿度，定期作呼吸道分泌物的细菌培养，防止呼吸道感染。

3）保持正常颅内压：原则是及时解除可引起颅内压增高的脑组织水肿，以控制颅内压力。主要措施有遵医嘱应用脱水剂、激素，进行过度换气、控制高热及亚低温疗法等。

4）支持治疗：伤后2～3天禁饮食，补液总量应限制在1500～2000 mL/d，24小时尿量保持在600 mL以上。注意补钾，防止因禁食、呕吐、应用脱水剂和激素等引起低钾血症。

5）预防并发症：昏迷伤员，易发生坠积性肺炎，需加强肺部护理，定时拍背吸痰；留置导尿管者，严防泌尿系感染；每2～3小时翻身1次，以防发生压疮。

（2）手术治疗及护理：主要是针对开放性颅脑损伤、闭合性颅脑损伤、颅内血肿或因颅脑外伤而引起的并发症和后遗症。

1）手术原则：①开放性颅脑损伤。原则上应尽早行清创缝合术，争取在伤后6小时内进行，最迟不宜超过72小时。清创应由浅入深，彻底清除碎骨片、血块、失活的脑组织与头发等异物，并彻底止血，变污染伤口为清洁伤口，如无明显的脑水肿、颅内压增高和颅内感染现象存在，应严密缝合或修复硬脑膜和头皮创口，硬脑膜外可放置脑室引流管。②闭合性颅脑损伤。手术主要是针对颅内血肿或重度脑挫裂伤合并脑水肿引起的颅内压增高和脑疝。凡有手术指征者，应尽早手术；对伤后迅速出现昏迷加深或再昏迷、一侧或两侧瞳孔散大的伤员，应力争在30～60分钟内行手术减压，常用术式有开颅血肿清除术、钻孔引流术和去骨瓣减压术等。

2）术后护理要点：①最好将患者安置在有抢救设施的观察室或ICU病房。②体位。全身麻醉未清醒者，协助取平卧位，头偏向一侧；血压正常、神志清醒者，可抬高床头15°～30°，以减少颅内充血及脑水肿。③病情观察。密切观察伤员的神志、瞳孔大小及生命体征等变化，每15～30分钟测量1次，警惕颅内血肿、颅内感染等并发症。④切口护理。注意观察切口有无渗血、渗液，有无脑脊液外漏等情况，及时更换无菌敷料，防止感染。⑤引流管护理。保持各种引流管的通畅，观察并记录引流液的颜色、性状及数量。

二、胸部损伤

胸部损伤是临床上常见的外科急症。由于胸腔内有重要的生命器官，严重的胸部损伤常引起呼吸、循环功能障碍，若延误诊治或处理不当，伤情会迅速恶化，危及生命，是创伤死亡的主要原因之一。迅速有效地救护是提高严重胸部损伤抢救成功率的关键。

（一）分类

按损伤是否造成胸膜腔与外界相通可分为开放性损伤和闭合性损伤，致伤原因有所不同。

1. 开放性损伤　指胸部损伤造成胸膜腔与外界相通。多由刀、剪等锐器或战时的火器、弹片等穿破胸壁所致。其损伤范围直接与伤道有关，器官组织裂伤所致的进行性出血是伤情进展快、伤员死亡的主要原因。

2. 闭合性损伤　指胸部损伤未造成胸膜腔与外界相通。多由挤压、减速、撞击或冲击等暴力所致，损伤机制复杂，多伴有肋骨或胸骨骨折，常合并其他部位损伤，心肺组织的广泛钝挫伤继发组织水肿可导致急性呼吸窘迫综合征、心力衰竭和心律失常。

（二）伤情评估

1. 受伤史　在收集受伤史时应注意受伤方式和受力点。如挤压伤、震荡伤、摔滚伤、撞击伤、刺伤等不同伤因，所致损伤的部位、性质及程度等亦不同。

2. 临床表现

（1）胸痛：是主要症状，疼痛常位于伤处，随呼吸运动而加剧。局部有压痛，胸廓挤压试验阳性。

（2）呼吸困难：胸部损伤伤员均有不同程度的呼吸困难，严重时可表现为气促、端坐呼吸，烦躁不安。引起呼吸困难的原因有：①胸痛使胸廓活动受限。②血液或分泌物堵塞呼吸道。③肺挫伤后导致的出血、淤血或肺水肿。④气胸、血胸导致的肺膨胀不全等。⑤多根、多处肋骨骨折者，因胸壁软化造成胸廓反常呼吸运动。

（3）咯血：①肺或支气管损伤者，可表现为痰中带血或咯血。②大支气管损伤者，伤后即刻咯出大量的新鲜血液。③小支气管或肺泡破裂导致肺水肿、毛细血管出血者，多咳出泡沫状血痰。

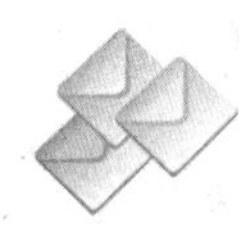

知识链接

咯血与呕血的鉴别

项目	咯血	呕血
常见疾病	有肺或心脏疾病史	有消化性溃疡或肝硬化病史
出血前症状	咽喉瘙痒、胸闷、咳嗽	上腹不适，恶心、呕吐
出血方式	咯出	呕出，可为喷射状
出血颜色	鲜红	呈暗红色或棕色
血中混有物	痰、泡沫	食物残渣、胃液
痰的性状	咯血后常继发有少量血痰	常无血痰
酸碱反应	碱性	酸性
黑便	无，若咽下血液较多时可有	柏油样便，呕血停止后可持续数天

（4）休克：严重的胸部损伤多伴有休克。如胸膜腔内大出血，可引起血容量急剧下降；大量积气，尤其是张力性气胸，不仅影响肺功能，而且阻碍静脉血液回流；心包腔内出血引起心脏压塞；剧烈疼痛和继发性感染等因素，均可使伤员很快陷入休克状态。

3. 辅助检查

（1）胸部X线检查：可以明确有无肋骨骨折及其部位、性质，判定胸内有无积气、积血以及量的多少，同时了解肺有无萎陷和其他病变。

（2）诊断性穿刺和心包穿刺：有助于判断有无气胸、血胸，并可抽出积气或积血，在明确诊断的同时，又可缓解心肺受压迫的症状。

（3）CT检查：X线不能明确诊断者，可选择CT检查，为临床正确、及时处理及判断预后提供可靠的依据。

（三）救治与护理

1. 院前救护

（1）保持呼吸道通畅：彻底清除口腔、气管内液、分泌物及异物等，以解除呼吸道阻塞。呼吸困难严重者，可行气管内插管、环甲膜切开或气管切开，必要时采用机械通气。

（2）及时处理气胸：①开放性气胸，立即用急救包、毛巾、衣物或手掌封闭伤口，变开放性气胸为闭合性气胸，以待进一步处理。切忌不可将封闭用物塞入创口内，以免导致胸腔内感染。②张力性气胸，立即排出胸腔内积气，降低胸膜腔内压，可在伤侧锁骨中线第2肋间插入带活瓣排气装置的粗针头。

（3）加压包扎，控制反常呼吸：立即用敷料、衣物等置于胸壁软化区，可用沙袋固定或加压包扎。

（4）积极抗休克：立即建立静脉通道，迅速扩容，尽早恢复血容量。

（5）伤情未明之前，伤员均应暂禁饮食。

（6）处理肋骨骨折：①闭合性单根单处或多处肋骨骨折，可采用多头胸带、弹性胸带或半环式宽胶布重叠固定，以限制肋骨断端活动，减轻疼痛。②闭合性多根多处肋骨骨折，可采用沙袋或纱布垫环状弹力包裹来稳住浮动胸壁或嘱患者卧于伤侧。③开放性肋骨骨折，胸膜未破者，简单清创后用宽胶布作叠瓦式固定；胸膜破损者，按开放性气胸处理。胸骨骨折伤员，应保持过伸仰卧位搬运。

（7）转运与途中监护：根据伤情在不影响治疗的前提下，协助伤员采取安全、舒适的体位；密切观察伤员的神志、面色、呼吸、血压、脉搏等病情变化；保持输液通畅，持续吸氧。

2. 院内救护

（1）连枷胸的救护：

1）迅速纠正反常呼吸：可采取胸壁加压包扎固定法、牵引固定法、切开内固定法。

2）止痛：多采用药物镇痛法、肋间神经阻滞法或留置硬膜外麻醉导管分次注入镇痛剂等。

3）保持呼吸道通畅：指导伤员有效地咳嗽排痰，痰多不易咳出者，可给予祛痰剂、超声雾化吸入，以利呼吸道分泌物的排出。必要时，可行鼻导管吸痰、纤维支气管镜吸痰或气管切开术。

4）限制输液量：输液量应限制在1000 mL/d；慎用晶体液，多用胶体液；注意纠正水、电解质及酸碱平衡紊乱，防止肺水肿。

（2）血胸的救护：胸部损伤引起胸腔积血，称血胸。根据出血量和出血速度的不同，而采取不同的措施。①少量血胸（积血＜500 mL）：可暂时留院观察。②中等量以上血胸：应首先补充血容量，同时行胸腔穿刺术或胸腔闭式引流，以尽早清除胸膜腔积血。③进行性血胸：应及早行剖胸探查止血。④凝固性血胸：可开胸清除血块。⑤自体血液回输技术：适用于伤后8小时以内的血胸，可将胸腔内积血经自体血液回收机回收，经清洗、过滤后回输给伤员。

（3）气胸的救护：在院前救护的基础上，根据气胸类型的不同而采取不同的院内救护措施。①闭合性气胸：小量积气者一般可在1～2周内自行吸收，无须处理；中量或大量气胸者，可先行胸腔穿刺抽尽积气减轻肺萎陷，必要时行胸腔闭式引流术，排出积气，促使肺尽早膨胀。②开放性气胸：清创、缝合胸壁伤口，并行胸膜腔闭式引流术；对疑有胸腔内器官损伤或进行性出血者，可行剖胸探查术。③张力性气胸：及早行胸膜腔闭式引流术或剖胸探查术。胸膜腔闭式引流管的护理见《外科护理学》。

※（4）心脏压塞的救护：心脏压塞是导致伤员死亡的主要原因。其急救措施主要有：

1）抗休克：立即快速输血、输液，以提高心脏充盈压，增加心排出量，维持血压；同时应做好紧急手术准备。

2）心包穿刺减压：心包穿刺可作为诊断和降低心包内压力的手段。抽出心包内积血30～50 mL，可明显改善伤员血流动力学状况，提高对麻醉和手术的耐受性。

3）紧急手术：在积极抗休克的同时，争分夺秒地进行开胸手术。目的是彻底清除心包内积血，修复破损的血管及心脏。

4）术后监护：严密观察伤员的神志、生命体征及尿量变化；动态地监测血气、电解质及肝肾功能。

5）对症处理：尽早补充血容量、吸氧、维持循环功能；预防脑水肿；维持肾功能，纠正酸中毒；若发现异常情况，应及时处理。

三、腹部损伤

腹部损伤是指各种原因引起的腹壁和（或）腹腔内器官损伤，占各种损伤的 8%～10%。其伤情的严重程度取决于所涉及的腹腔内脏和是否有多发性损伤。腹部闭合性损伤的漏诊率、误诊率较高，死亡率高达 20%～30%。

（一）分类

1. 按体表有无伤口分类

（1）开放性损伤：又可分为穿透伤和非穿透伤。前者是指腹膜已经穿通，多数伴有腹腔内脏的损伤；后者指腹膜仍然完整，腹腔未与外界相通，但也有可能损伤腹腔内脏器。

（2）闭合性损伤：多因腹部或下胸部遭受钝性打击后所致，腹壁无创口，但有可能有腹腔内脏器的损伤。

2. 按损伤的腹内脏器性质分类

（1）实质性脏器损伤：肝、脾、肾、胰等器官位置比较固定，组织结构脆弱，血供丰富，受到暴力打击后，可导致腹腔内出血或腹膜后血肿。

（2）空腔脏器损伤：胃、小肠、结肠、膀胱等空腔脏器损伤后，常导致脏器破裂、内容物外流，引起急性腹膜炎。

（二）伤情评估

1. 受伤史　详细询问受伤时间、原因、部位及受伤时的姿势，判断有无腹内脏器损伤。根据致伤因素进行检伤分类：①机动车事故、工伤，平时多见。②火器伤：战时多见，注意入口在胸部、阴臀部、股部的非贯通伤等有时会伤及腹腔脏器，容易漏诊。③医源性损伤：胃镜、肠镜、腹腔镜、腹部手术等均可意外地引起腹腔脏器损伤。

2. 临床表现

（1）腹痛：是腹部伤的主要症状。一般最先疼痛和疼痛最重的部位是损伤脏器所在部位，而后因血液、消化液在腹腔内的流动导致疼痛范围扩大。单纯的实质性脏器或血管破裂出血，腹痛较轻；空腔脏器穿孔导致化学性消化液流入腹腔，腹痛较重。

（2）恶心、呕吐：腹壁伤无此症状。空腔脏器、实质性脏器创伤均可刺激腹膜，引起反射性恶心、呕吐。细菌性腹膜炎可引起麻痹性肠梗阻，为持续性呕吐，呕吐物为肠内容物；伤后呕出血液者，应考虑胃、十二指肠损伤。

（3）内出血：实质性脏器破裂的主要临床表现为内出血。出血量较少，出血速度较慢者，可出现腹膜刺激征；出血量＞1500 mL 或出血速度较快者，伤后早期立即出现低血容量性休克。

（4）腹胀：创伤后短期内腹胀呈进行性加重，表明腹腔内有出血（血腹）或积气（气腹）。血腹提示有实质性脏器或血管破裂伤；气腹则提示有胃、小肠或结肠等空腔脏器破裂；膀胱破裂可产生尿性腹水；腹膜炎可导致肠麻痹或水、电解质平衡紊乱，低钾可引起持续性腹胀，且伴有肠鸣音减弱或消失。

（5）腹膜刺激征：腹部压痛、反跳痛和肌紧张是腹腔内脏损伤的重要体征。在损伤早期，受伤脏器所在部位的压痛往往最明显；若伤后时间较长，全腹积血、积液或弥漫性腹膜炎时，则全腹出现明显的腹膜刺激征；当刺激性较强的化学性消化液，如胃液、胆汁或胰液等流入腹腔时，腹壁则会呈木板样强直。

3. 辅助检查

（1）腹腔穿刺：对诊断有无腹腔内脏损伤和何类脏器损伤有较大的帮助，其准确性可达90%以上。

（2）腹腔灌洗：适用于腹腔穿刺阴性而临床怀疑者，其诊断准确率达98.5%。

（3）其他检查：视伤情，选择性地作X线、B超、CT及腹腔镜等检查。

（三）救治与护理

1. 院前救护

（1）立即判断有无腹腔内脏器损伤和其他部位多发伤，并紧急处理危及生命的合并伤。

（2）保持呼吸道通畅，必要时给予氧气吸入或气管内插管，以维持呼吸功能。

（3）迅速建立静脉通道，如休克者，应快速输入生理盐水或平衡盐液，以维持循环功能。

（4）留置胃管，抽净胃内容物，观察有无出血，并持续胃肠减压。

（5）留置尿管，观察并记录尿液的颜色、形状及量。

（6）防治感染，遵医嘱应用广谱抗生素。开放性创伤者还需注射破伤风抗毒素，预防破伤风。

（7）加强病情监测，每15分钟测量血压、脉搏、呼吸1次；每30分钟检查腹部体征1次；监测血常规、血细胞比容的变化；必要时，行诊断性腹腔穿刺或腹腔灌洗。

（8）未确诊前，禁忌使用止痛剂，以免掩盖病情。同时应禁饮食。

（9）转运途中密切观察伤员的神志、生命体征及腹部体征等变化，协助伤员取半卧位或仰卧屈膝位，以降低腹壁张力，缓解疼痛等；有条件时，应给予氧气吸入、静脉输液等。

2. 院内救护

（1）非手术治疗与护理：

1）体位：采用半卧位或斜坡卧位，切忌随便搬动伤者，以免加重伤情；合并休克者，需采用抗休克卧位。

2）抗休克：快速输血、输液，保持收缩压＞90 mmHg，脉率＜120次/min。若腹腔内有活动性大出血时，应在抗休克的同时，积极做好术前准备，迅速行剖腹探查术。

3）病情观察：①密切观察生命体征和腹部体征变化。②动态地监测红细胞计数、血红蛋白、红细胞压积及白细胞计数等，有利于判断伤情。③必要时行诊断性腹腔穿刺或灌洗术。

4）控制感染：及早应用广谱抗生素及甲硝唑等抗厌氧菌药物。

5）禁饮食、放置胃管：持续胃肠减压，抽净胃内容物，观察有无出血，为手术做准备。

6）留置尿管：准确地记录24小时尿量，监测肾血流灌注情况。

7）未明确诊断前，禁用止痛剂、泻药和灌肠，以免掩盖或加重伤情。

（2）手术治疗与护理：

1）适应证：①腹痛和腹膜刺激症状进行性加重或范围扩大。②肠鸣音逐渐减弱、消失或出现明显腹胀。③出现烦躁、口渴、脉率增快及血压不稳等休克征象，或经积极抗休克治疗情况不见好转反而继续恶化。④膈下有游离气体或腹腔穿刺抽得不凝固血液、胆汁或胃肠内容物。

2）手术方法：主要为剖腹探查术，待明确损伤部位或器官后再作针对性处理。手术探查的原则是“先查出血，后探穿孔”。探查后，先处理出血性损伤，后处理穿破性损伤；对穿破性损伤，应先处理污染重的损伤（如小肠或结肠破裂、穿孔），后处理污染轻的损伤；在原发病灶处理后，对腹腔污染严重者，应用大量生理盐水反复冲洗，吸净液体后，放置腹腔引流管。

3）术后护理要点：①体位。术后生命体征平稳者，应取半卧位，有利于改善呼吸及循环功能，减轻腹痛、腹胀。②病情观察。密切观察生命体征变化，切口有无渗血、渗液及肠功能恢复情况等；保持各种引流管通畅，观察并记录引流液的颜色、性状及量。③加强支持治疗。禁食期间，静脉补充足够的水分和各种营养物质，以增强机体的抵抗力，有利于早日康复。④防治并发症。协助患者翻身，鼓励其咳嗽、排痰，预防肺部感染；加强口腔护理，预防口腔溃疡；保持床铺清洁平整、舒适，预防褥疮发生；鼓励患者早期下床活动，以防粘连性肠梗阻。

四、四肢、骨盆和脊椎伤

四肢、骨盆和脊椎伤主要是指骨关节损伤。骨折是指骨的完整性或连续性中断。骨折一般均伴有软组织如骨周围的骨膜、韧带、肌腱、肌肉、神经、血管及关节等的损伤。关节损伤是指构成关节的骨、软骨、滑膜、关节囊及韧带等组织的损伤。近年来，随着交通事业的高速发展，各种车辆的增多，城市人口的密集，使骨与关节损伤的发生率明显上升，伤情危重而复杂，致残率及死亡率均较高。

（一）分类

骨折的分类方法很多，明确分类方法可指导治疗和反映预后。

1. 按骨折处是否与外界相通分类　开放性骨折与闭合性骨折。

2. 按骨折的程度及形态分类

（1）不完全骨折：如青枝骨折、裂缝骨折。

（2）完全性骨折：如横断骨折、斜形骨折、螺旋骨折、粉碎骨折、嵌插骨折、压缩性骨折、凹陷性骨折及骨骺分离。

3. 按骨折的稳定程度分类

（1）稳定骨折：如横断骨折、带锯齿状的短斜骨折。

（2）不稳定骨折：如骨折断面呈螺旋形、斜形及粉碎形的骨折。

（二）伤情评估

1. 受伤史　详细地询问受伤的时间、地点、受伤时的姿势；暴力运动的方式、大小及类型；伤员受伤时的身体状况；伤口的污染情况等。

2. 临床表现：

（1）全身状况：如疼痛、感染、休克及呼吸窘迫综合征等。

（2）局部表现：

1）一般表现：局部可见软组织肿胀、出血，甚至出现张力性水疱；血肿浅表时，皮下出现淤斑；开放性骨折时，可见骨折部位出血。骨折部位有固定压痛，从骨长轴远端向近侧叩击和冲击时可诱发骨折部位的疼痛。骨折部位的肿胀、疼痛或完全性骨折，使肢体丧失部分或全部活动功能。

2）特有体征：畸形、反常活动、骨擦音或骨擦感为骨折的特有体征，只要出现其中之一，即可确诊。但嵌插骨折、不完全骨折时常不出现上述的特有体征。

3）关节损伤症状和体征：关节脱位时，其正常外形和骨性标志丧失或失去正常关系，表现为疼痛、畸形、弹性固定于特定姿势、伤肢长度改变（变长或缩短）。韧带损伤常与骨折或关节脱位同时发生，症状和体征不典型，若仅为单纯的韧带损伤，表现为局部疼痛、肿胀和不同程度的活动障碍。

（3）并发症：骨折多由较严重的创伤所致，除上述症状和体征外，常伴有其他组织器官的损伤，可引起严重的并发症和全身反应，甚至危及伤员的生命。

1）休克：创伤所致多发性骨折、严重的开放性骨折、股骨骨折、骨盆骨折和脊柱骨折等伤员，因广泛的软组织损伤，剧烈疼痛、大量出血或并发内脏损伤而引起休克。特别是严重大出血导致的失血性休克，常是伤员死亡的主要原因。

2）血管损伤：骨折邻近部位的重要动脉或静脉有损伤的可能，如伸直型肱骨髁上骨折的近端可能伤及肱动脉，胫骨上骨折可能伤及胫前或胫后动脉。

3）神经损伤：骨折附近的神经有损伤的可能，如肱骨髁上骨折，可伴有正中、桡、尺神经损伤，表现为手的感觉、运动功能障碍。

4）截瘫：脊柱骨折伤员中约有20%合并脊髓损伤（C_8以下水平损伤可出现截瘫）。现场救护与早期处理是否及时、正确，影响病情的发展与转归。

5）严重多发性骨关节损伤的并发症：其并发症多是死亡的主要原因。早期的创伤性休克、呼吸心搏骤停、内脏损伤；中期的ARDS、ARF、DIC；后期的坠积性肺炎、泌尿系感染、压疮等均是造成死亡的重要因素。

3. 辅助检查

（1）X线检查：可明确骨折的部位、类型、移位和畸形。

（2）CT和MRI检查：可发现结构复杂的骨折和其他组织的损伤，如颅骨骨折、椎体骨折、骨盆骨折等情况。

（3）骨扫描：有助于确定骨折的性质和并发症，如有无合并感染、缺血性坏死、病理性骨折、延迟愈合及不愈合等。

（三）救治与护理

1. 院前救护

（1）抢救生命：迅速将伤员脱离创伤现场；紧急进行心肺复苏；及时处理威胁生命的合并伤；积极预防和抢救创伤性休克，尽早快速地输血、输液；保持昏迷伤员呼吸道通畅，并严密监测意识、生命体征及瞳孔的变化。

（2）创口处理：恰当止血，防止污染。止血方法应视具体情况而定。

1）一般创口出血：用无菌棉垫或干净布类加压包扎伤口即可止血。

2）四肢活动性大出血：立即用止血带止血，但须有明显标志，注明用止血带时间、松止血带时间。

3）开放性骨折：先用消毒敷料或干净的布类临时包盖伤口，现场急救时切勿将外露的骨折端还纳入伤口，有条件应及早应用抗生素及破伤风抗毒素，以预防感染。

4）伤口异物：伤口表面的异物可以取掉，伤口内不宜用药，可用消毒敷料或清洁布类包扎伤口；躯体异物的存留，如锐器、棍棒、钢筋、子弹、石块等，一般来说，除异物压迫呼吸道危及生命外，均不应在现场拔除，而应转送至有条件的医院后行手术摘取，以免盲目拔出后引起大出血。

（3）妥善固定：临时外固定是骨折现场急救的重要措施。主要目的是减轻或缓解疼痛，有利于防治休克；防止合并损伤，如骨折端在搬运时移动而损伤软组织、血管、神经或内脏等；便于伤员的搬运和转送。

2. 转运与途中监护

（1）转运原则：根据创伤现场的具体情况（如伤型、伤部、伤情及伤员数量等）而定。

1）单个伤员：紧急救护后，迅速将伤员从受伤现场转送至就近有条件的医院。

2）伤员数量较多：根据检伤分类结果及时转运。

3）开放性骨折：有发生感染的危险，尽量争取在6小时内送到医院进行清创。

4）断离的肢体：应尽早送到医院，以免断离断肢体坏死，失去再植的机会。

（2）转运措施：根据不同的损伤部位，采取相应的转运措施。具体固定和搬运方法见第八章相关内容。

（3）途中监护：

1）转运体位：脊髓、脊柱和骨盆损伤者，应在伤员身下垫一块硬木板，协助伤员取仰卧位，搬运时3～4人同时用力平直抬到担架上；四肢骨折、关节损伤者，应先用夹板固定好上、下关节后才可搬运，以防途中造成继发性损伤。

2）生命支持：救护人员要充分利用救护车上的设备和药品，通过心电监护、吸氧、保持呼吸道通畅、机械通气、静脉输液等给伤员以持续的生命支持。有抽搐者，应立即取下义齿，可应用牙垫，防止舌咬伤。

3）病情观察：密切注意伤员的意识、瞳孔、生命体征及尿量变化。根据伤员的情况对司机提出行车要求。

4）记录与交接：救护人员将伤员送到医院后，与急诊科医护人员进行交接，其内容包括伤史、伤情、伤型及救护过程等，以确保伤员治疗和护理的连续性，急诊科的医护人员应做好详细的书面记录。

※3. 院内救护

（1）开放性四肢、骨盆和脊椎伤的清创术：

1）清创目的：彻底清除无活力或严重污染的组织。彻底清创是治疗开放性四肢、骨盆和脊椎伤的关键步骤，也是防止感染的最根本手段。

2）清创原则：酌情切开扩大伤口，切除创缘，由浅入深，逐步清创；清除一切可见的污染物、异物、关节内的游离碎骨或软骨碎片；创底深，可适当扩大伤口，以达到良好暴露，以利于引流；保留有软组织相连的碎骨，尽量减少对组织损伤；保护神经、肌腱、骨关节软骨及骨组织，避免不必要的切除。

3）护理要点：①清创后将患肢外固定于功能位或采用持续牵引。②遵医嘱，全身和局部应用敏感的抗生素。③伤口Ⅰ期缝合者，可协助伤员进行早期被动功能锻炼，2～3周后可指导其进行主动的关节功能锻炼。

（2）骨折复位及护理：

1）复位方法：①手法复位，是指应用手法使骨折复位。常用的复位手法有牵引加压法、屈折手法、分骨手法。②切开复位，是通过手术切开骨折和关节损伤部的软组织，暴露骨折部，在直视下将骨折复位。

2）护理要点：①手法复位，复位后保持功能位，并用纱布绷带或石膏等加以固定；观察患肢骨折远端血运情况，有无肿胀、感觉及运动障碍等；抬高患肢、局部冷敷，以减轻伤肢水肿，起到缓解患者疼痛的作用。②切开复位，除上述措施外，还应加强切口护理，严格按无菌技术清洁切口和更换敷料；遵医嘱及时、合理地应用抗生素，预防感染；根据病情，指导患者进行功能锻炼。

（3）骨折固定及护理：

1）固定方法：①外固定，小夹板固定，用于较稳定的成人闭合性骨折，一般不固定关节；石膏绷带固定，常用于骨折复位后的固定；骨外支架固定，多用于开放性骨折伴严重广泛的软组织损伤。②内固定，有钢针、螺丝钉、髓内钉、接骨板、加压钢板等。

2）护理要点：①小夹板固定。固定时应在适当的部位加固定垫，外扎横带，松紧度适宜；抬高患肢略高于心脏水平，上肢可用三角巾托起并悬吊于胸前，下肢在踝关节及膝关节处用软枕垫高，以利于静脉回流，减轻肢体肿胀；观察患肢血运情况，如有剧痛、青紫、严重肿胀、麻木等，应及时处理。②石膏绷带固定。石膏未干之前最好不搬运患者；抬高患肢，密切观察肢端血运情况；加强基础护理，预防压疮、感染等并发症；指导患者做石膏内的肌肉收缩活动，防止肌肉萎缩。③骨外支架固定。确保外固定支架位置正确，将患肢抬高20°～30°，以促进淋巴和静脉血液回流，减轻肿胀；预防钉孔感染，钉孔处每天用75％乙醇消毒2次，勤换纱布；观察患肢末梢血循环及功能情况；术后第2天应鼓励患者进行早期功能锻炼，以防肌肉萎缩。④内固定。将患肢抬高；遵医嘱合理应用抗生素，警惕感染发生；观察有无神经损伤，如骶神经损伤可出现膀胱功能障碍等；早期患肢以制动休息为主，可进行轻微、有限的被动运动，3～6周起可进行主动锻炼，以防肌肉萎缩。

（4）持续牵引及护理：持续牵引是利用滑车系统的重力作用于肢体远端，以相应的体重作为反作用力对骨折进行复位和固定。适用于不稳定性骨折，如股骨、胫骨开放性骨折等。

1）牵引方法：①皮牵引，利用宽胶布条或乳胶海绵条粘贴于患肢两侧，并包扎纱布绷带加固。沿肢体纵轴进行牵引。多用于小儿下肢骨折，年老体弱者无严重移位的不稳定性骨折。②骨牵引，是用不锈钢针穿入骨骼，通过牵引钢针直接牵引到骨骼。常用骨牵引有胫骨结节牵引、跟骨牵引、颅骨牵引等。

2）护理要点：①体位。患者卧硬板床，将肢体置于功能位，如下肢保持外展正中位；可将头部稍垫高，腰下可垫小枕，以保持患者舒适。②保持有效的牵引。牵引绳与被牵引的肢体长轴应成一直线；不随便改变患者的体位及牵引重量，经常检查皮肤牵引绷带有无松动、滑脱。③牵引部位护理。注意牵引部皮肤有无炎症、水疱；骨牵引针眼处，应保持清洁、干燥，以防感染。④加强基础护理。如口腔护理、皮肤护理等，以防压疮、呼吸及泌尿系统并发症。⑤功能锻炼。指导患者进行手指、足趾、踝关节及股四头肌运动等，防止关节僵直及肌肉萎缩。

自学指导

【重点难点】

1. 创伤的病理生理变化（应激反应、※代谢反应、※免疫功能改变）。
2. 创伤的评分系统。
3. 多发伤的伤情评估、临床表现及院内救护。
4. 颅脑损伤、胸部损伤、腹部损伤及四肢、骨盆和脊椎伤的伤情评估和院前救护。
5. 颅脑损伤、胸部损伤、腹部损伤的院内救护。

※6. 四肢、骨盆和脊椎伤的院内救护。

【考核知识点】

1. 创伤的概念；创伤的院外评分系统。
2. 多发伤的概念、伤情评估、临床表现及院内救护。
3. 颅脑损伤、胸部损伤、腹部损伤及四肢、骨盆和脊椎伤的伤情评估、临床表现及院前救护。
4. 颅脑损伤、胸部损伤、腹部损伤的院内救护。

※5. 四肢、骨盆和脊椎伤的院内救护。

【复习思考题】

1. 简述创伤、多发伤的基本概念。
2. 简述多发伤的临床特点。
3. 简述多发伤患者的院前救护措施。
4. 简述颅脑损伤患者的院内救护措施。
5. 简述胸部损伤患者的院前救护措施。
6. 简述腹部损伤患者的院内救护措施。

※7. 简述骨折患者持续牵引的护理要点。

〔蔡恩丽〕

第十二章　急性中毒

【学习目标】

1. 掌握：

(1) 中毒概述：急性中毒的救治原则；中毒的救治与护理要点。

(2) 各类中毒的临床表现和护理要点。

(3) 有机磷农药中毒、一氧化碳中毒、亚硝酸盐中毒的发病机制。

2. 熟悉：

(1) 中毒概述部分：中毒的分类、※发病机制、临床表现。

(2) 各类中毒的急救措施。

3. 了解：

(1) 中毒概述：中毒的原因、毒物的吸收、代谢与排泄过程、中毒后的辅助检查。

(2) 本章各类中毒的常见原因、※中毒机制、辅助检查及健康教育。

【自学时数】 4 学时。

随着社会的快速发展，社会竞争日趋激烈，人们生活和工作压力也日益增大，致使因失眠大量服用催眠药、服毒自杀、酗酒等的发生率显著增加。其次，随着科技的进步，人类对自然界的不断研究与探索，新的化学物质不断被合成和发现，截至 2000 年 8 月，全世界已登记的化学物质种类已达到三千多万种，日常接触的化学商品总数为 25 万种，且每年约有 1/3 在更新，因此，近年来发生急性中毒的病例日益增加。严峻的现状要求临床医护人员必须识别并掌握各类中毒的临床表现、救治及护理措施，减轻中毒的危害，降低中毒死亡率。

第一节　中毒概述

一定量的某种物质进入人体后，破坏人体神经、体液的调节功能，造成组织、器官功能性或器质性损害，进而引发一系列临床症状和体征的疾病称为中毒。凡是能够引起中毒的外来物质统称为毒物。毒物根据来源和用途可分为农药、有毒食物、药物、工业性毒物和有毒动植物等。

一、分类

一般根据起病的急缓不同，将中毒分为急性中毒、亚急性中毒和慢性中毒。

1. 急性中毒　大量烈性毒物短时间内进入人体并引发严重中毒症状或体征，甚至危及生命时称为急性中毒。一般界定为一次性或24小时内吸收大量毒物并迅速起作用发生疾病者。急性中毒具有发病急、症状重、病情变化快的特点，如不积极治疗可危及生命，因此现场急救主要针对的是急性中毒。

2. 亚急性中毒　发病时间介于急性中毒与慢性中毒之间者称为亚急性中毒。指接触毒物并起病的时间在24小时以上60天以内者。其临床特点类似于急性中毒。

3. 慢性中毒　毒物长时间、小剂量地进入人体，蓄积达到一定量时所引起的中毒称为慢性中毒。如职业中毒等。

二、原因

1. 农业性中毒　在农业生产过程中，由于直接接触到毒物或由于毒物污染的水源、空气或土壤导致人体中毒，如有机磷农药中毒。

2. 工业性中毒　在工业生产过程中，接触有毒的工业原料、中间产品、添加物或产品、废弃物等导致人体中毒。如重金属、有机溶剂、强酸、强碱中毒等。

3. 食物性中毒　服用了霉变的食品等引起人体中毒，如变质的花生、腐变的海鲜等。

4. 药物性中毒　服用中药或西药的方法或剂量等错误而引起人体中毒。如镇静催眠药物服用过量等。

5. 动、植物性中毒　误食或接触有毒的动、植物而引起人体中毒。如毒蛇咬伤，食用河豚、鱼胆等引起动物性中毒；误食毒蕈等引起植物性中毒。

6. 自杀或他杀　为达到自杀或他杀目的，摄入或吸入大量有毒物质，如吸入大量一氧化碳，摄入大量百草枯、毒鼠强等。

三、毒物的吸收、代谢与排泄

（一）吸收

主要经消化道、呼吸道、皮肤黏膜3条途径进入人体。

1. 消化道　是毒物进入人体的途径中比较多见的一种。毒物主要在胃和小肠被吸收。胃肠道的pH、毒物在胃肠内停留的时间、胃肠道的充盈度等因素可影响毒物的吸收速度及吸收量。胃内偏酸性不利于弱碱性毒物的吸收，肠道内偏碱性不利于弱酸性毒物的吸收；胃肠道动力增加或蠕动过强导致毒物过快排出体外不利于毒物的吸收。饱腹情况下由于食物对胃肠内毒物的稀释作用可延缓毒物的吸收。

2. 呼吸道　雾、气、烟状态下的毒物进入呼吸道后，由于呼吸道面积大、血流丰富等特点，有利于毒物的吸收。因此，在同等剂量下，毒物经呼吸道途径进入人体后中毒症状或体征出现得早且严重。

3. 皮肤黏膜　皮肤黏膜健康完整的情况下，吸收毒物的量很少、速度很慢。但当局部皮肤有损伤、毒物的腐蚀性强或脂溶性强、环境高温高湿等情况下可加速毒物的吸收。

（二）代谢

毒物主要在肝脏通过氧化、还原、水解和结合等作用进行代谢。多数毒物经代谢后毒性降低，少数可增强（如对硫磷）。

（三）排泄

毒物主要通过肾脏排出体外。气体毒物可部分通过呼吸道排出体外。此外还可借助消化道、腺体（汗腺、唾液腺等）等途径排出。

※四、发病机制

由于毒物的种类不同，作用机制也不尽相同，主要的中毒机制有以下6种。

1. 局部刺激与腐蚀作用　强酸、强碱吸收受损组织中水分，可与蛋白质或脂肪结合，进而使细胞变性、坏死。

2. 缺氧　影响氧的吸收、转运或利用，如刺激性气体引起呼吸肌痉挛或麻痹影响氧的吸收；亚硝酸盐中毒形成高铁血红蛋白及一氧化碳中毒形成碳氧血红蛋白等情况下均可阻碍氧的转运；氰化物中毒通过干扰细胞色素氧化酶影响细胞对氧的利用。

3. 干扰酶的活力　部分毒物通过干扰细胞内酶的活性而引起中毒。如有机磷农药抑制胆碱酯酶、氰化物抑制细胞色素氧化酶。

4. 中枢神经抑制作用　具有强嗜脂性的有机溶剂和吸入性麻醉剂可通过血脑屏障，进而抑制大脑功能。

5. 干扰细胞膜或细胞器的生理功能　四氯化碳在体内代谢后产生的三氯甲烷自由基可作用于肝细胞膜中的不饱和脂肪酸，进而导致线粒体、内质网变性，肝细胞死亡。

6. 竞争受体　部分毒物能阻断体内受体而产生中毒反应，如阿托品中毒。

五、临床表现

由于毒物的毒理作用不同，各类中毒的主要临床表现也不同。此外，中毒的临床表现还取决于毒物进入人体的途径、剂量和人体的反应性等。中毒后的临床表现主要有以下几个方面。

（一）皮肤黏膜

1. 灼伤　强酸、强碱等强腐蚀性毒物可导致皮肤黏膜完整性破坏，出现糜烂、溃疡、痂皮等。

2. 颜色改变　①发绀：引起氧合血红蛋白不足的毒物均可使皮肤黏膜产生发绀，如有机溶剂、麻醉药、亚硝酸盐等。②樱桃红色：见于氰化物、一氧化碳中毒等。③黄疸：见于毒蕈、鱼胆、四氯化碳等中毒。④不同的痂皮颜色：不同毒物灼伤后痂皮的颜色稍有不同，如硫酸灼伤呈黑色、盐酸灼伤呈棕色、硝酸灼伤呈黄色。

3. 潮湿、大汗　见于有机磷农药中毒等。

（二）眼

1. 瞳孔散大　见于阿托品、颠茄、曼陀罗、酒精等中毒。

2. 瞳孔缩小　见于有机磷农药、吗啡、巴比妥类等中毒。

3. 视力障碍　见于甲醇等中毒。

（三）循环系统

1. 心律失常　洋地黄、奎宁类、毒蕈等中毒可引起心动过缓；阿托品、氨茶碱等药物中毒可引起心动过速。

2. 心搏骤停　严重的洋地黄、奎尼丁、河豚鱼等中毒可引起心搏骤停。

3. 休克　见于强酸、强碱、砷类中毒。

（四）呼吸系统

1. 呼吸道刺激症状　腐蚀性或刺激性气体刺激呼吸道黏膜可引起咳嗽、呼吸困难、胸痛等表现。

2. 呼吸频率异常　吗啡、镇静催眠药等中毒可引起呼吸减慢；甲醇、水杨酸类等中毒可引起呼吸加快。

3. 呼吸气味异常　大蒜味见于有机磷农药中毒；苦杏仁味见于氰化物中毒。

4. 肺水肿　有机磷农药、百草枯、刺激性气体等可引起肺水肿。

（五）神经系统

1. 中毒性脑病　毒物通过对中枢神经系统的直接或间接作用使人体表现出程度不等的意识障碍、精神失常、惊厥、抽搐等。如有机溶剂可直接作用于中枢神经系统，其他毒物如一氧化碳可通过导致机体缺氧及血液循环障碍间接作用于中枢神经系统。

2. 中毒性周围神经病变　如砷类中毒导致的多发性神经炎。

（六）消化系统

1. 呕吐、腹泻　绝大多数中毒可出现恶心、呕吐、腹痛、腹泻等急性胃肠炎的表现。

2. 消化道损伤　一般腐蚀性毒物均可造成消化道的损伤，轻者表现为口腔、食管的炎症，重者表现为消化道穿孔。

3. 肝损伤　四氯化碳、毒蕈等中毒可损害肝脏出现黄疸、转氨酶升高等。

（七）泌尿系统

主要表现为急性肾衰竭，多由于中毒后肾小管堵塞或坏死、肾缺血所导致。见于毒蕈、砷、氨基苷类抗生素等中毒。

（八）血液系统

1. 白细胞减少和再生障碍性贫血　见于氯霉素、化疗药物等中毒。

2. 溶血性贫血　见于砷化氢、硝基苯等中毒。

3. 出血　见于阿司匹林、肝素、双香豆素等中毒。

（九）发热

发热多见于阿托品、棉酚、二硝基酚等中毒。

六、辅助检查

1. 毒物检测　可明确中毒物质的种类，有助于确定患者中毒的严重程度及指导治疗。应尽早采集患者的血、尿、便、呕吐物、首次抽吸的胃内容物、剩余食物、遗留毒物、药物或容器并及时送检。

2. 其他检查　为鉴别诊断和判断病情严重程度，应根据患者的临床表现有选择性地做酶活性测定、碳氧血红蛋白及高铁血红蛋白等特异性指标检查及血气分析、肝功能、血清电解质、心电图、影像学等非特异性检查。

七、救治与护理

（一）急救措施

急性中毒的救治原则是：立即终止接触毒物；快速清除人体皮肤黏膜表面及已进入人体的毒物；及时应用特效解毒药；促进已吸收毒物的排出；积极对症及支持治疗。

1. 清除毒物

（1）吸入性中毒：立即脱离中毒现场，解开衣扣、裤带，清除呼吸道分泌物，保持呼吸道通畅，给予吸氧，必要时行气管插管或气管切开。

（2）接触性中毒：皮肤接触中毒者，应立即脱去有毒衣物，清水冲洗体表15分钟以上，水温不可超过37 ℃，以免皮肤血管扩张加速毒物吸收。注意毛发、甲沟等易忽视部位的冲洗，清水冲洗后可再用中和液或解毒液冲洗。毒物进入眼内者应立即用清水或生理盐水冲洗至少5分钟，不可用中和液冲洗，以免发生化学反应损伤结膜和角膜。

（3）食入性中毒：对于已进入胃肠道尚未吸收的毒物可采用催吐、洗胃、导泻和灌肠等方法清除。

1）催吐：对于神志清醒且配合者，此法最为简便。口服毒物2小时以内催吐效果最佳。最常采用的方法是机械催吐，即嘱患者每次口服洗胃液300～500 mL，用压舌板或手指、筷子、汤匙柄等轻柔刺激咽后壁或舌根部诱发呕吐，反复进行，直至吐出液体无色、无味、澄清为止。也可采用吐根糖浆、阿扑吗啡等进行药物催吐。但因药物催吐的不良反应大，临床较少采用。

2）洗胃：对于神志清醒催吐无效者、不合作者或意识障碍者均可采用洗胃术，服毒后6小时内洗胃效果最佳。但对于服毒量大、所服毒物吸收缓慢、胃蠕动功能减弱或消失者，即使服毒超过6小时仍应洗胃。神志清醒者可取坐位，神志不清、中毒较重者可取左侧卧位。反复灌洗，直至洗出液澄清、无色、无味为止。

对于强酸、强碱等强腐蚀性毒物中毒、未控制的惊厥、抽搐者、合并有食管胃底静脉曲张、上消化道大出血、主动脉瘤者应禁忌催吐和洗胃。

知识链接

洗胃液的种类

应根据不同毒物选择合适的洗胃液：①保护剂：吞服强腐蚀性毒物者可选用牛奶、蛋清、米汤等保护胃黏膜。②溶剂：对于脂溶性毒物（汽油、煤油等）或硫黄中毒可先注入液状石蜡减少毒物吸收，再行洗胃。③解毒剂：通过中和、氧化等化学作用使毒物丧失毒性，可用1∶5000高锰酸钾或2%碳酸氢钠。④中和剂：强酸可用弱碱（氢氧化铝凝胶、镁乳等）中和，强碱可用弱酸（果汁、食醋等）中和。⑤吸附剂：10%～15%的活性炭混悬液可吸附毒物，阻止毒物吸收，适用于无机及有机毒物，但应在催吐、洗胃后尽早给予导泻剂，促进毒物从肠道排出。⑥沉淀剂：鞣酸可沉淀阿扑吗啡、铅、铝等；乳酸钙和葡萄糖酸钙用于草酸盐或氟化物中毒，可沉淀为草酸钙或氟化钙。

3）导泻：为促进已进入肠道内的毒物尽快排出，可选用25%硫酸钠或50%硫酸镁口服或经胃管注入。以硫酸钠为佳，因镁离子吸收过多会对中枢神经系统造成抑制作用。应用时要注意：①患者服用强腐蚀性毒物或脱水、极度虚弱时禁止导泻。②昏迷、呼吸抑制、肾功能不全、有机磷农药中毒晚期不宜导泻。

4）灌肠：适用于口服毒物6小时以上者、导泻无效者或抑制性毒物（巴比妥类、阿片类等）中毒者。为有效清除肠道毒物，可采用温盐水、肥皂水或清水反复多次灌肠。

2. 应用特效解毒药物

（1）有机磷农药中毒：阿托品、碘解磷定、氯解磷定等。

（2）氰化物中毒：硫代硫酸钠。

（3）亚硝酸盐、硝基苯、苯胺中毒：小剂量亚甲蓝。

（4）金属中毒：依地酸二钠用于铅中毒；二巯基丙醇用于汞、金、砷等中毒。

（5）中枢神经抑制药中毒：如纳洛酮用于阿片类中毒；氟马西尼用于苯二氮䓬类药物中毒。

3. 排出已吸收毒物　常用利尿、吸氧、血液净化的方法排毒。

（1）利尿：肾脏是毒物的主要排泄器官，为促进毒物排出可进行利尿。采用补液、应用利尿药、碱化尿液的方法排毒，其中补液尤适用于血容量不足者，利尿药尤适用于合并有脑水肿或肺水肿者，碱化尿液尤适用于酸性毒物中毒者。

（2）吸氧：一氧化碳中毒时，吸氧可促进碳氧血红蛋白解离，加速一氧化碳排出体外，高压氧疗是其特效解毒方法。

（3）血液净化：一般包括血液透析、血液灌注和血浆置换。

1）血液透析：中毒后12小时内透析效果最佳。适用于中毒量大、血中毒物浓度高，经常规治疗无效且伴有呼吸抑制、肾功能不全者。

2）血液灌注：血液流经装有吸附剂的灌流柱后回输入患者体内。因吸附剂不仅吸附毒物还可吸附血细胞、血浆成分，故并发症较多。

3）血浆置换：血液流经血浆置换装置后，患者血浆被置换出并弃去，同时补充正常血浆或代用液体。无论与蛋白结合的还是未结合的毒物均可被清除，但造价较高。

4. 对症及支持治疗　无论有无特效解毒药物，均应积极给予合理的对症和支持治疗。其意义在于保护重要脏器功能、减少并发症，帮助患者度过难关。

（二）护理要点

1. 病情观察　密切观察患者生命体征、意识状态，保持呼吸道通畅，做好心电、血压等监护，及早发现并发症。观察并记录患者尿量及呕吐物或排泄物的性质、量、颜色和气味，询问并记录患者进食情况及入液量，维持水、电解质及酸碱平衡。

2. 洗胃护理　严格掌握洗胃注意事项。①方法和体位：神志清醒配合者口服催吐；昏迷患者洗胃管洗胃，必要时可行切开洗胃。洗胃时取左侧卧位或仰卧位头偏向一侧。②胃管：应选择口径较大且有一定硬度的胃管，为防堵塞可增加侧孔数目。插入胃管的长度以50～55 cm为宜，过长容易打结或插入十二指肠。③洗胃液：当毒物不明时，首选清水或生理盐水进行洗胃，毒物明确后，选择相应的洗胃液。④洗胃液温度：以25 ℃～38 ℃为宜，不可过高或过低，过高会加速毒物吸收，反之刺激肠蠕动，将毒物推向小肠。⑤洗胃液量：每次注入洗胃液量为300～500 mL，不宜超过500 mL，以免造成急性胃扩张，促进毒物吸收。一般洗胃液总量为25000～50000 mL。⑥洗胃原则：动作轻柔，洗胃应本着快进快出、先出后入、出入量基本相等的原则反复洗胃，洗胃过程中可经常转动身体，以消灭冲洗盲区。⑦病情观察：洗胃前应先抽吸胃内容物做毒物鉴定，洗胃过程中患者出现惊厥、窒息、休克、血性灌洗液等情况应立即停止洗胃。⑧洗胃后胃管处理：洗胃完毕后要暂时保留胃管，便于病情变化时反复洗胃。

3. 一般护理　①注意卧床休息，惊厥者注意安全，昏迷者定时翻身、被动运动预防压疮。②病情许可时鼓励患者进食，饮食原则为高蛋白、高碳水化合物、高维生素、无渣饮食。吞服腐蚀性毒物者应早期禁食，恢复期给予流质饮食并注意口腔黏膜护理。③高热者早期给予物理降温。

4. 心理护理　对于服毒自杀者应做好心理护理，注意倾听患者心声，提供情感支持，防范再次自杀。

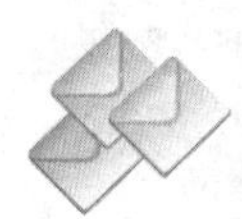

知识链接

自动洗胃机洗胃注意事项

1. 毒物种类不明时，留取胃内容物标本后应选择清水或生理盐水洗胃。
2. 洗胃机应平稳放置，妥善接地。
3. 掌握适当的抽注压力，宜$<$40 kPa，防止空洗、空吸。
4. 洗胃过程中若出现水流停止或水流缓慢情况时，应反复按“手冲”和“手吸”键，直至水流迅速恢复，再按“手吸”键吸出胃内液体后，按“自动”键恢复自动洗胃。
5. 为防食物残渣在胃管内形成活瓣，饱餐后服毒者，如神志清醒可先催吐。
6. 对老人及儿童服毒者，洗胃过程中应严密观察病情，避免因胃壁薄弱、呕吐反射不敏感形成胃穿孔。

（三）健康教育

1. 对不同人群进行针对性的健康宣教　如对农民及农药生产者、运输者讲解各类农药的特性、中毒的途径，做到农药的安全使用、安全生产及运输；对叛逆期的青少年及生活和工作压力较大的中年人应着重做好心理疏导，缓解各类压力，减少服毒自杀发生；对空巢期的老年人应着重讲解常用药物的安全使用知识，防止误服中毒的发生；初冬季节对居民宣传预防煤气中毒；向人们宣传不要吃有毒或变质的食物以预防食物中毒等。

2. 加强毒物管理工作　严格遵守有关毒物管理、防护和使用规定。家庭用药妥善保管，远离小孩；社区投放鼠药应有标记，以免误食；装杀虫剂的器皿应有明显标记；厂矿中有毒车间应加强通风，工作人员要定期体检等。

3. 普及急救知识　利用电视、广播、网络等多种媒介向广大群众普及各类中毒的现场救治及护理知识，为患者的后续治疗争取时间，挽救患者的生命，减少并发症的发生。

第二节　有机磷农药中毒

有机磷杀虫药（organophosphorous inseticides，OPI）是我国使用最为广泛的一类广谱杀虫剂，属于有机磷酸酯类或硫代磷酸酯类，对人畜均有毒性。急性有机磷农药中毒(acute organophosphorus pesticide poisoning，AOPP）是指短时间内接触大量有机磷农药后引起的以神经系统损害为主的全身性疾病。多见于农村、城市郊区等农药使用较为普遍的地区。

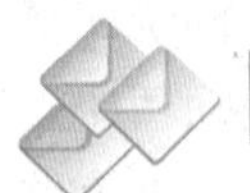

知识链接

有机磷农药简介

20世纪60年代广泛应用于世界各地。多数呈油状、结晶状，颜色由淡黄到棕色不等，微挥发性，有蒜味。一般难溶于水（敌百虫除外），多数在碱性条件下易分解失效（但敌百虫可变为毒性更强的敌敌畏）。产自我国的有机磷农药按照毒性大小可分为4类。①剧毒类：如内吸磷（1059）、甲拌磷（3911）。②高毒类：如敌敌畏、甲胺磷。③中度毒类：如敌百虫、乐果。④低毒类：如辛硫磷、氯硫磷。

一、中毒的途径和机制

（一）途径

1. 生产性中毒

（1）生产操作不当：有机磷农药在使用前因生产、包装、储存、运输、销售等环节出现农药的跑、冒、滴、漏等现象，吸入或接触人体而导致中毒。

（2）使用不当：使用过程中用手直接接触农药、喷洒过程中身体裸露较多或因喷洒器械损毁导致药液浸湿衣物等情况下，农药经皮肤或呼吸道吸收导致中毒。

2. 生活性中毒　生活中因自杀、误服或误食被有机磷农药污染的水、食物而导致中毒。也可因应用有机磷农药驱虫而中毒。

（二）毒物的吸收及代谢

有机磷农药经消化道、呼吸道、皮肤黏膜吸收后迅速分布全身，以肝脏中浓度最高，肌肉和脑中浓度最低。主要在肝脏中经氧化分解代谢，一般氧化后毒性增强，分解产物毒性降低。有机磷农药体内代谢较快，吸收后6～12小时血药浓度达高峰，48小时后完全排出。大部分由肾脏排出，小部分经粪便排出。

（三）机制

有机磷农药主要通过抑制胆碱酯酶产生毒性。进入体内的有机磷农药与胆碱酯酶结合形成稳定的磷酰化胆碱酯酶，使其失去分解乙酰胆碱的能力，造成体内乙酰胆碱过分积聚，后者持续作用于胆碱能神经，引起胆碱能神经先兴奋后衰竭的一系列表现，严重者导致昏迷甚至因呼吸衰竭而死亡。

二、病情评估

（一）病史

询问病史是确诊有机磷农药中毒的主要依据，尤其是对无典型临床症状和体征者。凡近期有过生产、使用有机磷农药，接触过有机磷农药器皿，服用过有机磷农药污染的水或食

物，穿过被污染的衣物，近期工作、生活等应激事件导致压力过大或情绪波动较大者等均在考虑范围之内。应了解患者中毒时间，毒物的种类、剂量，中毒途径等。

（二）临床表现

发病时间与毒物种类、剂量和吸收途径密切相关。一般呼吸道吸入中毒者短时间内即可出现呼吸困难、视物模糊的表现；口服中毒可在口服毒物10分钟到2小时内出现症状；皮肤黏膜吸收可在2～6小时出现临床表现。

1. 急性期临床表现

（1）毒蕈碱样症状：又称M样症状，出现最早。主要原因是副交感神经末梢兴奋，平滑肌痉挛和腺体分泌增加。表现为恶心、呕吐、腹痛、腹泻、多汗、流涎、流涕、尿频、大小便失禁、瞳孔缩小、心率减慢。还可因支气管痉挛及分泌物增加，表现为咳嗽、咳痰、气促，严重患者可出现肺水肿。

（2）烟碱样症状：又称N样症状，主要原因是乙酰胆碱在横纹肌神经肌肉接头处过度聚集，引起横纹肌先兴奋后衰竭，导致眼、面、舌、四肢等全身横纹肌纤维颤动，甚至发生全身强直性痉挛。患者可表现为抽搐、牙关紧闭、全身紧迫感，逐步出现肌力减退和瘫痪，如累及呼吸肌，出现周围性呼吸衰竭。

（3）中枢神经系统症状：大量乙酰胆碱作用于中枢神经系统后，出现头痛、头晕、疲乏无力、烦躁不安、共济失调、昏迷、惊厥、抽搐等表现。

（4）局部皮肤损害：有机磷农药接触皮肤后可引起过敏性皮炎或剥脱性皮炎等表现。

2. 缓解期临床表现

（1）迟发性多发性神经病：急性中毒症状恢复14～21天后出现肢体感觉及运动异常，表现为对称性肢体麻木、疼痛、肌萎缩、瘫痪等。主要为肢体末端受累，下肢较上肢严重。该现象发生的机制目前认为并非胆碱酯酶受抑制所导致，而是中枢神经系统内神经毒酯酶受抑制，干扰脑内能量代谢的结果。

（2）中间型综合征：少数患者在急性中毒症状缓解1～4天后，迟发性神经病变发生前出现以肌无力为主的临床表现，称为中间型综合征。表现为张口、咀嚼及吞咽困难，呼吸肌及四肢肌肉无力，患者可因呼吸衰竭而死亡。该现象的发生与胆碱酯酶长期受抑制后，神经肌肉接头的突触部位乙酰胆碱受体的敏感性降低有关。

（3）“反跳”现象：部分患者在中毒后2～11天，急性症状缓解或消失、阿托品减量或停用时病情突然恶化，甚至死亡。这与残留在皮肤、毛发、指甲、胃肠道内有机磷农药重新吸收或阿托品、解磷定等解毒药用量不足或过早停用有关。

（三）病情判断

根据临床表现和血胆碱酯酶活力范围，将有机磷农药中毒分为3度。

1. 轻度中毒　M样症状为主，血胆碱酯酶活力为50%～70%。临床表现为头痛、头晕、恶心、呕吐、多汗、流涎、腹痛、无力等。

2. 中度中毒　M样症状加重并出现N样症状。血胆碱酯酶活力为30%～50%。临床表现为呕吐、腹泻、大汗、流涎、瞳孔轻度缩小、视物模糊、呼吸急促、表情淡漠、肌肉颤动等。

3. 重度中毒　除M、N样症状外，出现中枢神经系统和呼吸衰竭的表现。血胆碱酯酶活力小于30%。临床表现为大汗淋漓、呼吸困难、瞳孔极度缩小、全身肌颤、心律失常、血压下降、大小便失禁等。

（四）辅助检查

1. 全血胆碱酯酶活力测定　胆碱酯酶是诊断有机磷农药中毒的标志酶，但其变化与病情轻重程度不完全平行，必须结合临床表现。该酶活力降至70%以下具有临床意义。

2. 尿中有机磷农药分解代谢产物测定　协助诊断有机磷农药中毒。如敌百虫中毒尿中出现三氯乙醇。

3. 其他检查　肝功能、肾功能、影像学检查。

三、救治与护理

（一）急救措施

1. 立即使患者脱离中毒环境，去除污染衣物，注意保暖。

2. 迅速清除毒物

（1）皮肤黏膜接触中毒：立即用生理盐水或清水冲洗皮肤、毛发等部位，注意对眼内毒物应用清水、生理盐水或2%的苏打水（敌百虫除外）冲洗，之后滴入1～2滴1%阿托品。

（2）口服中毒：应立即反复催吐、洗胃。可用清水、生理盐水、1∶5000高锰酸钾、2%的碳酸氢钠反复洗胃。之后胃管注入25%硫酸钠30～60 mL导泻。应注意敌百虫中毒禁用碳酸氢钠洗胃，对硫磷中毒禁用高锰酸钾洗胃。

3. 尽早给予特效解毒药物　一旦有机磷农药中毒，病情进展迅速，因此必须早期、联合、足量、重复给药。解毒药主要包括胆碱酯酶复能药和抗胆碱药。

（1）胆碱酯酶复能药：对解除烟碱样症状效果明显。常用的有氯磷定、解磷定、双复磷等。有机磷农药中毒3天内即可使胆碱酯酶形成不被复活的“老化酶”，而胆碱酯酶复能药只对未老化的胆碱酯酶有效，对已老化的胆碱酯酶无复活作用，因此必须早期、足量应用，持续时间不超过72小时。

（2）抗胆碱药：通过与乙酰胆碱争夺受体而发挥作用，对抗毒蕈碱样症状及呼吸抑制效果明显，常与胆碱酯酶复能药合用以取得协同效果。阿托品应根据病情每隔10～30分钟或1～2小时应用1次，直至达到阿托品化为止。阿托品化的临床表现有：瞳孔较前散大；颜面潮红、口干、无汗、皮肤干燥；肺部湿啰音减轻或消失；心率增快达120次/min。此时即应减少或停用阿托品。

（3）复方制剂：解磷注射液是含有抗胆碱药和复能药的复方制剂。起效快，作用维持时间长，多采用静脉注射或肌内注射。根据症状的轻重调节用药剂量。轻度中毒首次剂量1～2 mL；中度中毒首次剂量2～4 mL；重度中毒首次剂量4～6 mL，必要时可重复给药2～4 mL。

4. 对症处理　呼吸衰竭是有机磷农药中毒常见的死亡原因。因此应监测呼吸指标的变化，及时吸氧，保持呼吸道通畅，必要时机械通气。同时积极防治脑水肿和肺水肿。

（二）护理要点

1. 维持有效通气　中毒早期呼吸道内分泌物较多且常伴有肺水肿，呼吸肌麻痹或呼吸中枢抑制可造成患者严重缺氧，因此应及时吸除呼吸道内分泌物，必要时气管插管或气管切开、机械通气，保证患者有效通气，同时做好呼吸道管理。

2. 洗胃护理　应根据毒物不同，选择合适的洗胃液。当毒物未明时，一般选用清水、生理盐水洗胃。严格掌握洗胃的适应证、禁忌证及洗胃的注意事项。

3. 用药护理

（1）阿托品：使用时应注意以下问题。①早期、联合、足量、重复给药。②充分吸氧，维持血氧饱和度高于正常水平。③及时发现并纠正酸中毒，以利胆碱酯酶作用的发挥。④及时发现有无黄疸，由于低浓度阿托品的大量输入可造成血液低渗，进而造成溶血性黄疸的发生。⑤预防阿托品中毒，因阿托品化与阿托品中毒剂量非常接近，应注意观察，当出现躁动、抽搐、昏迷，高热，皮肤干燥、紫红，瞳孔极度散大，心动过速甚至室颤发生时预示阿托品中毒的发生，应立即停用并积极予以抢救。

（2）胆碱酯酶复能药：使用过程中应注意以下事项。①早期、足量给药，尤其是中度以上中毒者应早期、足量并联合应用阿托品。复能药足量的指标是用药后烟碱样症状消失，全血胆碱酯酶活力恢复至50%～60%。②稀释后缓慢应用，以免引起药物中毒，反而造成胆碱酯酶的抑制，发生呼吸抑制。③禁与碱性药物配伍应用，以免在碱性环境下复能药水解成剧毒的氰化物。④碘解磷定液体刺激性强，应避免肌注及药液外渗，静脉应用时必须保证针头在血管内方可给药。

（3）解磷注射液：首次用药1～2小时后，如中毒症状基本消失和全血胆碱酯酶活力恢复至50%～60%以上时，可暂停药观察。应用解磷注射液过程中，应密切观察有无口干、颜面潮红、瞳孔散大、心率增快等反应，避免药物过量。

4. 病情观察　每15～30分钟监测并记录患者生命体征及瞳孔、意识状态的改变，发现异常，及时告知医生。防止阿托品中毒及迟发性多发性神经病变、中毒后“反跳”和中间综合征的发生。

5. 基础护理　①口腔护理：阿托品的使用及洗胃插管等操作，可造成患者口腔黏膜干燥及损伤，增加感染的机会，所以，应每天做好1～2次口腔护理。清醒者可漱口以湿润口腔，口唇干裂者可涂抹液状石蜡。②饮食护理：中毒早期一般需禁食3～5天，病情稳定后可进流质饮食。③安全护理：加强防护，以防坠床或自伤。④发热护理：高热者采取物理及药物降温，使用解热药物后，应避免大量出汗引起脱水，同时注意保暖。

6. 心理护理　护士应了解患者中毒的原因，针对不同的情况给予心理护理。部分有机磷中毒者是由于自杀所致，护士应以真诚的态度耐心劝导，帮助患者树立积极正确的人生观、价值观。同时对患者家属进行劝导，给予患者更多的理解和支持，促进患者心理及身体健康的早日恢复。

（三）健康教育

1. 加强有机磷农药知识的宣传与管理工作，对生产及使用有机磷农药者应告知严守操作规程，加强防护措施；使用剩余的农药不能倒入河塘、沟渠等，避免污染水源；妥善保管农药，标识清楚。

2. 宣传有机磷农药中毒的临床表现，使广大群众能及时识别有机磷农药中毒；对长期接触有机磷农药者应定期检测血胆碱酯酶活力。

3. 普及有机磷农药中毒现场急救的相关知识，强调正确的现场急救对挽救患者生命、减少并发症的重要意义。

4. 做好出院指导，告知患者及家属出院后一旦病情反复应立即返回医院救治。

第三节　一氧化碳中毒

急性一氧化碳中毒（acute carbon monoxide poisoning）俗称煤气中毒，是指人体短时间内吸入大量一氧化碳所造成的缺氧性疾病，中枢神经系统受损的表现最为突出，严重者可导致死亡。

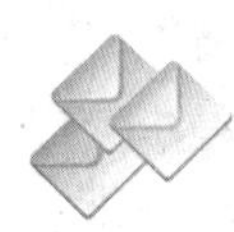

知识链接

一氧化碳小常识

一氧化碳（CO）俗称煤气，又称瓦斯。为无色、无味、无刺激性气体，单独存在时不易燃烧，有氧环境中易燃，产生蓝色火焰，是工业生产和日常生活中最常用的燃料。CO 不易溶于水，易溶于氨水、乙酸等有机溶剂。与空气的相对密度为 0.967，比空气略轻。混合于空气中含量达到 0.01%时，人体吸入有发生急性中毒的危险，含量达到 12.5%时有爆炸危险。

一、中毒的途径和机制

（一）途径

1. 生活中毒　凡有含碳物质燃烧不完全且通风不良的环境均易产生 CO 中毒，如冬天室内煤炉取暖且门窗紧闭、烟囱堵塞、煤气泄漏、在通风不良的浴室内使用燃气热水器沐浴、空调车内过长时间滞留、火灾现场等。

2. 工业中毒　炼钢、炼焦碳等工业生产过程中通风不良、防护不当、管道泄漏或生产器械安全检修不及时、煤矿瓦斯爆炸等均可造成 CO 中毒。

（二）机制

CO 中毒主要与空气中 CO 的浓度和接触时间有关，浓度越高，接触时间越长，越容易产生 CO 中毒，而中毒症状又与血中 HbCO 含量有关。血液中 HbCO 含量达 7%时人体即开始出现轻度头痛，达 45%时人体出现恶心、呕吐、虚脱，达 60%时出现昏迷，达 90%时可导致死亡。

CO 中毒主要引起组织缺氧。CO 经呼吸道进入人体后，可迅速经肺泡弥散入血液。进入血液的 CO 可与红细胞内血红蛋白（Hb）结合形成稳定的碳氧血红蛋白（HbCO），CO 与 Hb 的亲和力是 O_2 与 Hb 亲和力的 240 倍，结合之后形成的 HbCO 不易解离且不能携带氧气，导致氧的运输障碍。另外，CO 使氧离曲线左移，导致 O_2 与 Hb 的结合更加紧密，难以向组织释放氧气，加重机体组织缺氧。

※对于 CO 中毒后血液中 HbCO 浓度与临床症状不成正比及发生迟发型脑病的相关解释为：①缺氧情况下，脑内能量迅速耗尽，钠离子潴留于细胞内，导致脑细胞水肿。缺氧引起酸性代谢产物增多和血-脑屏障通透性增高，导致细胞间质水肿，严重者可发生脑疝。脑

水肿、脑内血管内皮细胞肿胀导致脑内血液循环障碍引起脑组织局灶性缺血性坏死及广泛的神经脱髓鞘病变，导致一部分急性 CO 中毒患者出现迟发性脑病。②一部分溶解于血液中的 CO 直接被输送到脏器组织，进入细胞内与线粒体的细胞色素结合，影响细胞呼吸链，造成细胞呼吸抑制，尽管体内 CO 已被排除，但因细胞呼吸酶的损害未恢复，导致临床上迟发型脑病的发生。

二、病情评估

（一）病史

了解患者是否有 CO 吸入史。注意了解患者中毒时的季节、环境、停留时间及中毒环境下其他人的症状、体征。

（二）临床表现

急性 CO 中毒患者临床表现与吸入的 CO 浓度、血液中 HbCO 含量及患者的基础体质和中毒当时的活动状态有关。

1. 急性中毒

（1）轻度中毒：血液中 HbCO 浓度在 10%～30%。患者表现为头痛、头晕、恶心、呕吐、心悸、疲乏无力，可有短暂性晕厥。如能迅速脱离中毒环境，呼吸新鲜空气，症状很快消失。

（2）中度中毒：血液中 HbCO 浓度在 30%～50%。轻度中毒症状持续存在或加重，同时出现颜面潮红，典型者皮肤、黏膜及甲床呈樱桃红色，视物模糊，神志不清，呼吸、脉搏加快，烦躁、谵妄、昏迷、瞳孔对光反射及角膜反射迟钝，腱反射减弱。经积极治疗可恢复正常且无明显并发症。

（3）重度中毒：血液中 HbCO 浓度＞50%。患者表现为深昏迷，各种反射消失，可呈去大脑皮质状态，患者不动、不语，可以有无意识睁眼，呼之不应、推之不动，并有肌张力增强。可发生脑水肿、肺水肿、呼吸抑制、呼吸衰竭、心律失常、惊厥、休克、肾衰竭等。死亡率高，经积极抢救存活者多伴有神经系统后遗症。

2. 迟发性脑病　部分重度 CO 中毒患者意识恢复后 60 天内再次出现一系列神经精神症状，称为迟发性脑病。临床上称意识清醒后至再次出现神经精神症状之前的这段时间为“假愈期”，不同患者假愈期不同，多数为 7～14 天。迟发性脑病可表现为下列神经精神症状之一。①精神意识障碍：如痴呆、木僵、去大脑皮质状态等。②锥体系神经障碍：如病理反射阳性、偏瘫、大小便失禁等。③锥体外系神经障碍：如震颤麻痹综合征。④大脑皮质局灶性功能障碍：如失明、失语、癫痫等。

（三）辅助检查

1. 血液 HbCO 测定　常用加碱法、煮沸法、分光镜检查法，是诊断一氧化碳中毒的特异性指标。

2. 脑电图检查　可见低波幅慢波及平坦波，与缺氧时脑病进展相平行。

3. 头颅 CT 检查　脑水肿时可见病理性低密度区。

三、救治与护理

（一）急救措施

1. 现场急救　立即开窗通风、换气，迅速转移患者至空气新鲜处，特别注意为患者保暖，避免着凉。轻症患者呼吸新鲜空气，对症处理；重症患者，取平卧位，松解领口、腰带，保证呼吸道通畅，呼吸、心搏骤停时立即进行心肺复苏。若条件允许，应尽早为患者吸氧，可改善组织缺氧状态，尤其早期改善脑组织供氧，延缓或控制脑水肿的发生发展，预防迟发性脑病的发生。

2. 院内急救

（1）氧疗：是治疗急性CO中毒最有效的方法。最好在急性中毒后4小时内进行高压氧疗，超过36小时疗效甚微。高压氧疗可促进HbCO的解离，加速CO的清除，提高组织氧储量，改善和纠正组织缺氧，减少迟发性神经病变的发生，降低病死率；无条件高压氧疗的患者应早期鼻导管吸高浓度氧，调节氧流量为5～6 L/min；如呼吸停止时，可行气管内插管或气管切开，进行机械通气给氧；病情危重者可行血液透析、血浆置换或换血疗法。

（2）防治脑水肿，改善脑细胞代谢：脑水肿可在严重中毒后24～48小时发展到高峰，因此脱水治疗至关重要。最常用的是快速静脉滴注20%甘露醇250 mL，6～8小时1次。还可应用呋塞米、地塞米松控制脑水肿。为改善脑细胞代谢，可给予能量合剂、脑活素等药物。

（3）对症治疗：高热、惊厥、抽搐者可给予头部物理降温、镇静药物，提高脑对缺氧的耐受性；呼吸抑制者应用呼吸兴奋药；给予营养支持，维持水、电解质及酸碱平衡。

（二）护理要点

1. 氧疗的护理　无条件高压氧疗的患者应早期鼻导管或面罩高流量吸氧，调节氧流量为5～6 L/min，但应注意高浓度给氧时间不可超过24小时，以免发生氧中毒。根据病情变化调整氧气浓度及流量，清醒后可间歇给氧。无论何种氧疗方案，均应首先保证呼吸道通畅，必要时可行气管插管或气管切开，并做好管道护理。

2. 病情观察　①密切观察患者生命体征，严密心电监护，尤其注意患者呼吸、血氧饱和度、心率、节律的变化，及时发现并处理呼吸衰竭及心律失常等并发症。②观察并记录患者瞳孔大小、意识状态、出入量的变化，防止脑水肿的发生。③经治疗患者意识清醒后，注意观察神经系统的表现，如有无偏瘫、失语、谵妄、木僵等，以便及时发现迟发性脑病的发生。④对于病情危重行换血治疗的患者，应注意输血速度不宜过快，以免引发或加重肺水肿。

3. 基础护理　①烦躁、意识不清者应专人看护，加强安全护理。四肢上好约束带，加床栏，防止坠床；口腔内放置开口器或压舌板，预防舌咬伤。②为昏迷、活动障碍患者做好口腔护理、保持呼吸道通畅、定时翻身拍背、被动运动，预防压疮。③做好留置导尿管、气管插管或气管切开的常规护理，防止感染。

4. 心理护理　对于意外中毒者，患者往往难以接受中毒对自身及家人带来的伤害，护士应以高度的同情心安慰患者接受事实、配合治疗，安心养病；对于自杀者，护士应鼓励患者表达感受，宣泄心中的愤怒与委屈，给予耐心劝导，以积极的态度对待人生中的每一次挫折。

（三）健康教育

1. 宣讲工业生产及日常生活中导致 CO 中毒的原因及防范措施。工业生产中要注意安全防护，保证具有良好的通风。日常生活中要重视预防措施，如冬季室内采用煤气取暖装置，应保证排气管道严密无漏气；冬季用煤炉取暖一定要保证室内有良好的通风；使用安全炉具，避免意外熄火导致煤气泄漏。

2. 告知患者及家属煤气中毒现场急救的相关知识，强调及时开窗通风对抢救的重要性，切忌中毒现场应用打火机、打开电源等操作，以免诱发爆炸。

3. 对于病情好转早期出院的患者，应指导患者家属掌握相关的护理知识，并告知家属做好病情观察，以便及早发现迟发性脑病等。对于出院时仍有后遗症者，应鼓励患者继续治疗，增强自信心，教会患者及家属掌握康复锻炼的方法及技巧。

第四节 镇静催眠药中毒

镇静催眠药在不同的剂量下发挥的药理作用不同，小剂量应用起到镇静作用，大剂量应用可产生麻醉作用。一次服用或静脉大剂量应用可引起急性镇静催眠药中毒（sedative hypnotic poisoning)，临床表现以中枢神经系统抑制为主，重者可导致死亡。长期服用易引起耐受性和依赖性，久之可导致慢性中毒。突然停药或减量可引起戒断综合征。

临床上常用的镇静催眠药分为 4 类。①巴比妥类：本类药是广谱抗惊厥药，作为镇静催眠药目前应用较少。如巴比妥、苯巴比妥、硫喷妥钠等。②苯二氮䓬类：是目前临床应用最广的镇静催眠药，并有抗焦虑作用。如地西泮、阿普唑仑、三唑仑等。③吩噻嗪类：是抗精神病药，如氯丙嗪、奋乃静、硫利达嗪等。④非巴比妥非苯二氮䓬类：如水合氯醛、格鲁米特等。

一、中毒的途径和机制

（一）途径

镇静催眠药主要是生活性中毒，如药物应用过量、误服、自杀等。

※（二）机制

1. 苯二氮䓬类　苯二氮䓬类药物作用于 γ-GABA 能神经。在 γ-GABA 能神经的突触后膜上有由 5 个亚单位组成的氯离子通道，其中 2 个亚单位上分别有苯二氮䓬类药物和GABA 的结合位点，当苯二氮䓬类药物与相应位点结合之后，可增强 GABA 与相应位点的结合，导致 GABA 介导的氯离子通道开放频率增加，大量氯离子内流，神经细胞超极化，增强突触后的抑制功能。

2. 巴比妥类　小剂量时巴比妥类药物对中枢神经系统的抑制作用类似于苯二氮䓬类药物；大剂量时，直接抑制钙离子依赖性递质释放，增加氯离子内流，弥漫性抑制整个大脑皮质。巴比妥类药物对中枢神经系统的作用呈现剂量一效应关系，小剂量巴比妥类药物主要影响脑干网状结构上行激活系统，抑制多突触反应，引起意识障碍；大剂量可直接抑制延髓呼吸中枢和血管运动中枢导致呼吸衰竭和休克。

3. 吩噻嗪类　主要作用于网状结构，通过抑制多巴胺受体，减少邻苯二酚胺的生成而发挥减轻幻觉、妄想、焦虑紧张和病理性思维的作用。还有抑制脑干呕吐反射和血管运动，以及抗胆碱、抗组胺，阻断 α-肾上腺素能受体等作用。

4. 非巴比妥非苯二氮䓬类　对中枢神经系统的作用机制类似巴比妥类药物。

二、病情评估

（一）病史

患者多有明确的镇静催眠药用药史。应了解患者用药的名称、剂量、时间，用药前的精神状态、是否饮酒及是否长期服用该类药物等。

（二）临床表现

1. 巴比妥类药物中毒　一次服用超过催眠剂量的 2～5 倍即可引起急性中毒，其表现与服用药物的剂量有关，随着服用巴比妥类药物剂量的逐步增加，中毒症状逐渐加重，毒性作用以中枢神经、呼吸和心血管系统抑制为主。巴比妥类药物中毒死亡的原因早期多是心源性的，如休克或心搏骤停，晚期多由于合并肺部疾病，如肺水肿、吸入性肺炎。

（1）轻度中毒：呈嗜睡状态，可唤醒，醒后反应迟钝、言语含糊不清、有定向力及判断力障碍，各种反射存在，生命体征正常。

（2）中度中毒：呈昏睡或浅昏迷状态，强烈刺激可唤醒，但醒后不能作答，旋即入睡，咽反射、瞳孔对光及角膜反射存在，血压正常，呼吸浅慢。

（3）重度中毒：呈深昏迷状态，不能唤醒。各种反射消失，四肢肌张力由强变弱、全身迟缓。血压下降，呼吸浅慢或呈现潮式呼吸、呼吸停止，脉搏细数，严重者发生休克。

2. 苯二氮䓬类药物中毒　此类药物对中枢神经系统的抑制作用较轻，常表现为昏睡或轻度昏迷，疲乏无力，言语不清，共济失调，部分患者体温和血压下降，如若出现长时间严重的呼吸抑制、深昏迷状态，应怀疑患者同时服用了酒精类制剂或其他中枢抑制剂等。

3. 吩噻嗪类药物中毒　①中枢抑制表现：昏迷，呼吸浅慢，偶有抽搐，锥体外系体征如喉痉挛、肌肉紧张等。②心血管系统表现：直立性低血压，休克，心律失常等。③抗胆碱症状：口干、高热、瞳孔散大等。④肝毒性：黄疸、中毒性肝炎，尤见于氯丙嗪中毒。

4. 非巴比妥非苯二氮䓬类药物中毒　水合氯醛中毒后以胃肠道表现为主，如恶心、呕吐、消化道出血等，对心脏毒性表现为心律失常；格鲁米特中毒表现为周期性波动的意识障碍及口干、瞳孔散大等抗胆碱能症状。

（三）辅助检查

1. 药物检测　留取患者的血、尿、呕吐物等进行药物浓度或药物定性、定量检测，以明确中毒药物种类。

2. 其他检查　血、尿常规检查，肝肾功能检查，血气分析，影像学检查等，以协助疾病诊断和了解器官受损情况。

三、救治与护理

（一）急救措施

1. 保持呼吸道通畅　清除患者口鼻分泌物。昏迷者采取平卧位头偏向一侧，避免呕吐导致窒息或吸入性肺炎。

2. 迅速清除毒物

（1）催吐：对于意识清醒的中毒患者，可现场口服清水、生理盐水催吐。

（2）洗胃：早期应用清水、生理盐水或 1∶5000 的高锰酸钾洗胃，服毒超过 6 小时者仍应考虑洗胃。

（3）应用吸附剂及泻药：首次应用药用炭 50～100 g，用 2 倍的水混匀后口服或经胃管注入，同时给予硫酸钠 250 mg/kg 导泻，不宜应用硫酸镁导泻，以免镁吸收后加重对中枢神经系统的抑制作用。

（4）碱化尿液和利尿：用 5%的碳酸氢钠碱化尿液，促进酸性药物（如巴比妥类药物）离子化，进而减少在肾小管内的重吸收。也可采用呋塞米或甘露醇利尿促进中毒药物的排出，后者尤适用于伴有肺水肿的中毒患者。

（5）血液净化：部分危重患者可考虑应用，促进已吸收毒物的尽快排出。

3. 应用特效解毒药　巴比妥类药物中毒无特效解毒药。苯二氮䓬类药物中毒时可应用特效解毒药氟马西尼，氟马西尼为特异性苯二氮䓬类受体拮抗药，可竞争性抑制苯二氮䓬类药物与其受体的结合，从而拮抗其中枢神经系统效应。昏迷患者首次应用 0.3 mg 静脉注射，可每隔 1 分钟重复应用 0.1 mg，直至患者苏醒或总量达 2 mg。

4. 应用中枢神经兴奋药　原则上不主张早期应用，以免诱发惊厥，增加耗氧量，引发呼吸衰竭。对于深昏迷、完全无反射、明显呼吸衰竭、积极抢救 48 小时后仍昏迷不醒者可应用。①纳洛酮：为首选药物，阿片受体拮抗药，具有兴奋呼吸、催醒及解除呼吸抑制的作用，剂量是 0.8～2.0 mg 静脉推注，必要时 2 小时后重复给药直至清醒。②贝美格（美解眠）：临床多用于解除巴比妥类及其他催眠药所致的呼吸抑制，用量是 50～100 mg 加入 5%的葡萄糖液 100～200 mL 中静脉点滴，至腱反射出现、肌肉颤动为止。

5. 对症处理　肝功能损害出现黄疸、皮疹者，给予保肝和肾上腺皮质激素治疗；脑水肿者，予以利尿、脱水治疗；有呼吸道或泌尿道等继发感染者，积极抗感染治疗。

（二）护理要点

1. 保持呼吸道通畅、吸氧　及时清除口、鼻及呼吸道分泌物，侧卧位或仰卧位头偏向一侧，防治误吸或呼吸道阻塞，必要时行气管插管或气管切开，持续吸氧，3～5 L/min。

2. 病情观察　①密切观察患者生命体征及瞳孔大小、意识状态，及时发现病情进展及脑水肿等并发症的发生。②密切观察患者血气变化，及时发现呼吸抑制、呼吸衰竭的发生，并给予积极处理。③重症患者持续心电监测，及时发现严重的心律失常。④注意监测各脏器功能，尽早发现并处理多脏器功能衰竭。

3. 基础护理　①饮食护理：长时间昏迷患者，可由胃管补充营养，给予高热量、高蛋白、高维生素，易消化的流质饮食为主。②安全护理：情绪不稳定者尽量避免患者独处一室，刀具等锐器应远离患者，防止二次自杀或坠床等事故的发生。③昏迷患者的护理：注意给予口腔护理，保持呼吸道通畅，定时翻身、拍背，预防压疮的发生，做好导尿管、气管插管或气管切开的护理。

4. 心理护理　对于服用过量镇静催眠药自杀者，护士应以真诚的态度、和蔼的语言耐心劝导患者。可采取举例或同伴教育的方式帮助患者正确认识问题。与患者家属沟通，为患者提供更多的心理安慰和社会支持。

（三）健康教育

1. 向患者及家属宣讲镇静催眠药种类、正确使用方法、安全剂量。老年人尤其视力、记忆力较差者，应在家属监督下服药。

2. 教会患者及家属识别镇静催眠药服用过量后的临床症状、体征及现场急救方法。

3. 向失眠者普及睡眠紊乱的原因及避免方法的知识，告知偶尔服用镇静催眠药是可以的，但不能长期服用，失眠者应采取心理及物理疗法为主。

4. 药房、医护人员对镇静催眠药的保管、处方、使用管理要严格。家庭中有情绪不稳定或精神不正常者，家属对该类药物一定要妥善保管，以免发生意外。

第五节　食物中毒

食物中毒（Food Poisoning），是指进食了含有细菌、毒素等毒性物质的食物，导致机体产生急性中毒性损害的疾病，临床表现以急性胃肠道症状为主，兼有神经系统症状。其特点为潜伏期短、发病快、易集体发病，多在食后6～24小时内发病。根据其发生的原因，食物中毒主要分为以下几类：

1. 细菌性食物中毒　是指摄入含有细菌或细菌毒素的食物引起的食物中毒，占食物中毒总数的50%左右，与不同地区的饮食习惯关系密切，具有明显的季节性，多发生在气候炎热的季节。引起食物中毒的原因很多，最主要、最常见的原因是食物被细菌污染，而动物性食品是引起细菌性食物中毒的主要食品，其中肉类及熟肉制品居首位，其次有变质禽肉、病死畜肉以及鱼、奶、剩饭等。

2. 真菌毒素性食物中毒　是指摄入被真菌污染的食物引起的食物中毒。主要因真菌在谷物或其他食品中生长繁殖并产生有毒的代谢产物，用一般的烹调方法，如加热处理不能破坏食物中的真菌毒素所致。真菌生长繁殖及产生毒素需要一定的温度和湿度，故此类中毒常有比较明显的季节性和地区性。

3. 动物性食物中毒　是指摄入动物性有毒食物引起的食物中毒，动物性有毒食物主要有两种：①天然含有有毒成分的动物或动物的某一部分。如近年，我国发生的动物性食物中毒主要是河豚鱼中毒，其次是鱼胆中毒。②在一定条件下产生了大量有毒成分的可食性动物，如鲐鱼。

4. 植物性食物中毒　是指误食有毒植物或有毒的植物种子，或植物烹调加工方法不当，没有把有毒物质去掉而引起食物中毒。主要包括：①天然含有有毒成分的植物或其加工制品，如桐油、大麻油等。②加工过程中不能破坏或除去有毒成分的某些食品，如木薯、苦杏仁等。③在一定条件下，产生大量有毒成分的植物性食品，如鲜黄花菜、发芽马铃薯、未腌制好的咸菜或未烧熟的扁豆等。植物性食物中毒多数没有特效疗法，对一些能引起死亡的严重中毒，如毒蘑菇、马铃薯、曼陀罗、银杏、苦杏仁、桐油等，尽早排出毒物对改善中毒者的预后非常重要。

5. 化学性食物中毒　是指摄入化学性致毒食品引起的食物中毒。主要包括：①误食有毒害的化学物质污染的食品。②因食品中添加了非食品级的，或伪造的，或禁止使用的食品添加剂及营养强化剂，或超量使用食品添加剂而导致的食物中毒。③因储藏等原因，造成营养素发生化学变化的食品，如油脂酸败。化学性食物中毒发病与进食时间、食用量有关，一般进食后不久发病，常有群体性，在处理化学性食物中毒时应突出一个“快”字，及时控制事态发展，特别是群体中毒和尚不明确化学毒物的中毒。

在以上各类食物中毒中，细菌性食物中毒发病率最高，故本节重点介绍细菌性食物中毒。

一、中毒的途径与机制

（一）途径

夏秋季是细菌性食物中毒的高发季节，各种微生物生长繁殖旺盛，食品中的细菌数量较多，常常由于食物不新鲜、病死畜肉、各类食物保存不当、烹调不当、生熟刀板不分或剩余食物处理不当等原因，人们食用了被细菌及其毒素污染的食物引起。其致病菌主要包括沙门菌、葡萄球菌、嗜盐菌（又称副溶血性弧菌）、大肠埃希菌、肉毒杆菌、肝炎病毒等。我国食用畜禽肉、蛋类较多，多年来一直以沙门菌食物中毒居首位，苍蝇、蟑螂常为沙门菌、大肠埃希菌污染食物的媒介。沙门菌易污染肉类、乳类、蛋品；葡萄球菌主要污染淀粉类食品，如剩饭、粥、米、面等，也可污染牛奶、鱼、肉类；嗜盐菌在海产品、腌制产品中尤多。

（二）机制

细菌在污染的食物中大量繁殖，并产生肠毒素类物质，或菌体裂解释放内毒素，可引起人体剧烈的胃肠道反应。

※1. 肠毒素　大多数细菌能产生肠毒素或类似的毒素，尽管其分子量、结构及生物学性状不同，但致病作用基本类似。肠毒素可刺激肠壁上皮细胞，激活腺苷酸环化酶，在其催化下，使胞浆中的三磷酸腺苷脱去二个磷酸后成为环磷酸腺苷（CAMP），高浓度的CAMP可促进胞浆内蛋白质磷酸化过程，并激活细胞有关酶系统，促进液体及氯离子的分泌，抑制肠壁上皮细胞对水钠的吸收，导致腹泻。

※2. 侵袭性损害　沙门菌、变形杆菌、副溶血弧菌等，可直接侵袭肠黏膜上皮细胞，引起黏膜充血、水肿，上皮细胞变性、坏死、脱落而形成溃疡。侵袭性细菌性食物中毒，潜伏期较毒素引起者稍长，大便可见黏液和脓血。

※3. 内毒素　除鼠伤寒沙门菌可产生肠毒素外，其他沙门菌菌体裂解后均可释放内毒素，其致病性较强，能引起发热、胃肠黏膜炎症、消化道蠕动并产生呕吐、腹泻等症状。

※4. 过敏反应　莫根变形杆菌可使蛋白质中的组氨酸脱羧而成组织胺，引起过敏反应。其病理改变较轻，由于细菌不侵入组织，故机体可无炎症变化。

二、病情评估

（一）病史

细菌性食物中毒多表现为一个家庭或一个集体中多人发病，但也可单个人发病。怀疑食物中毒者，要了解其进食何种食物、进食时间、同时进餐者有无同样症状，并注意送检剩余食物、呕吐物或胃内容物。群体性中毒，常爆发起病，与摄入同一污染食物关系密切。

（二）临床表现

细菌性食物中毒临床表现以急性胃肠炎为主，最常见的症状是剧烈的恶心、呕吐、腹痛、腹泻，易出现口干、眼窝凹陷、皮肤弹性消失、肢体冰凉、脉搏细弱等脱水体征，可导致休克。潜伏期长短与食物中毒的类型有关，葡萄球菌食物中毒由积聚在食物中的肠毒素引起，潜伏期为1～6小时；侵袭性细菌，如沙门菌、嗜盐菌、变形杆菌等引起的，潜伏期一般为16～48小时。

1. 沙门菌食物中毒　体温可达38 ℃～40 ℃，可有恶心、呕吐、腹痛、无力、全身酸痛、头晕等。粪便多为黄色水样便。

2. 葡萄球菌食物中毒　以上腹部及脐周腹痛多见，发热不明显；呕吐剧烈，呕吐物含胆汁，偶带血和黏液；腹泻频繁，多为黄色稀便或水样便。

3. 嗜盐菌食物中毒　起病急、发热不高、腹泻、呕吐、脱水、粪便可呈血水样或脓血便，腹痛明显。

4. 莫根变形杆菌食物中毒　可有颜面潮红、头痛、荨麻疹等过敏症状。

5. 肉毒杆菌食物中毒　较少见，多存在于罐头食品、发酵馒头、臭豆腐等，临床表现以眼肌、咽肌瘫痪为主。起病突然，先感头痛、头晕、全身软弱、乏力等，随即出现神经麻痹症状，如复视、斜视、视物模糊、瞳孔散大、对光反射消失、上睑下垂等，病死率较高。

（三）辅助检查

1. 毒物检测　根据实际情况多方面采集标本，如剩余食物、呕吐物、首次抽吸的胃内容物、粪便、用具等。检测标本尽量不放防腐剂，并尽早送检。

2. 粪便细菌培养　对临床确诊有重要意义，但有时不一定有致病菌存在。

3. 其他检查　包括分离鉴定菌型、血清学试验、双份血清凝集效价试验、动物试验等。

三、救治与护理

（一）急救措施

1. 院外急救

（1）对中毒不久没有明显呕吐且意识清楚者，可用手指、筷子等刺激舌根、咽喉，以引起反射性呕吐，也可让中毒者饮用大量温开水并反复自行呕吐，以减少毒素的吸收。

（2）收集剩余食物、用具、患者呕吐物、排泄物等毒物证据，一并带走及时送检。

（3）如病情严重，应尽快转送医院进行抢救。

2. 院内急救

（1）迅速排出毒物：在毒物性质未查明之前，不要等明确诊断，只要符合食物中毒的特点，就应尽快排除胃肠道内未吸收的毒物，立即洗胃和导泻，达到清除毒素的目的，保护胃肠道黏膜。

（2）补液、抗炎、抗休克：开放静脉通道迅速给予静脉补液，纠正水、电解质及酸碱平衡紊乱及防治休克。遵医嘱合理应用抗生素，进行抗菌治疗。

（3）对症治疗：高热者给予物理降温；腹痛甚者，可采取解痉镇痛的措施，如应用山莨菪碱或阿托品等，也可用手导引或针刺足三里、天枢等穴，每次20～30分钟；肉毒杆菌中毒者可静脉或肌注多价肉毒抗毒血清，应用盐酸胍等缓解神经系统症状；惊厥者应做好安全护理，保护患者避免受伤。

（二）护理要点

1. 快速反应，严密组织，加强管理　护士应有高度警惕性及敏锐性，对前来就诊的患者做出快速反应，尤其是群体性食物中毒往往突发，人数多、场面混乱、急救任务重、护理量大等，因此加强全方面的护理是关键。

2. 病情观察 密切观察患者生命体征的变化，同时注意患者神志、呕吐次数及呕吐物性质、腹泻次数及大便性状等，排泄物要严格消毒处理，以防院内感染。注意有无休克征兆，及时通知医生。

3. 补液护理 严格记录出入水量，准确及时遵医嘱给予补液治疗，监测水、电解质及酸碱平衡。

4. 饮食护理 吐泻严重的患者应暂时禁食，待病情好转可进易消化的流质或半流质饮食，如米汤、稀饭、软面条等，同时多饮淡盐水，以补充水分。

5. 对症护理 高热患者可给予物理降温，并严密观察体温的变化。吐泻严重者，注意做好口腔护理、肛周皮肤护理。

6. 心理护理 食物中毒常意外出现，尤其是严重患者，难免有焦虑心理；群体性食物中毒患者心理负担重，情绪互相影响，可能病情与实际不符，护士应耐心与之交流，做好解释工作，解除思想顾虑，使其积极配合治疗。

（三）健康教育

1. 做好食品安全卫生宣教，防止食用被细菌、毒素污染的食物。防止老鼠、苍蝇、蟑螂滋生，厨房要有防蝇、防尘和防鼠的设备，避免食品被污染。养成饭前便后正确洗手的习惯。

2. 妥善存放食品，生、熟食品应分开放置，尤其是在冰箱内放置时。严格分开生、熟食品加工用具。

3. 不吃变质、腐烂食物，不生吃海鲜、河鲜、肉、蛋类，不食用病死禽畜肉。冷藏食品、动物熟食、隔夜剩菜等食用前应彻底加热熟透。

4. 不吃本身带有毒素的食物，如河豚鱼、毒蕈、发芽的马铃薯、霉变的甘蔗等。

第六节 强酸、强碱中毒

具有强烈刺激和腐蚀作用的强酸、强碱经皮肤、呼吸道或消化道侵入和损伤人体，称为强酸、强碱中毒（ strong acids or alkalis poisoning ）。

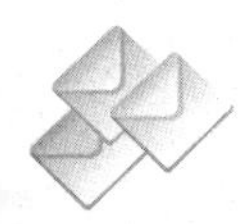

知识链接

酸碱知识小常识

强酸包括腐蚀作用强的硫酸、硝酸、盐酸等。氢氟酸、铬酸、醋酸、蚁酸、草酸等腐蚀作用较弱，但浓度高时也有较强的腐蚀作用。强酸常用于工业、制药和化学试剂等，家庭日用品如去污粉、擦亮剂、蓄电池等也含有强酸类物质。强碱包括氢氧化钠、氢氧化钾、次氯酸钠、氧化钠、氧化钾以及腐蚀作用较弱的碳酸钠、碳酸钾、氢氧化钙、氧化钙、氢氧化铵等，强碱类化合物用途甚广，日常生活所用的去污剂、沟渠清洁剂、擦亮剂、去除油漆剂及烫发剂中均含有，漂白粉内含有3%～6%的次氯酸钾。

一、中毒的途径与机制

（一）途径

强酸、强碱主要经呼吸道、消化道及皮肤接触而中毒。中毒方式包括生产性中毒，如不慎接触；生活性中毒，如误服、误接触、故意伤害等。

※（二）机制

1. 强酸中毒　当强酸和皮肤黏膜接触后，可导致接触部位的蛋白质发生凝固性坏死。当强酸通过呼吸道或消化道进入人体后，可导致局部如口腔、支气管、肺泡、食管、胃肠、皮肤等出现充血、水肿、坏死及溃疡，严重时导致受损器官的穿孔、瘢痕形成、狭窄及畸形。强酸若进入血液循环，可导致肝肾有脂肪变性和坏死。

2. 强碱中毒　强碱接触人体后，可与组织蛋白结合，形成可溶性、胶样的碱性蛋白盐，并能皂化脂肪使组织脱水，造成组织坏死、溶化并形成较深的溃疡。碱吸收进入血液循环后可出现碱中毒。肝肾也可有脂肪变性和坏死。

二、病情评估

（一）病史

患者有强酸、强碱类毒物接触史或误服史。

（二）临床表现

1. 强酸中毒

（1）皮肤黏膜接触：局部发生灼伤、糜烂、坏死和溃疡。不同种类、不同浓度的酸引起的损害不一。接触硫酸时，皮肤溃疡界限清楚，周围微红，溃疡较深并覆盖灰白色或棕黑色痂皮，局部疼痛难忍；50%～60%的硝酸可使局部呈黄褐色，并有结痂，1～2周后脱落，而98%的硝酸接触后，皮肤呈Ⅲ度烧伤，局部呈褐色，周围红肿起疱；盐酸接触皮肤后易出现红斑和水疱。眼部接触者发生结膜炎、角膜混浊、穿孔，严重者失明。

（2）消化道误服：可出现口咽部、胸骨后和腹部剧烈烧灼性疼痛，恶心、呕吐，呕吐物含血液和黏膜组织，全身表现为口渴、喉头水肿痉挛、吞咽困难甚至窒息。严重者并发食管或胃穿孔，腹膜炎，甚至休克。

（3）呼吸道吸入：强酸烟雾吸入后可引起上呼吸道刺激症状，出现咳嗽，气急，喉、支气管痉挛，声门水肿或肺水肿，可引起窒息。

（4）全身表现：强酸进入血液循环可发生酸中毒，中毒性肝肾损害等。

2. 强碱中毒

（1）皮肤黏膜接触：局部充血、水肿、糜烂、溃疡，局部先呈现白色，后变为红色和棕色。严重灼伤时可引起体液丢失而发生休克。眼部接触：结膜充血、水肿、穿孔，出现严重角膜炎和角膜溃疡。

（2）消化道误服：口咽黏膜、咽、食管及胃肠受损，有剧烈烧灼痛、恶心、呕吐血性胃内容物、腹部绞痛，常有腹泻及血性黏液便，严重者可发生胃及十二指肠穿孔，存活者常有食管狭窄。

（3）呼吸道吸入：某些碱类可释放气体，如氨气，吸入后可有刺激性剧烈咳嗽等呼吸道刺激症状。可咳出大量泡沫样痰，甚至咳出坏死组织碎片、呼吸困难，并可发生肺水肿、引起低氧血症，严重者可因反射性声门痉挛而引起呼吸骤停。

（4）全身表现：强碱进入血液循环可引起代谢性碱中毒，损伤肝肾，患者可出现休克。

（三）辅助检查

中毒者的血液和尿液可检出酸、碱毒物。

三、救治与护理

（一）急救措施

1. 迅速清除毒物

（1）呼吸道吸入中毒：立即将中毒者移离中毒环境，转移到空气新鲜的地方。保持呼吸道通畅，吸氧，必要时气管切开，呼吸机辅助呼吸。如为酸雾吸入中毒可给予2%～4%碳酸氢钠溶液雾化吸入。

（2）皮肤接触中毒：立即将患者脱离中毒现场，脱去污染的衣服和鞋帽等。

1）皮肤接触强酸者，立即以流动清水反复冲洗，10分钟后用2%碳酸氢钠溶液或1%氨水或肥皂水中和酸，然后再用流动清水冲洗，直到洗净为止。强酸溅入眼内者，应立即用大量清水或生理盐水彻底冲洗后给予可的松、抗生素眼药水交替滴眼，眼痛明显者，可滴入可卡因溶液。

2）皮肤接触强碱者，立即用大量流动清水冲洗15～30分钟，随后用1%醋酸涂抹。切忌在冲洗前使用中和剂而产生中和热，加重组织灼伤。石灰烧伤者，应先将石灰粉末擦拭干净，再用大量流水冲洗。强碱溅入眼内者，禁用酸性中和液，应立即用清水反复冲洗，然后内滴1%硫酸阿托品。高浓度氨气损伤应在冲洗后，交替滴入皮质类固醇和抗生素。

（3）消化道中毒：

1）强酸误服者，应尽快口服鸡蛋清60 mg或牛奶200 mL保护消化道黏膜，也可口服米汤、豆浆、淀粉糊后，再服植物油100～200 mL。强酸误服者，禁忌催吐和洗胃，禁服碳酸氢钠，以免产生过多CO_2促发胃穿孔。可口服弱碱溶液，如镁乳（氢氧化镁合剂）60 mL、氢氧化铝凝胶60 mL或石灰水（0.17%氢氧化钙）上清液200 mL。若吞服稀释后腐蚀性已不太强的酸类，可谨慎地插入细而软的胃管，轻轻将胃内酸类物质抽出，再轻轻用清水小心冲洗，尽力清除胃内毒物，严防合并胃肠穿孔或出血，减轻食管内瘢痕的形成。

2）强碱误服者，可口服食醋或大量橘汁，或柠檬汁，然后口服牛奶、豆浆、植物油或蛋清加水约200 mL稀释碱类，保护消化道黏膜。碳酸盐中毒时禁忌用醋或醋酸中和，以免发生穿孔。强碱误服者禁忌催吐和洗胃，应立即给予3%～5%醋酸或5%稀盐酸口服，早期可使用肾上腺皮质激素、地塞米松20 mg/d，连用2～3周，可减轻消化道瘢痕狭窄。

2. 对症及支持治疗

（1）口服中毒或病情严重者应禁食水，给予胃肠外营养支持。

（2）开通静脉补液，纠正水、电解质、酸碱失衡，防止休克。

（3）合理止痛，可给予吗啡10 mg皮下注射或哌替啶50～100 mg肌内注射或应用镇痛泵。

（4）防治肺水肿，及早使用肾上腺皮质激素，可预防性给予泼尼松5～10 mg口服，每天3次。对已发肺水肿者，给予氢化可的松200～300 mg或地塞米松20～30 mg，配入5%葡萄糖500 mL静脉滴注。

（5）应用抗生素以预防和控制继发性感染。

（二）护理要点

1. 病情观察　严密观察生命体征、神志的变化。严密观察有无并发症出现，如有无纵隔炎、腹膜炎。给予4～6 L/min的氧气吸入，以防出现急性呼吸窘迫综合征。注意有无因剧烈疼痛、胃肠道出血等因素导致的休克，有无并发胃肠穿孔、急性肾衰竭等情况。

2. 营养支持　早期静脉补充营养，严格禁食水，病情好转后可留置胃管，给予流质饮食，逐渐过渡到半流质、普食，避免生、冷、硬及刺激性食物。

3. 口腔护理　用1%～4%过氧化氢溶液擦洗口腔，防止厌氧菌感染，动作轻柔，避免损伤新鲜创面。

4. 心理护理　患者极度痛苦，尤其是可能造成机体畸形、面部灼伤毁容或出现食管狭窄不能进食者，容易产生悲观绝望情绪，因此，应加强沟通，及时进行心理疏导，防止过激行为发生，鼓励患者树立战胜疾病的信心和生活的勇气。

（三）健康教育

1. 加强对强酸、强碱类化学物品的管理工作。加强个人防护，使用时严格遵守操作规程。

2. 加强生产管理、完善生产工艺，减少腐蚀剂跑、漏、冒现象。万一出现，应彻底用清水冲洗。

3. 加强强酸、强碱中毒急救知识普及工作，对误服者，在院外可选择蛋清、米汤、植物油、牛奶等保护剂口服，禁忌催吐和洗胃。

第七节　急性酒精中毒

急性酒精中毒（acute alcohol poisoning）俗称酒醉，是指一次性过量饮入酒精或酒类饮料，导致中枢神经系统由兴奋转为抑制的中毒性疾病。严重者可危及呼吸、循环功能，导致意识障碍、呼吸循环衰竭，甚至危及生命。

一、中毒的途径与机制

（一）途径

酒精中毒主要以经口摄入为主，嗜酒者中毒多见。酒中有效成分是乙醇，具有醇香气味，各种酒类饮料中均含有不同浓度的乙醇，其中，烈性酒如白酒、白兰地、威士忌等含量最高，可达40%～60%，葡萄酒10%～25%，黄酒12%～15%，啤酒3%～5%。血液乙醇浓度升高程度受个人耐受性的影响，但血液乙醇致死浓度并无差异，成人致死量一般为250～500 mL纯乙醇。

（二）机制

1. 乙醇的体内代谢过程　摄入的乙醇80%由小肠上段吸收，其余由胃吸收。空腹饮酒时，80%～90%在1小时内完全吸收，胃内有食物存在，可延缓吸收。吸收后的乙醇迅速分布于全身各组织，血液中乙醇的浓度可直接反应全身的浓度。约90%的乙醇在肝脏由乙醇脱氢酶氧化为对肝脏有很大毒性的乙醛，再由乙醛脱氢酶氧化成乙酸，乙酸转化为乙酰辅酶

A进入三羧酸循环生成二氧化碳和水，当肝功能受损时，氧化速度减慢，易发生蓄积而导致中毒。约10%的乙醇缓慢经肺、肾排出。乙醇的代谢是限速反应，其清除率为每小时100 mg/kg，成人每小时可清除乙醇7 g（相当于100%乙醇9 mL）。

※2. 中毒机制

（1）抑制中枢神经系统：乙醇具有脂溶性，首先作用于大脑皮质，作用于脑神经细胞膜上某些酶而影响脑细胞功能。小剂量乙醇作用于大脑细胞突触后膜苯二氮䓬-γ-氨基丁酸受体，阻断γ-氨基丁酸对大脑的抑制作用，使患者出现兴奋作用。大剂量乙醇作用于小脑，引起共济失调；作用于网状结构，引起昏睡和昏迷；极高浓度乙醇可抑制延髓血管运动中枢和呼吸中枢，引起呼吸、循环功能衰竭而导致患者死亡。

（2）代谢紊乱：急性酒精中毒可使机体代谢异常，如乳酸升高，酮体蓄积，出现代谢性酸中毒。还可使肝内糖异生受阻出现低血糖。

二、病情评估

（一）病史

有大量饮酒病史。对过量饮酒者，应重点询问饮酒既往史，现饮酒的种类、量、时间，是否同时服用催眠镇静药物，有无合并其他外伤等。

（二）临床表现

急性酒精中毒者发病前有明确的饮酒史，呼气和呕吐物有酒精气味，中毒症状出现时间因人而异，与饮酒量、个体敏感性有关。临床表现大致分为3期：

1. 兴奋期　血液乙醇浓度达到11 mmol/L（500 mg/L）时，大脑皮质处于兴奋状态，出现欣快、兴奋、头痛、头晕；颜面潮红或苍白，眼结膜充血；呼气带酒精味；言语增多，情绪不稳定，有时粗鲁无礼，易激怒；也可表现为沉默、孤僻和安静入睡。

2. 共济失调期　血液乙醇浓度达到11～33 mmol/L（500～1500 mg/L）时，患者出现动作不协调、步态蹒跚、行动笨拙、出现明显共济失调；发音含糊、语无伦次；眼球震颤、视物模糊，可有复视伴恶心、呕吐。

3. 昏睡、昏迷期　血液乙醇浓度达到54 mmol/L（2500 mg/L）以上时，患者出现昏睡、面色苍白、口唇发绀、呕吐、瞳孔散大，体温降低。乙醇浓度达到87 mmol/L（4000 mg/L）以上时，患者出现深昏迷，心率加快、血压下降，呼吸缓慢伴有鼾音，严重者出现呼吸循环衰竭而危及生命。

（三）辅助检查

1. 呼气和血清乙醇浓度　急性酒精中毒时血清与呼气中的乙醇浓度相当。可测定呼出的气体、呕吐物、血、尿中乙醇的浓度来估计血清乙醇含量。

2. 动脉血气分析　可出现轻度代谢性酸中毒表现。

3. 血清生化学检查　可见低血钾、低血镁、低血钙、低血糖等。

4. 其他检查　心电图检查可见有心律失常、心肌损害等表现。

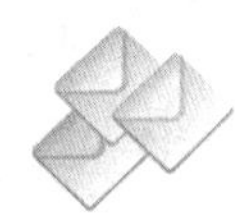

知识链接

慢性酒精中毒

慢性酒精中毒又称酒依赖，即饮酒成瘾。人体对酒类产生依赖性的速度较慢，一般酒依赖患者都有10年以上的长期饮酒史，日常生活中以酒代饭史可作为发生酒依赖的标志之一。

酒精戒断综合征：患者长期饮酒形成酒精依赖后，突然断酒或饮酒量急骤减少而引起的以神经精神系统症状为主要表现的一组症状群，称酒精戒断综合征。该综合征常发生在酗酒者因某些疾病或意外被迫断酒的情况下，主要表现为面、舌及四肢震颤，出汗，视、听出现幻觉，定向障碍，甚至出现妄想、躁动、谵语、昏迷等。该综合征临床表现复杂，容易造成误诊，其诊断必须在酒依赖诊断成立的基础上。

三、救治与护理

（一）急救措施

1. 现场急救

（1）因酒精中毒患者咽喉反射减弱及频繁呕吐，可能导致吸入性肺炎，甚至窒息死亡，故保持呼吸道通畅极为重要，应给患者采取稳定性侧卧位并保持头偏向一侧。

（2）躁动者加以约束，共济失调或过度兴奋者应适当限制活动，以免发生外伤。

（3）轻者无须院内处理，卧床休息、保暖，给予适量果汁饮用，可自行康复。重度醉酒者如神志清醒，可用筷子或手指刺激舌根部，迅速催吐，若中毒者昏迷不醒应及时送往医院治疗。

2. 院内急救　主要针对重症酒精中毒者，重点在于维持生命功能，对昏迷患者应注意鉴别是否同时服用了其他药物。

（1）迅速排出毒物：大多数患者由于频繁呕吐，一般不需要洗胃。但对于饮酒量大而不能自行呕吐的患者，可催吐或洗胃（洗胃液为温水或1%的碳酸氢钠溶液），以防乙醇过度吸收。洗胃后灌入牛奶、蛋清等保护胃黏膜。

（2）保持呼吸道通畅、吸氧：酒精中毒常伴意识障碍，催吐或洗胃时应防止吸入性肺炎或窒息的发生。持续鼻导管或面罩吸氧，若出现持续低氧血症状态，必要时气管内插管机械通气。

（3）药物催醒：纳洛酮是阿片受体拮抗药，是治疗酒精中毒公认有效的首选药物，轻者可给予纳洛酮0.4～0.8 mg静脉注射1次，重者可以重复给药，剂量可达2.0～4.0 mg。

（4）促进酒精代谢：静脉输入5%葡萄糖盐水等，通过补液、利尿来降低机体内酒精的浓度；静脉注射50%葡萄糖100 mL、胰岛素10～20 U，纠正低血糖；肌内注射维生素B_1、维生素B_6和烟酸各100 mg，加速乙醇在体内的氧化代谢。如病情危重，出现休克、呼吸抑制、昏迷者，应尽早行血液透析疗法。

（5）对症治疗及防治并发症：呼吸衰竭者给予适量呼吸兴奋剂如尼可刹米等；应用甘露醇防治脑水肿，降低颅内压；躁动不安、过度兴奋的患者可给予小剂量地西泮（避免使用吗啡、氯丙嗪、苯巴比妥类镇静药）10～20 mg肌内注射，以免发生外伤。合理使用抗生素预防呼吸道感染；给予抑酸剂预防上消化道出血，如西咪替丁 0.4 g 静脉滴注；已并发上消化道出血者，表现为呕吐少量至中量咖啡样及暗红色物，可使用质子泵抑制剂，如泮托拉唑 40 mg 加入 100 mL 生理盐水静脉滴注。

（二）护理要点

1. 保持呼吸道通畅　给予患者平卧，头偏向一侧或侧卧位，及时清除呕吐物和呼吸道分泌物，防止误吸和窒息。

2. 病情观察　密切观察生命体征及神志的变化，防止误吸导致吸入性肺炎或窒息，心电图监测有无心律失常和心肌损害的发生，纳洛酮的使用可导致心律失常，要重点监护血压、脉搏、心率、心律的变化，及时发现休克征兆。监测血糖，警惕低血糖的发生。严格记录出入水量，维持水、电解质及酸碱平衡。

3. 安全护理　躁动不安者给予适当约束，可使用床挡或约束带，防止坠床等意外情况发生。同时也要防止烦躁不安的患者伤及他人或医护人员。医护人员在护理此类患者时应做好自身防护。

4. 饮食护理　昏迷患者暂禁食，清醒后可给予清淡易消化的流质、半流质或软食，避免刺激性食物。

5. 注意保暖　急性酒精中毒患者全身血管扩张，散发大量热量，同时洗胃后患者常感寒冷甚至出现寒战，应提高室温、加盖棉被等保暖措施，并补充能量，维持正常体温。

（三）健康教育

1. 开展酗酒危害身体的宣传教育，不饮用标签、标注不全的酒类，尽量不饮用散装、袋装价格低廉的白酒。

2. 宣传健康安全饮酒，杜绝嗜酒，避免空腹饮酒，饮酒的同时要进餐。建议青少年应尽量避免饮酒。

3. 告知患者长期大量饮酒的危害，如导致肝硬化，诱发或加重胃炎、肠炎等疾病。指导家属对酗酒患者提供情感支持，建议多参加文娱体育活动。

4. 加强对医用酒精、工业用乙醇的管理工作，避免滥用或误用。

第八节　亚硝酸盐中毒

亚硝酸盐中毒（nitrite poisoning）又称肠源性发绀，是指进食了亚硝酸盐含量较高的腌制品、肉制品及变质的蔬菜或误食了工业用亚硝酸盐而导致的以组织缺氧为主要表现的急性中毒。

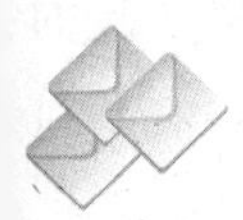

知识链接

亚硝酸盐

亚硝酸盐为白色至淡黄色粉末或颗粒状，味微咸，易溶于水。其外观及滋味都与食盐、面碱相似，并在工业、建筑业中广为使用。亚硝酸盐具有防腐性，可与肉品中的肌红素结合而更稳定，所以常在食品加工业被添加在香肠和腊肉中作为保色剂，以维持良好外观；其次，它可以防止肉毒梭状芽胞杆菌的产生，提高食用肉制品的安全性。故在肉类制品中允许作为发色剂限量使用。

一、中毒的途径与机制

（一）途径

亚硝酸盐中毒主要是经口食入，原因有以下几个方面：

1. 食用储存过久的叶菜类蔬菜、新腌制不久的蔬菜（暴腌菜）、放置过久的煮熟的蔬菜。

2. 误把工业用亚硝酸盐当食盐加入食品中。

3. 某些地区的井水中含有较多的硝酸盐及亚硝酸盐（苦井水），使用这些水煮饭（粥），再在不洁锅内放置过久，硝酸盐在细菌作用下还原为亚硝酸盐，食用后也可引起中毒。

4. 胃肠功能紊乱时，胃肠道内硝酸盐还原菌大量繁殖，再进食富含硝酸盐的蔬菜，硝酸盐在体内还原成亚硝酸盐引发中毒。

（二）机制

亚硝酸盐是强氧化剂，被人体吸收后，可使低铁血红蛋白氧化成高铁血红蛋白而失去携氧能力，导致组织缺氧，特别是中枢神经系统缺氧更为敏感，还可使血管扩张，血压降低，导致器官功能障碍。

二、病情评估

（一）病史

有食用或误服亚硝酸盐史并出现缺氧症状。应重点了解患者进食何种食物、进食时间、同时进餐者有无同样症状，并注意送检剩余食物。

（二）临床表现

亚硝酸盐中毒往往急性发病，摄入0.2～0.5 g亚硝酸盐即可引起中毒，摄入1～2 g即可致死。因误食亚硝酸盐中毒时，潜伏期一般为10～15分钟；因大量摄入存储过久的青菜引发中毒时，潜伏期为1～3小时，长者可达20小时。

1. 特征表现　由组织缺氧导致的青紫现象，如口唇、指甲、舌尖青紫，重者眼结膜、面部及全身皮肤出现青紫。

2. 其他表现　头晕、头疼、乏力、心跳加速、嗜睡或烦躁、腹痛、腹泻，严重时神志不清、抽搐、昏迷、大小便失禁、休克甚至发生循环衰竭及肺水肿，常因呼吸衰竭而死亡。

（三）辅助检查

1. 毒物检测　送检剩余食物，检测亚硝酸盐的含量。

2. 实验室检查　血中高铁血红蛋白含量测定呈阳性。动脉血气分析出现低氧血症。

3. 其他检查　必要时进行胸片、心电图检查。

三、救治与护理

（一）急救措施

1. 迅速排出毒物　采取催吐、洗胃、导泻等方法清除毒物。进食时间短且神志清醒者，可用筷子或其他物品轻轻刺激咽喉部催吐，或饮用大量温水诱发反射性呕吐。再用生理盐水或1∶5000高锰酸钾溶液反复洗胃，直至洗出液澄清无味为止。洗胃后由胃管注入20%甘露醇250～500 mL溶液导泻，加速毒物的排泄，减少肠道内毒素吸收。

2. 吸氧　呼吸麻痹是亚硝酸盐中毒死亡的主要原因之一。因此，保持呼吸道通畅，纠正缺氧是抢救成功与否的关键。置患者于通风良好的环境中，适当保暖，及时清除口腔、呼吸道分泌物，给予高流量吸氧，有条件者可采用高压氧舱治疗。

3. 使用特效解毒药　亚甲蓝（又称美蓝）是亚硝酸盐中毒的特效解毒药，能使高铁血红蛋白还原成低铁血红蛋白，促进氧的释放，纠正组织缺氧。小剂量亚甲蓝1～2 mg/kg加入10%葡萄糖250 mL静脉缓慢滴注，1～2小时后未见好转或症状再次出现可重复使用直至发绀消失。禁忌快速大剂量（10 mg/kg）应用亚甲蓝，因大剂量应用可使血红蛋白被氧化为高铁血红蛋白。亚甲蓝注射过快，可出现恶心、呕吐及腹痛等不良反应。所以亚甲蓝在应用时一定要注意不要过量，重症患者按上述剂量用药12小时后发绀不退重复1次，每天总剂量不超过260 mg。高渗葡萄糖可提高血浆渗透压，增加解毒功能并短暂利尿。维生素C也具有还原功能，可与亚甲蓝合用增强效果。

4. 输新鲜血或红细胞置换治疗　中毒严重者可输入新鲜血300～500 mL，必要时可考虑行换血疗法。

5. 对症治疗，防治并发症　维护重要脏器功能，积极控制休克、抽搐、呼吸衰竭等并发症，如使用呼吸兴奋药、纠正心律失常药物等。

（二）护理要点

1. 监测生命体征　根据患者病情及收集到的资料做好评估，迅速建立有效的静脉通道，各种抢救措施同时、快速、有序进行，争取抢救时间，提高抢救成功率。

2. 保持呼吸道通畅，预防窒息　患者平卧位，头偏向一侧，有利于分泌物及时排出，并及时清除口、鼻腔内分泌物，预防呕吐物、呼吸道分泌物过多导致吸入性窒息。

3. 氧疗　对轻、中、重度食物中毒的患者，均给予高流量氧气吸入，5～8 L/min可提高血氧饱和度，改善组织细胞的缺氧症状。必要时面罩吸氧，密切观察氧疗效果。

4. 病情观察　①给予心电监测及血氧饱和度的监测，注意观察患者意识情况，做好护理动态记录。②严密观察有无休克征象，如血压下降、呼吸急促、尿量减少等。③准确记录出入水量，防止水、电解质失衡。④严密观察用药后皮肤、黏膜、口唇、指（趾）甲颜色变化。

5. 营养支持　病情平稳后，可给予能量合剂、维生素C等支持疗法，鼓励患者多饮水，有利于毒物排出。

6. 心理护理　亚硝酸盐中毒时，患者及家属普遍存在紧张、恐惧情绪，护理人员应及时并适时地向患者及家属讲述毒物的性质、常见症状以及主要治疗方法，取得患者信任。根据病情向患者及家属交代注意事项，安慰、稳定患者及家属情绪，给患者以鼓励和关心。

（三）健康教育

1. 养成良好的生活习惯，尽量食用新鲜蔬菜，不吃腐烂变质、存放过久的蔬菜。尽量不吃剩菜，尤其是青菜类剩菜。

2. 腌菜时应选用新鲜菜，应多放盐，至少腌制 15 天以上才可以食用。

3. 不要在短时间内吃大量叶菜类蔬菜，如小白菜、芹菜、韭菜、甜菜叶、莴苣等。

4. 勿把工业用亚硝酸盐当食盐或碱面使用。不要饮用苦井水。

自学指导

【重点难点】

1. 中毒概述部分：急性中毒的救治原则；中毒的救治与护理要点。

2. 各类中毒的临床表现。

3. 各类中毒的急救措施和护理要点。

4. 有机磷农药中毒、一氧化碳中毒亚硝酸盐中毒的发病机制。

【考核知识点】

1. 中毒概述部分：毒物的吸收、代谢与排泄；急性中毒的救治原则、救治措施与护理。

2. 各类中毒的临床表现、急救措施及护理要点。

【复习思考题】

1. 某女，28 岁，因与男友分手而产生轻生想法，30 分钟前口服家中农药乐果，具体剂量不详，急诊入院。患者呼吸急促，口吐白沫，小便失禁。查体：T 37.5 ℃，P 89 次/min，R 22 次/min，BP 120/85 mmHg，心脏未闻及杂音，神志淡漠，瞳孔等大等圆，直径 2.0 mm，对光反射灵敏。辅助检查：电解质、血常规、肾功能正常。血液检查胆碱酯酶活力 42%。请问：①该女孩的疾病诊断是什么？处于何种程度？②针对该女孩采取的护理措施有哪些？

2. 某女，58 岁，家境贫寒，夜间靠煤炉子取暖。晨起子女呼之不应，急诊入院。入院查体：T 37.4 ℃，P 96 次/min，R 20 次/min，BP 120/80 mmHg，神志不清，口唇樱桃红色，腱反射减弱、角膜反射减弱，病理反射未引出。辅助检查：头颅 CT 平扫未见明显异常。请问：①该患者最可能的疾病诊断是什么？针对该患者需采取哪些现场紧急救治措施？②入院后对该患者需采取哪些护理措施？

3. 2009 年秋，居民张某在上午 10:30～12:40 在自家为儿子举办升学宴，赴约就餐人员约 320 人，当日 13 时左右开始，陆续有人出现不同程度的头痛、发热、腹痛、腹泻等症状，至次日凌晨累及发病 149 人，陆续前往当地医院就诊，初步诊断为细菌性食物中毒。接诊护士该如何组织救治和护理？

4. 试述洗胃的注意事项。

5. 简述有机磷农药中毒的机制和临床表现。

6. 简述阿托品化的临床表现。

7. 简述 ω 中毒的机制和临床表现。

8. 简述亚硝酸盐中毒机制及急救要点。

〔张春梅　刘金凤〕

第十三章　环境及物理因素损伤

【学习目标】

1. 掌握：中暑、淹溺、电击伤、冻伤、毒蛇咬伤的临床表现及院前救护措施、护理要点。

2. 熟悉：中暑、淹溺、电击伤、冻伤、毒蛇咬伤的院内救护及健康教育。

3. 了解：中暑、淹溺、电击伤、冻伤、毒蛇咬伤的病因及※发病机制。

【自学时数】 2 学时。

环境及物理因素损伤多为意外伤害，如中暑、淹溺、电击伤、冻伤、动物咬伤等，这些意外伤害并非完全由偶发随机事件造成的，也是可控可防的。因此，掌握基本的救护知识，实施有效的健康教育，建立预防机制、提高防范意识是非常重要的。

第一节　中　暑

中暑（heat stork）是指在高温或湿度较大的环境中，以体温调节中枢障碍、汗腺功能衰竭和水、电解质丢失过多为特征的疾病。中暑是夏季常见病，多发生在高温、高湿环境下，而重度中暑属危重病之一，死亡率高，介于20%～70%之间，2010 年 7 月，“中暑”已被列入国家法定职业病。

一、病因与※发病机制

（一）病因

1. 环境因素　主要原因是机体对高温环境的适应能力不足。环境温度过高，达到或超过皮肤温度（一般为 32 ℃～35 ℃），或虽然环境温度不高，但湿度过大，高于 70%时，即可诱发中暑。

2. 产热与散热失衡　正常人体的产热和散热处于动态平衡，若从事强体力劳动，患有甲状腺功能亢进症或服用某些药物时，将导致产热增加，通风不良、系统性硬化病、皮肤广泛瘢痕等时，散热障碍，可发生中暑。

※（二）发病机制

正常人体在下丘脑体温调节中枢的调节下，机体体温恒定在 37 ℃左右，这主要依赖于产热和散热的相对平衡。机体通过辐射、蒸发、传导和对流等方式将体内氧化代谢产生的热量散发至体外。当环境温度高于皮肤温度时，机体产生的热量很难通过辐射、传导、对流方式散发，出汗、皮肤和呼吸的蒸发成为机体的主要散热途径。此时交感神经紧张度降低，体表血管舒张，皮肤血流量明显增加，将体热从机体深部带至体表，增加了皮肤温度，增强了散热作用。同时也为汗腺提供了必要的水分，通过发汗蒸发的方式散热。若出汗的同时呼吸增快增强，则更利于热量及水分的散发。但是，当机体产热大于散热或散热受阻时，热量过度蓄积导致机体热平衡、水及电解质代谢紊乱，中枢神经系统及心血管系统功能障碍时即发生中暑。

二、临床表现

根据临床表现的轻重可将中暑分为先兆中暑、轻度中暑和重度中暑。其中，重度中暑根据其发病机制又可分为热痉挛、热衰竭、日射病和热射病。

（一）先兆中暑

体温正常或略有升高（37.5 ℃以下），出现头晕、头痛、多汗、口渴、四肢无力、四肢酸疼、注意力不集中、动作不协调等症状。若及时降低环境温度或脱离高温环境，加强通风，及时补充水及电解质，短时间内即可恢复。

（二）轻度中暑

体温高于 38 ℃，表现为头晕、口渴伴面色潮红，大量出汗、皮肤灼热等，也可出现四肢湿冷、面色苍白、血压下降、脉搏加快等症状。若及时给予有效的救治措施，通常可于数小时内恢复正常。

（三）重度中暑

1. 热痉挛（heat cramps） 又称中暑痉挛，是高温环境下机体大量出汗，造成水和电解质丢失，出现低钠血症，进一步引起肌肉的阵发性、对称性疼痛及痉挛。患者多见于健康青壮年，起病突然，四肢易先受累出现疼痛伴痉挛，但触摸肌肉无硬块感，以腓肠肌痉挛疼痛最为明显。若腹部肌肉受累时，可出现类似于急腹症的阵发性疼痛和痉挛，患者常伴有恶心、呕吐、乏力、皮肤湿冷或干热，但生命体征稳定。

2. 热衰竭（heat exhaustion） 又称中暑衰竭。是机体因严重丢失水及电解质，造成水、电解质平衡紊乱，同时周围血管扩张致使循环血容量不足而发生低血容量性休克。此症常发生于老年人和未能及时适应高温环境的年轻人，主要表现为头晕、头痛、口渴、心悸、恶心、呕吐、面色苍白、皮肤湿冷、血压下降、晕厥或神志模糊，体温正常或略有升高。

3. 热射病（thermoplegia） 又称中暑高热，是机体长时间处于高温、湿度大或不通风的环境中，体温调节中枢调节障碍，产热过多而散热不足，导致体温急剧升高，是中暑最严重的一种类型，死亡率较高，典型表现是高热、无汗和昏迷。发病早期可表现为大量冷汗，继而无汗，呼吸浅快、脉搏细数、躁动不安、神志模糊、血压下降，逐步发展为昏迷；严重者体温高达 41 ℃以上，出现脑水肿、肺水肿、心力衰竭等。

4. 日射病（sunstroke） 当强烈日光直接照射头部时，可穿透皮肤及颅骨造成脑组织温度过高，进而引起脑组织充血、水肿。临床表现为剧烈头痛、恶心呕吐、烦躁不安，可出现昏迷及抽搐。

三、救治与护理

中暑的救护原则是迅速脱离高温环境，降低体温，纠正水、电解质紊乱，防治休克及脑水肿等并发症。

（一）院前救护

1. 先兆中暑和轻度中暑

（1）改善环境：将患者置于阴凉、通风处，解开衣扣或脱去外衣，保持呼吸道通畅。

（2）补充液体：给患者饮用含盐的清凉饮料，补充机体丢失的水分及电解质。

（3）应用解暑药物：可在患者的额部、颈部涂抹清凉油或风油精，促进散热。或口服人丹、藿香正气水等。若出现血压降低、虚脱，应立即采取平卧位，及时送往医院补充液体，一般经治疗后可恢复。

2. 重度中暑　迅速使患者脱离高温环境，置于阴凉通风处，解开衣扣，保持呼吸道通畅。立即拨打 120 急救电话，病情危重者及时送往就近医院治疗。

（二）院内救护

1. 救治要点　迅速降温是院内救护的首要措施，降温速度决定患者的预后，通常应在 1 小时内使肛温降至 38 ℃左右。同时应纠正水、电解质代谢及酸碱平衡紊乱，积极防治休克等并发症。

（1）降温治疗：这是抢救的关键，可采用物理降温和药物降温方法。

1）环境降温：将患者安置在 20 ℃～25 ℃房间内。

2）体表降温：①在腋窝、腹股沟、腘窝等体表大血管流经处放置冰袋；用冰帽降低颅脑温度。②用冰水或 40%～50%乙醇擦拭全身，边擦拭边按摩，注意避开足心、前胸、腹部等处。③冰水浴：将患者浸入 4 ℃左右冰水中并不断摩擦四肢皮肤，促进血管扩张，利于散热。浸浴时每 10～15 分钟测量肛温 1 次，当降至 38 ℃时停止浸浴。有条件者还可使用降温毯降温。

3）体内降温：当体外降温无效时，可用 4 ℃葡萄糖盐水 1000 mL 静脉滴注，或用 4 ℃冰盐水进行洗胃或灌肠。

4）药物降温：配合物理降温使用。轻症可服用人丹、藿香正气水、十滴水等或在太阳穴涂抹清凉油；重症可使用氯丙嗪抑制体温中枢，氯丙嗪常用剂量为 25～50 mg，加入生理盐水中静脉滴注，1～2 小时内滴完。或地塞米松 10～20 mg 静脉注射，以扩张血管，稳定体温调节中枢，预防脑水肿，降低颅内压。或人工冬眠疗法（氯丙嗪和异丙嗪各 25 mg，哌替啶 50 mg）从茂菲滴管内滴入，1 小时后如体温未降，可重复使用一次，同时注意观察患者生命体征变化。

5）刮痧疗法：轻症患者可采用。用刮痧板刮脊柱两侧、颈部、肩臂、腋窝和腘窝等处，直至皮肤出现紫红色为度。

（2）对症治疗：保持呼吸道通畅，给予吸氧、吸痰；纠正水、电解质与酸碱平衡紊乱；出现心力衰竭时，可使用洋地黄等治疗心力衰竭的药物；脑水肿时，可使用甘露醇等脱水药物；严重肝肾功能衰竭可行血液透析或腹膜透析治疗。

2. 护理要点

（1）降温护理：①使用电风扇、空调等使环境温度维持在 22 ℃～25 ℃。并解开患者的衣扣或脱去衣服以促进散热。②物理降温时必须密切观察，及时、准确记录肛温，待肛温降至38℃左右时，应立即停止降温。③准确放置冰袋的位置，尽量避免同一部位长时间接触，以免冻伤。④乙醇擦拭前头部放冰袋，以减轻头部充血引起的不适，足部放置热水袋。⑤冰水擦拭和行冰水浴时，必须用力按摩患者的四肢及躯干，防止周围血管收缩导致血液淤滞。昏迷、休克、心血管疾病、老年人及新生儿禁用冰水浸浴。

（2）密切观察病情变化：①监测生命体征、神志、尿量及皮肤出汗情况，预防脑水肿、肾衰竭等并发症。②在降温过程中应密切监测肛温变化，每15～30分钟测量1次，根据肛温变化调整降温措施；观察末梢循环情况，如颜色、温度。如治疗后体温下降、四肢末梢转温暖、发绀减轻或消失，提示病情好转。③使用氯丙嗪药物降温时，遵医嘱控制滴速，关注患者血压变化，若血压有下降趋势，需及时通知医生。

（3）对症护理：①神志不清伴呕吐者应取仰卧位且头偏向一侧，保持呼吸道通畅。②出现心力衰竭、脑水肿等并发症时，按其常规进行护理。

（4）饮食护理：饮食宜选择高热量、高蛋白、低脂肪、富含维生素的清淡易消化食物，少食多餐，鼓励患者多饮水，注意保持口腔清洁，做好口腔护理。

（5）心理护理：重度中暑常起病突然，病情重，患者及其家属常会出现焦虑、恐惧心理。心理反应严重者，可影响救治和护理效果，因而护士在实施各项护理措施时，应充分做好沟通解释工作，消除患者思想顾虑、积极配合治疗。

（三）健康教育

1. 避免在高温、通风不良的环境或日光直射下进行强体力劳动，同时加强室外防护措施。室外工作、活动时需戴帽，打伞遮阳等，适时、适量补充含盐饮料或水，并随身携带防暑药品，如人丹、清凉油等。

2. 改善易中暑者（年老体弱者、产褥期妇女、慢性病患者）的居住环境，居室要有良好的通风、降温及隔热条件。

3. 暑热天气不能将儿童单独留在车内。

4. 中暑后已经恢复的患者，数周内应避免室外剧烈活动或在阳光下暴晒。

知识链接

中暑的中医治疗

中医药治疗中暑有数千年的经验积累，有其独特的优势。中药经验及经典药方对治疗中暑有着良好效果，如用清络饮、宣肺通腑法治疗暑热伤肺者；用生脉散加味治疗暑伤气阴；对大汗淋漓、四肢厥逆者可用四逆汤救治。中药治疗中暑的经典药方藿香正气散可通过祛外湿以散暑热、利内湿以降暑的机制发挥治疗作用。在药物治疗的基础上配合中医外治护理，对缓解中暑症状、维持疗效有较好效果。如针刺大椎、曲池、合谷穴。同时可刺络放血以祛瘀通络，辅以拔罐疗法具有通经活络、行气活血、消肿止痛、祛风散寒作用。

第二节　淹　　溺

淹溺（drowning）又称溺水，指人淹没于水中或其他液体中，由于液体充塞呼吸道及肺泡或反射性喉痉挛引起通气障碍而发生窒息和缺氧的状态。淹溺后导致呼吸、心搏骤停者称为溺死（drowning）。若跌入粪坑、污水池或化学储槽时，还可引起皮肤、黏膜损伤或全身中毒。

淹溺是意外伤害死亡的主要原因之一，淹溺后可继发多脏器和系统功能障碍，若不及时采取正确、有效的救治措施死亡率极高。据 WHO 统计资料显示，2000 年全球发生淹溺估计有 44.9 万例，其发生率约为 7.4/10 万。

一、病因与※发病机制

（一）病因

1. 不慎落水且无自救能力，或游泳时突发心脏病等，丧失自救能力。
2. 潜水意外，如头部撞击硬物致颅脑外伤。
3. 长时间游泳致体力不足、突然受冷水刺激抽搐、或被水草缠绕。
4. 自杀或蓄意谋杀等。

※（二）发病机制

根据是否吸入水分可分为湿性淹溺（wet drowning）和干性淹溺（dry drowning）。而湿性淹溺根据吸入液体的性质不同又分为淡水淹溺和海水淹溺。

1. 干性淹溺　部分患者入水后因恐慌引起喉痉挛，导致窒息。而呼吸道和肺泡无水或仅有少量水吸入，约占 10%。

2. 湿性淹溺　多数患者淹溺后由于缺氧致喉部肌肉松弛而吸入大量液体，呼吸道和肺泡中充满大量水分而发生窒息。该类患者数秒后神志丧失，出现心跳呼吸暂停，约占 90%。

（1）淡水淹溺：淡水属于低渗性液体。当吸入少量淡水时，可引起肺毛细血管收缩，致肺动脉高压；当吸入大量淡水时，肺泡表面活性物质失活，肺泡塌陷萎缩，肺顺应性降低，呼吸膜破坏，造成全身性缺氧。此外，水分可由呼吸道、肺泡进入血液循环，使血容量增加、渗透压降低，引起低钠、低氯、低蛋白血症。同时，红细胞遭到大量破坏致溶血，并释放细胞内钾致高钾血症，引起心室颤动；红细胞破坏释放的血红蛋白可堵塞肾小管，引起急性肾衰竭。

（2）海水淹溺：海水属于高渗性液体。海水进入肺内，导致血液中的水分在渗透压的作用下进入肺间质及肺泡内，引起急性肺水肿，气体交换受损，致低氧血症。同时，由于血液浓缩，有效循环血量下降，使血压下降，血钠、血钙浓度增加，导致血液中电解质紊乱。

淹溺致死的主要原因是严重的心律失常。虽然淡水淹溺和海水淹溺引起机体血容量、电解质和心肺功能的变化不同，但都可引起肺顺应性改变、肺水肿、低氧血症和酸中毒。粪坑、污水池表面聚集大量窒息性气体硫化氢，当淹溺于粪坑或污水池中，除淹溺液体造成的损伤外，尚有硫化氢等化学物质的刺激和中毒所致的病理损害。

二、临床表现

淹溺的临床表现与淹溺时间长短、吸入液体的量和性质以及器官损害的范围等有关。主要表现为缺氧、肺损伤引起的症状和体征。

1. 一般表现　结膜充血、口鼻腔有血性泡沫、皮肤黏膜苍白或发绀、肢体湿冷、寒战等。

2. 呼吸系统　呼吸浅快、不规则或呼吸停止，肺部湿性啰音、痰鸣音等。

3. 循环系统　脉搏细数或不能触及，心律失常、心跳停止，血压下降，严重者测不到血压。

4. 神经系统　反应迟钝、烦躁不安或昏迷，可伴有肌张力增高、抽搐、牙关紧闭。

5. 泌尿系统　可出现少尿或无尿，尿液混浊呈橘红色，严重者发生急性肾衰竭。

由于淹溺原因的不同，患者可合并出现脑外伤、脊柱损伤（跳水）和空气栓塞（深潜水）相应的临床表现。在淹溺救治过程中可能出现各种心律失常及肺水肿表现，甚至脑水肿、溶血性贫血、DIC 等各种并发症，病程中常并发肺部感染。

三、救治与护理

救护原则是迅速将患者救出水面，保持呼吸道通畅，迅速纠正心脏停搏、低氧血症及水、电解质紊乱，防治并发症。

（一）院前救护

快速有效的院前救护是决定淹溺治疗及预后效果的关键所在。院前救护应迅速将落水者救出水面，清除口鼻异物，保持呼吸道通畅，及时进行心肺复苏，根据病情进行对症处理。

1. 水中急救

（1）自救：当不慎落水且不熟悉水性时，应及时呼救。在水中可采取仰卧位，尽量使头部后仰，鼻部露出水面。避免挣扎或手上举，应放松四肢并伸直平放，借助水的浮力漂于水面，呼吸时应深吸气、浅呼气。会游泳者由于突然运动或低温刺激致小腿抽筋时，应保持镇静，采取仰泳泳姿，并用手将抽筋腿的脚趾向脚背弯曲，缓慢向岸边或可借助的漂浮物游动（图 13－1）。

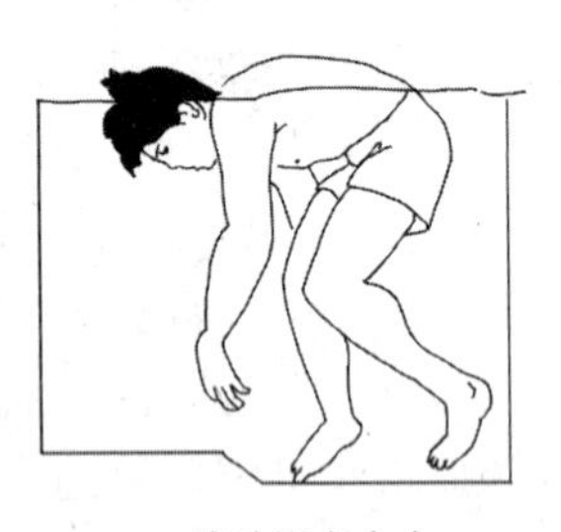
A. 将脸浸在水中

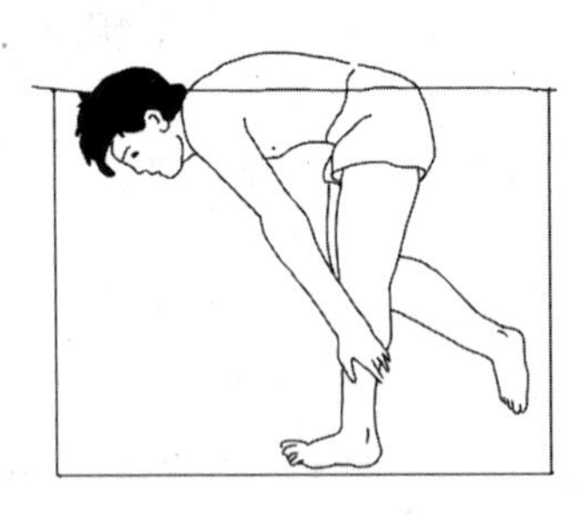
B. 按摩抽筋肌肉

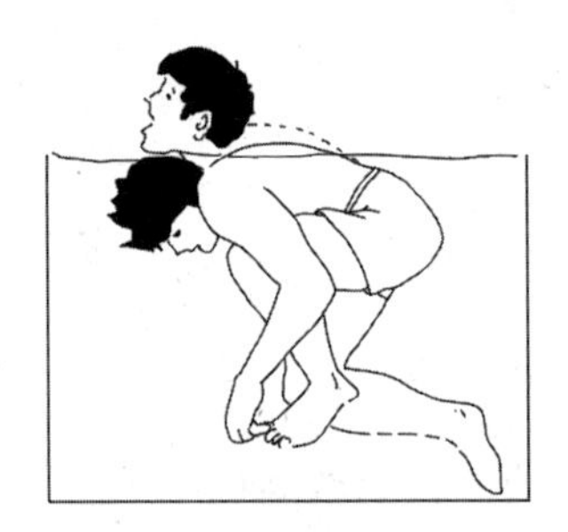
C. 用力使拇指竖起

图 13－1　淹溺自救

（2）救护：救护淹溺患者时，救护者本身承担一定的风险性，故更应掌握好方法，避免被淹溺者抱住而无法自救和救人。救护时应先游至淹溺者附近，迅速观察清楚淹溺者的位置，分清淹溺者的前后，从其后方进行援救，也可投木板、竹竿、救生圈等让淹溺者攀扶（图 13－2）。

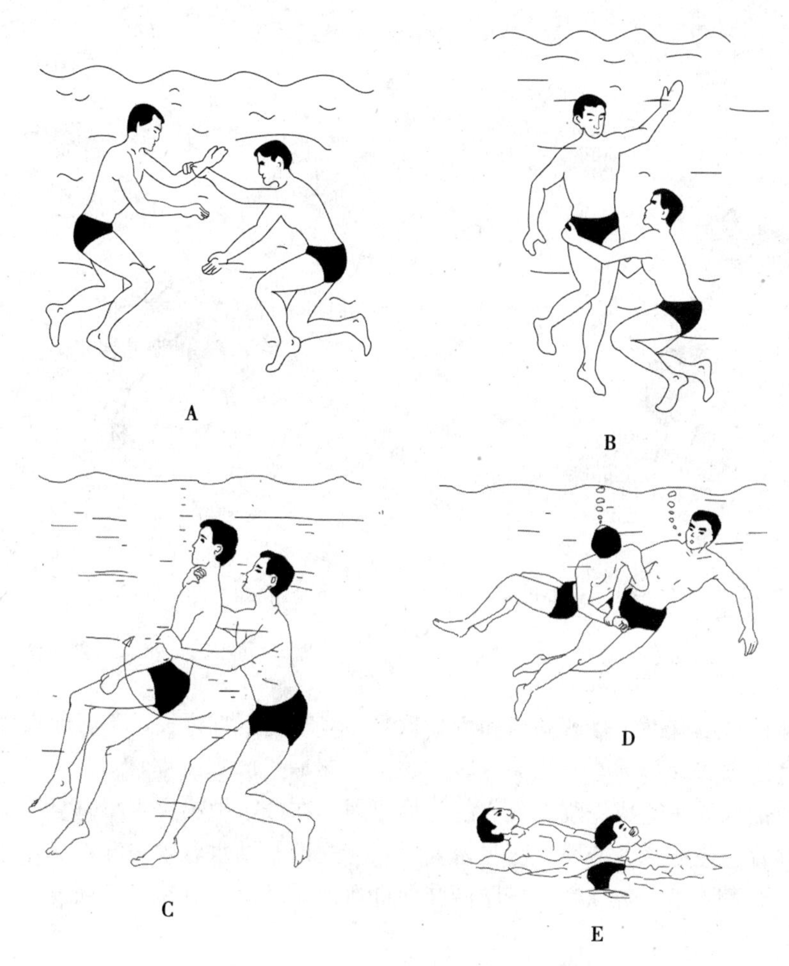

图 13－2　淹溺直接救护方法示意图

2. 现场急救

（1）保持呼吸道通畅：将溺水者营救上岸后，迅速清除其口鼻腔内淤泥、杂草及呕吐物等，打开呼吸道。

（2）迅速倒水：可根据救助者的体型采用不同的倒水方法。

1）提腿排水法：适用于儿童或体型小而轻瘦者，抱住溺水者髋部或腰部，将其置于肩上倒水（图 13－3）。

2）膝顶排水法：适用于体型中等，施救者可完全抱起溺水者。施救者单膝跪地，将患者俯卧于另一膝上，溺水者腹部置于膝盖上，头部下垂，救护者叩击溺水者背部，利用重力作用促进积水排出（图 13－4）。

3）体型大而胖或施救者无法抱起的溺水者，将溺水患者置于俯卧位且用一些较软的物品放于溺水者下腹部，建立臀高头低体位，叩击背部，促进积水排出。

（3）心肺复苏：是抢救淹溺工作中最重要的措施。心跳呼吸暂停是淹溺直接致死的原

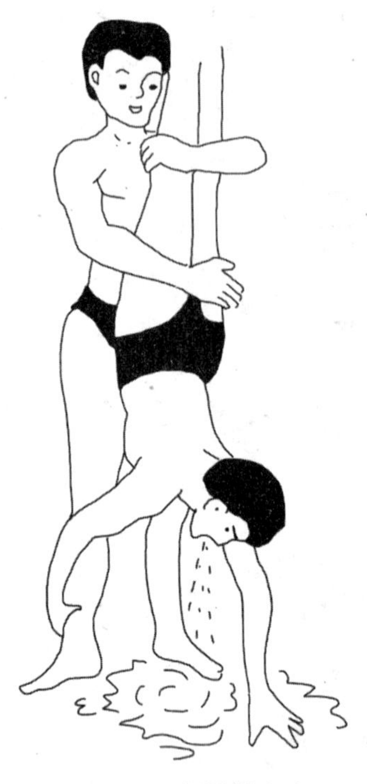

图 13-3 提腿排水法

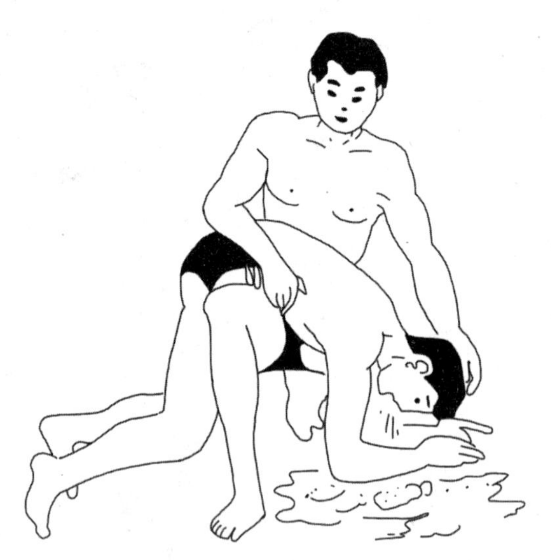

图 13-4 膝顶排水法

因，排出肺部积水虽有助于缓解病情和后续救治，但时间不宜过长，不可因为排水而延误心肺复苏术，具体方法参见第七章相关内容。

(4) 保暖：低温是造成淹溺者死亡的常见原因，在冷水中超过 1 小时复苏很难成功，特别是海水淹溺者。当溺水者心跳、呼吸恢复后，应立即给溺水者脱去湿衣裤，加盖衣被、毛毯等保暖。清醒者可给予热饮料，按摩四肢促进血液循环。对意识尚未恢复者，应设法给予头部降温。

(二) 院内救护

淹溺主要的病理生理变化是缺氧，在进行及时有效的现场救护的同时，应迅速送至医院实施进一步生命支持，纠正和预防并发症。应在持续心肺复苏下转运，并注意监测生命体征变化。

1. 救治要点

(1) 高级生命支持：在基础生命支持的基础上，采取必要的辅助设备及特殊技术来巩固、维持有效呼吸及循环，如气管内插管或气管切开、机械辅助呼吸、电除颤等。积极进行脑复苏，可采用冰帽降低颅脑温度，减少脑细胞耗氧量；对颅内压增高者可静脉滴注甘露醇或高渗葡萄糖溶液；使用大剂量皮质激素和脱水剂可有效防治复苏后脑水肿。

(2) 纠正水、电解质代谢及酸碱平衡紊乱：吸入液体的性质和量不同，电解质和血容量的改变程度不一。淡水淹溺时，血容量突然增加，血液渗透压降低引起严重的电解质紊乱，可输注 2%～3%高渗盐水 500～1000 mL，如输液后血钠浓度仍低于 100 mmol/L 时，可 3～6小时内重复 1 次。同时，血液渗透压降低引起溶血，造成高血钾，补液同时积极纠正高血钾。吸入海水时，可引起轻度的高钠高氯血症，补液时禁用盐水，可用 5%葡萄糖溶液或血浆、全血等。

(3) 对症治疗：①肺水肿处理。采用正压给氧，同时在湿化瓶中加入50%的乙醇以降低肺泡表面张力，改善换气功能。②防治肺部感染。无论是淡水还是海水，吸入大多为污水，常发生吸入性肺炎，需常规应用广谱抗生素和皮质激素。③纠正血容量。淡水淹溺致血液稀释严重者应限制饮水，致溶血明显时输血治疗有助于增加血液携氧能力，纠正溶血；海水淹溺致血液浓缩、有效循环血量减少者可静脉滴注5%葡萄糖溶液或血浆，补充血容量。④其他：及时应用保护肝肾功能、促进脑功能恢复的药物，同时注意处理其他并发症，如骨折等。

2. 护理要点

(1) 环境与保暖：迅速将溺水者安置于抢救室内，脱下湿衣裤，盖好被子并给予相应保暖、复温措施，如提高病室温度、热水浴法及温热林格液灌肠法。

(2) 病情观察：严密监测溺水者生命体征，注溺水患者神志、呼吸深度的变化；观察溺水者有无咳痰，及痰液的颜色、性质；注意监测尿液的颜色、量、性质，观察有无溶血。

(3) 补液护理：淡水淹溺者应严格补液速度，从小量、低速开始，避免短时间输注大量液体，加重血液稀释程度；海水淹溺者补液时禁用生理盐水，

(4) 对症护理：①保持呼吸道通畅。对行气管插管、气管切开、机械辅助呼吸者，注意呼吸道湿化护理，及时有效清除呼吸道内分泌物，预防肺部感染，如痰液黏稠者可先滴入3～5 mL生理盐水再吸痰。②肺水肿的护理：肺水肿患者应取半卧位，遵医嘱给氧并在湿化瓶中加入乙醇。③并发症护理：出现心力衰竭、骨折等并发症时，按照其护理常规护理。

(5) 心理护理：淹溺者由于出现呼吸困难、心力衰竭、严重心律失常等并发症，易产生烦躁心理，出现焦虑和恐惧。护士要加强巡视，加强有关淹溺治疗知识的指导，做好各项治疗措施的解释工作，使患者积极配合治疗。对于自杀患者，应注意保护其隐私，建立良好的护患关系，增进信任，开展细致的心理疏导工作，帮助其消除自杀念头。

影响溺水预后的关键因素是溺水的时间、水温、溺水者的年龄及抢救的速度。当水温偏低时，一方面加重了循环系统的损伤，另一方面降低了机体的耗氧量，延长了溺水者的可能生存时间，因此即使溺水时间长达1小时，也应积极抢救。

(三) 健康教育

1. 在水域、污水池等区域做好标识工作，提醒路人谨防落入。

2. 老人、婴幼儿、残疾人在海边、泳池、水池区域需有人陪同。

3. 熟悉水性者在游泳前不宜进食，避免酒后下水游泳，并在泳区指定范围内活动。

4. 利用多种途径宣传水中自救方法，提高自救率。对熟悉水性者培训救人方法，避免因救助他人发生意外。

5. 向公众普及、培训心肺复苏术等急救技能。

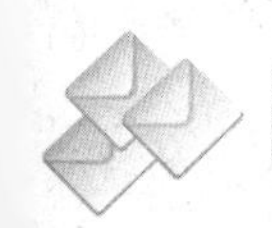

知识链接

海水淹溺肺水肿（PE-SWD）院前救护

有条件者可早期使用一氧化氮、东莨菪碱、纳诺酮及甲泼尼松龙。吸入一氧化氮能迅速（3～5分钟）

逆转低氧导致的肺动脉高压，一氧化氮可有效地解除肺血管痉挛从而降低肺动脉高压，同时解除支气管平滑肌痉挛加强肺泡通气功能，改善微循环。东莨菪碱可通过减轻肺水肿及缺氧程度缩短机体缺氧时间，从而达到降低 PE-SWD 导致急性肺损伤的损害程度的效果。肺水肿时，机体 β-内啡肽增多，纳诺酮可特异性拮抗 β-内啡肽，从而改善呼吸。甲泼尼松龙通过抗炎作用降低毛细血管通透性以减轻肺水肿。

第三节 电击伤

随着社会经济的飞速发展，家用电器及各种专业用电应用日益广泛，发生电击伤事故的几率趋于增加。电击（electrical injury）俗称触电，是指一定量的电流或电能量通过人体，造成不同程度的组织损伤或器官功能障碍，甚至发生死亡。

一、病因与※发病机制

（一）病因

引发电击伤的原因很多，常见因素有缺乏安全用电知识，盲目私接电线、不按规程操作、使用电器等；意外事故，如雷雨天气在大树下避雨、旷野行走被雷电击伤，风暴、地震等自然灾害时供电线路断落接触人体造成电击伤；电器、电线老化致漏电伤人。

※（二）发病机制

1. 触电方式

（1）单向触电：这是最常见的一种触电方式。是指当人体接触一根电线，电流经人体到地面或其他接地物体，形成回流。

（2）两相触电：人体不同的两个部位同时与同一电路上的两根导线接触时，电流由一根导线通过人体流至另一根导线。这种触电方式最危险，因为施加于人体的电压为全部工作电压。

（3）跨步电压触电：当不可预测原因导致高压电线断落，接地处形成强电流，电流在距离接地点 20 m 以内的地面形成电压差，当人体接近落地点 10 m 以内时，两足间形成电压差，称为跨步电压。此时，电流从靠近接地点的一脚流向远离接触点的一脚，使人触电，若电流流经心脏，可造成伤亡。

（4）弧光触电：人体过于接近高压电网，虽然未直接接触，但高压可击穿电体与人体间的绝缘空气，产生电弧，将人体烧伤，严重时可致死。

2. 影响电击伤程度的因素　人体是良好的导电体，在接触电流时，可成为电路中的一部分。电击的损伤程度取决于电流的强度和性质（直流或交流电）、电压的高低、触电部位的电阻、接触时间长短以及电流在体内的路径等。

（1）电流强度与性质：电流可分为直流电和交流电。常见的直流电如闪电、蓄电池；常见的交流电为居民用电。直流电多引起心脏停搏或肌肉的单次收缩，雷电电压可达 300 万～20000 万 V（伏特），电流在 2000～3000 A（安培），闪电的瞬间温度极高，可迅速使组织“碳化”并立即死亡。交流电更危险，以 50 Hz 居民用电的触电死亡率最高，高达 95%，触电时多导致室颤、肌肉强直性收缩及抽搐，当触电者肌肉强直性收缩时会紧握电源，无法摆脱，延长触电时间，加重对机体的损害。通过人体的电流强度是人体触电后的致命因素，不同强度的电流对人体产生不同的影响。通常 2 mA 以下的电流仅产生麻刺感；10～25 mA 肌肉持续收缩，触电者难以自主摆脱电源，电流可使心肌细胞去极化，心肌收缩，故国际电工委员会将人体摆脱电流的标准定为 10 mA；超过 50 mA 的电流通过人体时可引起室颤、呼吸麻痹、心脏停搏而致死。

（2）电压的高低：电压越高，电能越大，造成的伤害越大。

1）安全电压：12 V 以下电压为绝对安全电压，36 V 以下为安全电压，当电压超过 24 V 时须采取防护措施。

2）低压电：根据我国新的《电业安全工作规程》标准，电压为 380 V 或以上的称为高电压。我国居民用电电压为 220 V，触电时因骨骼肌的强直收缩而无法摆脱电源，延长了触电时间，可导致心室颤动，呼吸肌强直性收缩引起呼吸停止。

3）高压电：1000 V 以上的高压电触电时首先引起呼吸中枢麻痹，呼吸停止，继而心跳停止。220～1000 V 的交流电可同时影响心脏与呼吸中枢。

4）闪电：电压高达 20000 V 的直流电，持续期短，多致心脏停搏、直接损伤中枢神经使呼吸停止，闪电落地时还可产生冲击波加重损伤，致死率高。

（3）触电部位的电阻：人体各部位的电阻大小不等，在一定电压下，人体各部位的电阻由大到小依次为骨、皮肤、脂肪、血管和神经。其中皮肤电阻变化受湿度影响较大，同时与皮肤的厚薄相关。冬季皮肤干燥时，皮肤电阻可达 50000～1000000 Ω（欧姆），而潮湿时皮肤的电阻仅为 500 Ω，破损皮肤的电阻可能仅 200 Ω。同样的电压强度，触电部位电阻越小通过人体的电流强度则越大，对机体的危害越严重。

（4）接触时间：触电对机体的损伤之一表现为热损伤，而电流产生热量的大小与触电时间成正比。因此，当电流、电阻一定时，接触时间越长热损伤越严重。如高压电流通过人体时间小于 0.1 秒，不致引起死亡，若超过 1 秒，可能引起死亡。

（5）电流在体内的路径：人体由不同的器官、系统构成，当电流经过人体重要器官时可引起致命性损伤。如电流由手到手、手到脚时，恰好流经胸腔，影响心脏的传导功能，引起室颤。当电流通过脑干时，直接影响呼吸中枢功能致呼吸停止而立刻死亡。

二、临床表现

电击对人体的损害主要是电流通过影响人体组织细胞的电活动和电能转化的热损伤实现的。电击表现为多系统损伤，主要表现为全身的电休克和局部的热损伤。

（一）全身表现

1. 轻症　患者触电后可出现惊慌、呆滞表情；面色苍白、四肢软弱、头晕、心跳呼吸加快，也可出现口唇发绀。

2. 重症　由于电流对人体细胞除极化的影响，重症患者可出现神志不清、呼吸节律的改变、心律失常甚至室颤和呼吸暂停，患者处于“假死”状态，如不及时复苏可发生死亡。电流直接损伤肾脏和肌肉时，可产生蛋白尿损伤肾小管导致急性肾衰竭。

（二）局部表现

局部症状的轻重与电流强度相关。

1. 低压电流　损伤范围通常较小，一般为直径 2 cm 左右的圆形或椭圆形皮肤损伤，边缘整齐，呈黄色、褐色或灰色的干燥创面，偶可见水疱形成，类似烧伤。这类患者伤情较轻，一般不累及内脏威胁生命。

2. 高压电流　皮肤烧伤面积及深度均较重，伤口愈合缓慢，易形成慢性皮肤溃疡、感染甚至脓毒症。高压电流可造成人体深部组织损伤，如损伤电流通路上的血管、神经和肌肉，造成神经元坏死、肌肉强直性收缩甚至造成骨折。腹部的热损伤还可造成胆囊坏死、肠穿孔、肠麻痹、肾损伤等。

（三）其他表现

电击伤除在短时间内对人体造成损伤外，24～48 小时常出现严重室性心律失常、肺水肿、胃肠道出血、弥散性血管内凝血、烧伤处继发细菌感染。还可在电击后数天到数月影响人体，主要影响神经系统造成失明或耳聋，肢体瘫痪和侧索硬化症。孕妇电击伤后常发生死胎和流产。

（四）辅助检查

1. 心电图检查　可见心动过缓、心动过速、ST 段压低、T 波倒置以及急性心肌梗死样变化。重症患者出现心室颤动、心搏骤停。

2. X 线检查　可显示骨骼、关节的损伤。

3. 实验室检查　尿液分析可出现肌红蛋白尿及血尿；心肌酶学检查可出现肌酸磷酸激酶（CPK）、同工酶（CK-MB）、LDH、AST 增高。

三、救治与护理

电击伤的救护原则是立即使患者脱离电源，呼吸心跳停止者立刻给予心肺脑复苏，检查伤情、对症治疗、处理外伤和并发症。拯救生命优于保全肢体，维持功能优于恢复结构。

（一）院前救护

及时正确的院前救护对电击伤患者的抢救十分重要。

1. 脱离电源　救助者在发现触电患者时，应迅速切断电源，如关开关、拉电闸，或用绝缘物品将患者与电源分开，现场可应用的绝缘物品如干燥的木棍、衣服、橡胶制品等，但这种方法不适用于高压触电。救助者在救助过程中应注意：①避免造成触电者二次伤害，如人在高处触电时，应采取适当安全措施，防止触电者在脱离电源后从高处坠下致骨折或死亡。②救助者必须注意自身安全，最好单手操作，严格保持自己与触电者间的绝缘，在未断离电源前，不能用手牵拉触电者，做好绝缘保护，可在脚下垫放干燥木块或厚塑料块等。

2. 轻症患者　对于神志清楚，仅感心慌、乏力、四肢发麻的轻症患者，应给予就地平卧，观察及休息 1～2 小时，以减轻心脏负荷，促进恢复。

3. 有效心肺复苏　呼吸停止者，立刻开放呼吸道、进行人工呼吸；心跳停止者，进行胸外心脏按压。

4. 对症处理　对于电击造成的局部损伤应按照烧伤、骨折现场急救的原则进行处理，对骨折患者应注意保护其脊柱、固定骨折肢体，烧伤严重者需开放两条静脉通路。

5. 转运监护　患者在转往医院的途中，应注意观察生命体征，运送途中不中断抢救和治疗。

（二）院内救护

1. 救治要点

（1）高级生命支持：采取各种措施维持有效通气及心跳，如尽早行气管内插管、机械辅助通气等。所有电击伤患者均应进行48小时心电监护，观察心律变化，便于发现迟发性心律失常。对于心跳呼吸骤停者可应用肾上腺素、利多卡因等药物。脑复苏时，为减少及减缓脑细胞损伤，可采用降温治疗。同时，应用甘露醇和皮质激素可降低颅内压、防治脑水肿、提高复苏成功率。

（2）对症支持治疗：①补液治疗。电烧伤造成较大皮肤及深部组织破坏时，按照烧伤补液原则进行补液。若合并有严重心肌损害或伴有颅脑损伤者，应适当限制输液量，以防止心力衰竭、肺水肿或脑水肿的发生。②对有肌红蛋白尿患者及时应用甘露醇利尿，对严重酸中毒患者可同时应用碳酸氢钠碱化尿液。③对急性肾衰竭患者及时行血液透析治疗。④对心律失常患者适当应用抗心律失常药物。⑤对于广泛组织烧伤、肢体坏死和骨折患者，应请外科医师进行相应处置，如清创去除坏死组织、截肢、骨折内固定等。

（3）预防和治疗并发症：①严密观察患者心律变化，出现室性心律失常时，按心律失常治疗。②电击伤部位为头部时，注意检查患者视力及听力以及早发现眼部及耳部的损伤。一旦发现视力及听力损伤，及早寻求相关专科治疗。

2. 护理要点

（1）病情观察：①严密观察患者神志及生命体征变化。常规使用心电监护，注意判断有无心律失常、呼吸抑制及窒息。②注意观察尿液变化，包括颜色、性质、量，及早发现肾衰竭。③注意观察全身其他情况，如有无骨折、内出血、创面有无感染等。

（2）对症护理：①对机械辅助通气正压吸氧患者，注意清理呼吸道内分泌物，维持有效呼吸。②补液治疗时，应评估患者病情，对合并有心肌损害者，需控制输液量及输液速度，加强巡视，重视患者主诉，防止心力衰竭、肺水肿。③广泛组织烧伤、肢体坏死和骨折患者，按其护理常规进行护理。

（3）并发症的预防与护理：①电击并发症常出现于电击后数天至数月，对于电击损伤部位为头部的患者，嘱其注意观察自身视力及听力的变化，一旦出现视力下降或听力下降需及早就医。②对昏迷患者做好口腔护理、皮肤护理，防止口腔炎症和压疮的发生；对接受降温治疗的患者，注意局部血液循环，可经常按摩肢体皮肤，改善血液循环，防止皮肤冻伤。

（4）特殊患者的护理：孕妇的电击伤需请产科会诊，除做好孕妇的心电监护的同时还应做好胎心监护。

（5）心理护理：电击伤患者多具有焦虑、恐惧或悲观心理，护士应积极与患者沟通，建立良好信任关系，说明电击伤的可治性，帮助患者正确对待电击伤，积极配合治疗。

（三）健康教育

1. 经常检查用电线路和各种常用用电设备，保持其性能完好。

2. 严格规范用电操作规程，加强安全用电教育，特别是对于儿童的教育，如禁止在供电线路周围放风筝、在家中禁止玩弄电源插座、不要在高压设备周围玩耍等。

3. 发生火灾或地震时，应首先切断电源；雷雨天气不要在大树下躲雨，以免被雷电击伤。

4. 对公众开展电击伤急救知识和心肺复苏基本技术的普及、培训。

第四节 冻 伤

冻伤（frostbite）是指机体在低温环境中停留过长或缺乏必要的防寒措施，引起体温调节的障碍造成的组织损伤。冻伤分为局部性冻伤和全身性冻伤。局部性冻伤较为常见，多见于身体表面或肢体末端，如手指、足趾、耳郭、面颊等部位。全身性冻伤平时少见，常在严寒季节、高海拔地区或是在雪崩、暴风雪等灾害状况下发生，主要为机体受到严重寒冷侵袭时引起的全身性功能障碍和组织损伤，人体被冻成僵硬状态。

一、病因与※发病机制

（一）病因

冻伤主要由于低温或低温伴潮湿所致。当身体较长时间处于低温和潮湿刺激时，体表的血管发生痉挛，血液流量减少，导致组织缺血缺氧，细胞受到损伤，尤其是肢体远端血液循环较差的部位，如手指、脚趾等。

1. 气候因素　包括气温、空气湿度、风速以及天气骤变等。潮湿和风速可加速身体的散热，降低体温。

2. 局部因素　如鞋袜过紧、长时间站立不动或长时间浸在水中，均可使局部血液循环发生障碍，热量减少，导致冻伤。

3. 全身因素　如疲劳、虚弱、紧张、饥饿、失血、创伤等均可减弱人体对外界温度变化的调节和适应能力，使局部热量减少，导致冻伤。同时，当人患有新陈代谢类疾病时，如垂体和甲状腺功能减退，处于低温环境宜发生冻伤。

※（二）发病机制

低温通过刺激温度感受器，使肾上腺素能交感神经兴奋，体表血管收缩，皮肤血流及散热减少，并通过骨骼肌震颤增加产热。但是这种产热所产生的热量有限，当机体仍处于寒冷环境时，寒冷所致的低体温将影响脑、心脏功能及能量代谢。低温致使组织细胞内或细胞间形成冰晶，红细胞和血小板凝集阻塞毛细血管，引起缺血性损害。很多损害发生于复温时血管扩张，造成的缺血再灌注损伤。

二、临床表现

（一）局部冻伤

局部冻伤后皮肤苍白发凉、麻木或丧失知觉，不易区分其深度。复温后可按其损伤的不同程度分为4度。

1. Ⅰ度冻伤（红斑性冻伤）　损伤在表皮层。表现为局部皮肤苍白，有麻木感，进而皮肤出现红肿、刺痛和感觉异常。复温后能在短时间内（约1周）痊愈，不留瘢痕。

2. Ⅱ度冻伤（水疱性冻伤）　损伤达真皮层，除红肿外，复温后出现浆液性水疱，疱液多为橙黄色、透明，疱底为鲜红色。局部疼痛明显，但感觉迟钝。如无并发感染，4～5天后水肿减轻、水疱逐渐干燥，2～3周后开始脱痂痊愈，可有轻度瘢痕形成。

3. Ⅲ度冻伤（腐蚀性冻伤）　损伤深达皮肤全层或皮下组织。表现为明显的水肿和水疱，疱液多为血性，呈鲜红色或咖啡色。创面由苍白变为黑褐色，局部感觉完全消失。若无感染，坏死组织干燥成痂，4～6周后坏死组织脱落，形成肉芽创面，愈合慢且留有瘢痕。

4. Ⅳ度冻伤（血栓形成与血管闭塞） 损伤深达肌肉、骨骼甚至肢体坏死，局部表现类似Ⅲ度冻伤但无水疱，创面呈死灰色；坏死组织与健康组织的分界在20天左右明显，通常呈干性坏死，也可并发感染而成湿性坏疽，治愈后多留有功能障碍或致残。

（二）全身冻伤

早期表现为头昏、四肢肌肉关节僵硬、皮肤苍白冰冷、呼吸脉搏加快、血压升高。随着体温的逐渐降低，出现嗜睡、健忘，心跳、呼吸减慢、脉搏细数、感觉和反应迟钝。体温明显下降。

三、救治与护理

冻伤的救护原则是迅速使患者脱离低温环境，有效复温，防治并发症。

（一）院前救护

院前救护的关键是快速复温。具体措施有：

1. 迅速使患者脱离严寒环境，脱去潮湿坚固的衣物，最好安置于室温为22 ℃～30 ℃的房间内。

2. 尽早快速复温。将冻伤部位浸入38 ℃～42 ℃的温水中，且保持水温恒定，使受冻局部在20分钟内，全身在30分钟内复温。复温以肢体红润、循环恢复良好、皮温达到36 ℃左右为宜。无复温条件者，可用救助者体温给患者复温，如用热手对冻伤局部进行复温或将冻伤肢体放入怀中等。也可给患者口服热茶、热牛奶、热姜汤等热饮料。禁用雪搓、火烤、捶打等方法复温。

3. 出现心跳、呼吸停止者，应立即给予心肺复苏，并拨打急救电话，启动EMSS。

（二）院内救护

1. 救治要点

（1）复温治疗：

1）体外复温：若院前急救时，无法使用温水浴复温患者，院内应积极使用温水浴治疗，促进损伤部位血液循环，同时可在温水中加入0.1%苯扎溴铵或碘伏溶液抗菌。对于不适合温水浸泡的地方可用红外线加温、保暖。

2）体内复温：适用于体温低于30 ℃的患者。包括静脉输入37 ℃左右的液体；通过面罩或气管插管吸入加热到42 ℃的温热氧气，可温暖肺组织，加温回流至右心房的血液；使用43 ℃左右的无钾腹膜透析液进行腹膜灌洗。

（2）对症治疗：

1）止痛：复温后如果患者感觉疼痛，可使用布洛芬、曲马多等药物止痛，对于疼痛剧烈者可给予吗啡肌内注射。亦可采用封闭疗法或神经节阻滞，解除血管痉挛并止痛。

2）创面处理：复温后，若有较大水疱，可用注射器抽干或无菌剪刀剪开后，用无菌敷料包扎；若冻伤部位已溃破，可用1∶5000高锰酸钾温热泡洗后，再包扎；对分界明确的坏死组织予以切除，若创面较大，可采用植皮治疗；并发湿性坏疽或有脓毒症患者，经清创、抗生素治疗无效者，则需截肢。

3）改善微循环：应用低分子右旋糖酐静脉滴注进行抗凝；口服妥拉唑啉、罂粟碱等扩血管药物；局部外用血栓素酶抑制剂以及全身使用布洛芬可以改善微循环，减轻血栓形成与组织损伤，亦可使用温经、活血的中药。

4）抗感染治疗：对于Ⅲ度、Ⅳ度冻伤应用广谱抗生素，感染伤口者，对创面细菌培养后选择有效抗生素治疗。Ⅱ度冻伤以上者，需要注射破伤风抗毒素。

5）其他：全身冻伤复温后出现休克时，需扩充血容量；有酸中毒时给予5%碳酸氢钠纠正；有肾功能不全、脑水肿时，可使用利尿药并采取相应的治疗措施。

2. 护理要点

（1）一般护理：复温后将患者安置在温暖的环境中，取平卧位且继续用毛毯、棉被等保温。同时保持床单位整洁、维持冻伤皮肤干燥，抬高病变部位、减轻水肿。

（2）病情观察：持续监测肛温变化，严格监测心率、血压、呼吸、血氧饱和度等生命体征并详细记录，发现病情变化及时配合医师处理。全身温水浴复温时，一般当体温恢复到32 ℃左右，即应停止继续复温。因为停止复温后，体温还要继续上升3 ℃～6 ℃，如果复温太高，体温继续上升后，可出现高热，增加代谢消耗与负担。

（3）对症护理：①疼痛护理。正确评估患者疼痛分级，并遵医嘱使用镇痛药物；根据患者的损伤部位选择合适的体位以减轻疼痛；可采用音乐疗法转移患者注意力，以缓解疼痛。②创面护理。及时更换包扎敷料，保持创面干燥、避免压迫。③用药护理。用药前遵医嘱作过敏试验，确定安全后方能使用；对于改善微循环的药物，注意观察药物疗效，警惕出血倾向。

（4）饮食护理：加强营养支持，给予高热量、高蛋白质、富含维生素的清淡饮食。

（5）心理护理：冻伤复温后常出现疼痛，严重影响患者舒适，造成焦虑、恐惧、烦躁心理。护士应做好解释工作，向患者说明出现疼痛的原因，介绍缓解疼痛的方法，正确疏导患者的不良情绪，以积极配合治疗。

（三）健康教育

1. 在寒冷季节应加强锻炼，提高机体抗寒能力。

2. 避免在寒冷环境中逗留或工作时间过长，避免长时间站立，应经常活动四肢。手脚受冻后不应立即烤火或用热水浸泡，以免造成局部淤血。

3. 外出时要注意身体保暖，采取必要的防寒抗冻措施。手、脸、耳外露部分应保持干燥，鞋袜不宜太紧，而且应柔软暖和。

4. 有冻伤史者，应保护好原受伤部位，以免再次冻伤。

知识链接

神经阻滞治疗局部冻伤

如连续臂丛神经阻滞或腕部神经阻滞治疗手部冻伤。当人体局部接触冰点以下低温时，局部组织可发生强烈的血管收缩，如接触时间较长或温度过低则会引起细胞外液甚至细胞内液形成冰晶，细胞内冰晶可使细胞外液渗透压升高而直接破坏细胞结构，使血管内皮损伤，严重者可发生坏死或血栓形成、炎性介质释放而引发炎性反应。神经阻滞治疗冻伤的机制，主要是使阻滞区域内血管扩张，立即止痛，改善局部血液循环，增加局部组织氧含量，带走炎性介质，消除肿胀，修复血管内皮及组织细胞，防止和治疗局部组织血栓，加速冻伤痊愈。

第五节　毒蛇咬伤

毒蛇头部有毒腺和毒牙并通过排毒导管相连，毒蛇咬人后，毒液从毒腺经排毒导管流至尖锐的毒牙注入人体，人体吸收后迅速扩散到全身，造成局部组织及全身多系统器官损害，严重者导致死亡。我国主要毒蛇有金环蛇、银环蛇、眼镜蛇、蝮蛇、竹叶青蛇等50多种，其中剧毒蛇10余种，主要分布在长江以南地区。毒蛇咬伤主要发生在农民、渔民、野外作业者和从事毒蛇养殖及研究人员、野外训练者等，以夏秋季多见。调查显示：我国每年因毒蛇咬伤者达10万人次，其中73%为中青年，死亡率为5%～10%，致残丧失劳动力者占25%～30%。

一、病因与※发病机制

（一）病因

毒蛇咬伤的主要原因为蛇作业（捕捉、圈养、宰杀）、农活及野外作业、野外玩耍等。

（二）发病机制

蛇毒是自然界成分最复杂、最浓缩的天然高效价毒素之一，可对机体各系统产生广泛损害作用。按蛇毒的主要毒性成分、致病的生物效应和临床特征分为神经毒素、血液毒素和细胞毒素三大类。

※1. 神经毒素作用机制　主要为β神经毒素和α神经毒素，分别作用于神经突触和终板，抑制乙酰胆碱释放和竞争胆碱受体，从而阻滞神经的正常传导而引起神经肌肉麻痹症状。如金环蛇、银环蛇、大眼镜王蛇、眼镜蛇、蝰蛇、海蛇等。

※2. 血液毒素作用机制　血液毒素种类很多，作用于血液系统的各个部分。蛇毒蛋白酶破坏血管壁有关结构，损害毛细血管内皮细胞，抑制血小板聚集，引起出血。蛇毒溶血因子增加血细胞膜的渗透性和脆性。蛇毒磷脂酶A可使血液中的卵磷脂水解成溶血卵磷脂，引起溶血。蛇毒促凝因子使血液凝血块和微循环血栓形成，引起DIC。如竹叶青蛇、五步蛇、蝰蛇、龟壳花蛇等。

※3. 细胞毒素作用机制　蛇毒透明质酸酶使伤口局部组织透明质酸解聚，细胞间质溶解，组织通透性增加，可使更多的蛇毒毒素经淋巴管和毛细血管吸收进入血液循环，产生全身中毒症状。心脏毒素引起细胞破坏、组织坏死，轻者局部肿胀，皮肤坏死，重者局部大片坏死，深达肌肉骨膜，甚至引起心肌损害和心肌细胞变性坏死。如眼镜蛇、蝮蛇等。

※4. 其他　蛇毒作为异种异体蛋白进入人体可引起过敏反应。

二、临床表现

毒蛇咬伤多在脚和小腿下端或手部，占蛇咬伤的90%以上。其临床表现与毒蛇种类、排毒量、毒力、毒液吸收量、被咬伤部位、中毒途径和就诊时间等密切相关，包括局部和全身表现。

（一）毒蛇咬伤的鉴别

根据蛇的外貌及伤口的咬痕情况可判断。

1. 蛇的外貌　通常毒蛇蛇头大且多呈三角形，颈部较细。而无毒蛇的头较小且呈椭圆形。但有些毒蛇也呈椭圆头形，如眼镜蛇、金环蛇、银环蛇、海蛇等。

2. 伤口的咬痕　毒牙是区别有毒蛇与无毒蛇的基本标准，毒蛇一般有1～2颗毒牙生长在上腭，被咬后伤口可能会有1～2个针尖大而深牙痕，而无毒蛇咬后只有两行细小的牙痕，可借此判断是否为毒蛇咬伤。

（二）局部表现

大多数毒蛇咬伤部位留有牙痕，咬伤部位及邻近组织立即出现明显的灼痛、水肿（通常在10分钟内，很少超过30分钟）以及红斑和瘀斑。若不治疗，水肿可在数小时内累及整个肢体，出现区域性淋巴管炎和肿大触痛的淋巴结并伴有受伤部位表面的皮温升高。

（三）全身表现

1. 神经毒素表现　毒蛇咬伤后0.5～2小时出现，有时可延至10小时。主要表现为骨骼肌弛缓性瘫痪，如四肢无力、吞咽困难、言语不清、复视、上睑下垂、呼吸肌麻痹而出现呼吸困难，严重时可造成呼吸衰竭、心力衰竭等。若抢救不及时，可迅速死亡，如能度过危险期（一般1～2天）症状一经好转，能很快痊愈，不留后遗症。

2. 血液毒素表现　可出现全身皮肤黏膜及内脏广泛出血，如鼻出血、咯血、呕血、血尿、少尿和无尿，甚至心肌出血、脑出血及溶血性贫血、黄疸、血钾增高等，可出现中毒性心肌病、心律失常、心力衰竭及休克，甚至肾衰竭而致死。血液毒素引起的症状出现快且严重，一般容易早期获治，死亡率反较神经毒素者低。但治疗不及时，后果非常严重，且病程和危险期较长。

3. 细胞毒素表现　肿胀可经患肢延伸至躯干，坏死溃烂可使患肢残废。心肌损伤可导致心功能不全，横纹肌破坏导致肌红蛋白尿及肾功能不全。

（四）辅助检查

1. 乳胶抑制试验　应用毒蛇抗原抗体反应，可检测患者为何种毒蛇咬伤。出现凝集反应者为阴性；均匀混浊反应者为阳性，提示为该种毒蛇咬伤。

2. 血常规检查　包括血小板计数、凝血情况、电解质、血尿素氮、肌酐。如五步蛇咬伤时，可有凝血机制障碍。

3. 尿液分析　海蛇咬伤可出现肌红蛋白尿；五步蛇咬伤可出现血尿；蝰蛇咬伤出现血红蛋白尿。

三、救治与护理

毒蛇咬伤的救护原则是有效促进伤口毒素排出，阻止毒素的吸收和扩散，尽快使用抗蛇毒药物中和毒素和防治并发症。

（一）院前救护

1. 自救　蛇咬伤后，伤者应保持镇静，尽可能认清蛇的外貌，观察咬伤部位的牙痕以判断是否为毒蛇咬伤。若一时识别不出，先按毒蛇咬伤急救。

(1) 毒蛇咬伤后，患者应立即坐下，不要惊慌，减少活动，将患肢置于最低位并制动，保持安静，切忌乱跑。去除伤肢束服物，如戒指、手表等。

(2) 急救处理：

1) 结扎：立即采用绳子、手绢、布条等扎紧伤口近心端肢体，以减少毒素扩散。

2) 冲洗毒蛇咬伤处：若随身带有矿泉水、冷茶水或附近有水源，应立即冲洗伤口。

3) 若周围无其他救助者，可采用口吸吮排出部分毒素。

4) 紧急呼救，启动 EMSS。

2. 救护　施救者应在确保环境安全的情况下对被毒蛇咬伤患者施救。因蛇咬伤多见于野外，现场处理伤口存在一定难度，应就地取材实施救护。

(1) 局部绷扎：制动患肢，立即在被咬肢体肿胀处上方近心端 5～10 cm 处，用弹力绷带或止血带绷扎肢体，延缓毒素向心性扩散。为避免绷带过紧致使远端肢体肿胀或坏死，一般绷带压力以能插入一指为宜，绷扎 10～15 分钟放松 1～2 分钟。在无弹力绷带及止血带的现场，可用女性连裤袜、健美裤等代替。

(2) 处理伤口：

1) 冲洗：施救者可用 1∶5000 高锰酸钾溶液或清水、矿泉水、冷开水、生理盐水、肥皂水反复冲洗伤口。

2) 吸出毒液：在无较好的排毒工具时，可用口吸吮排毒，但要注意施救者口腔内无破损或龋齿。最好口含乙醇吸吮，边吸边吐，再以清水漱口。如果有吸乳器、拔火罐效果更好。

3) 扩创排毒：伤口冲洗后，以牙痕为中心呈“十”字切开皮肤 1～2 cm，深达皮下，手指自上而下不断地挤出毒液。若伤及手或足，可用尖刀在患者的指间或趾间刺入 2 cm 后，挤压排毒。

4) 烧灼伤口：将火柴或打火机点燃后直接烧灼伤口，可破坏毒液。

(3) 迅速送往医院：经上述紧急处理后，迅速将患者送往医院进一步治疗。若患者出现意识丧失，呼吸、心跳暂停时，应及时采取开放呼吸道、人工呼吸、胸外按压等急救措施。同时，记录被咬时间及紧急处理的时间。

(二) 院内救护

1. 救治要点

(1) 局部治疗：

1) 解除绑扎并冲洗：用 1∶5000 高锰酸钾溶液、3%过氧化氢溶液边冲洗边负压吸引伤口 10～20 分钟；伤口不包扎，用 0.25%呋喃西林溶液湿敷。

2) 扩创排毒：沿伤口作纵切口，长 2～3 cm，深达皮下但不伤及肌膜，使淋巴液及血液外流。

3) 封闭治疗：用 1%利多卡因加地塞米松 5 mg，在伤口肿胀上方 3～4 cm 做环形封闭。

4) 伤口外敷蛇药：将蛇药用水调成糊状，如南通蛇药、上海蛇药等，呈圆周形外敷在距离伤口 2 cm 处，勿将其涂在伤口上。

(2) 应用抗蛇毒血清：一般伤后要尽早使用抗蛇毒血清。强调首剂足量，重症可重复应用，常用剂量是 5000～10000 U，成人与小孩用量相同。如能确定何种毒蛇咬伤，应首选单价特异性蛇毒血清，否则选用多价抗蛇毒血清。

（3）对症支持治疗：①毒蛇咬伤患者常见蛇毒效应危象，如呼吸衰竭、心力衰竭、急性肾衰竭、中毒性休克、DIC等，应根据毒蛇种类采用不同的监测。如神经毒蛇伤后患者出现呼吸困难，应重点观察呼吸频率、节律、深浅、血氧饱和度及血气分析，一旦出现进行性低氧血症，应迅速进行有效人工通气。对于急性心力衰竭患者行常规抗心衰处理。出现少尿及血肌酐进行性升高的患者，应及早选用血液净化治疗。②常规使用抗生素预防感染及使用破伤风抗毒素预防破伤风。③严重疼痛可给予哌替啶镇痛。

（4）并发症的治疗：如合并重要脏器衰竭，如心力衰竭、呼吸衰竭、肾衰竭，心搏骤停、休克等应积极对症治疗。

（5）中药治疗：如上海蛇药、群生蛇药、南通蛇药可治疗蝮蛇咬伤；红卫蛇药治疗五步蛇咬伤，蛇药既可口服也可外敷。民间常用有效鲜草药有七叶一枝花、地了草、两面针、八角莲、半边莲、白叶藤、黄药子等，可取以上鲜草药数种，等量，洗净捣烂取汁口服，每次40～50 mL，每天4～6次，其渣可外敷伤口周围。

2. 护理要点

（1）一般护理：为患者提供安静、舒适的病房环境。嘱患者卧床休息，避免患侧肢体活动。

（2）病情观察：①密切监测患者的生命体征及意识变化，根据毒蛇种类确定重点监测内容，如以血液毒素为主的毒蛇咬伤，应注意观察患者有无出现皮肤黏膜的广泛出血、有无血尿等表现，警惕DIC发生；严密观察尿液的颜色、性质及量，预防或及早发现急性肾衰竭。②密切关注伤口情况，红肿减退提示局部情况有所好转；如伤口持续肿胀、皮温升高或降低、分泌物持续流出说明情况恶化；伤口有恶臭提示厌氧菌感染；出现皮肤捻发感时应警惕气性坏疽。

（3）用药护理：①使用抗蛇毒血清前应进行过敏试验，阳性者应采取常规脱敏注射，并遵医嘱给予异丙嗪和糖皮质激素加强抗过敏作用。②应用利尿药时，严格按医嘱控制滴速。③给伤口外敷蛇药时，不要涂抹在伤口上，以免伤口堵塞影响淋巴液流出。

（4）对症护理：出现呼吸衰竭、休克、心力衰竭、DIC、急性肾衰竭等并发症，按照其护理常规护理。

（5）饮食护理：以清淡易消化饮食为主，鼓励患者多吃新鲜蔬菜、水果、多饮水，可利尿排毒，保持大便通畅，防止蛇毒内结。

（6）心理护理：毒蛇咬伤发病突然，病情重，死亡率较高，患者可呈现焦虑、恐惧、烦躁心理。护士应向患者及家属说明毒蛇咬伤的症状、治疗方案、注意事项以及预后。告知毒蛇咬伤的可治疗性，帮助患者建立战胜疾病的信心，积极配合治疗。

（三）健康教育

1. 了解毒蛇的生活习性、活动规律、栖息场所等知识，尽可能避开其活动频繁期去野外。

2. 野外作业者工作时应穿高筒胶靴，戴橡胶手套，并自备一些驱蛇药物。

3. 靠近野外的住宅、厂房要防止毒蛇入屋伤人。应经常清除住所周围的杂草、乱石，可在住所周围撒上雄黄、硫黄或石灰粉等，防止毒蛇进入。

4. 毒蛇咬伤后，切记慌乱奔跑，尽量记住蛇的大小、颜色、花纹等，以便医生鉴别毒蛇种类，决定用药。伤口不能用乙醇擦拭，结扎、冲洗后立刻去医院就诊。

自学指导

【重点难点】

1. 中暑、淹溺、电击伤、冻伤、毒蛇咬伤的发病机制。
2. 中暑、淹溺、电击伤、冻伤、毒蛇咬伤的临床表现。
3. 中暑、淹溺、电击伤、冻伤、毒蛇咬伤的院前和院内救护措施。

【考核知识点】

1. 中暑※发病机制；中暑分类、临床表现及救治与护理。
2. 淹溺的临床表现及救治与护理。
3. 电击伤的临床表现及救治与护理；※影响电击伤损伤程度的因素。
4. 冻伤的※发病机制；局部冻伤的分度；冻伤的临床表现及救治与护理。
5. 毒蛇咬伤的临床表现及救治与护理。

【复习思考题】

1. 如何对重度中暑患者进行降温?
2. 对于淹溺患者如何排出肺部积水?
3. 简述触电者的救护原则。
4. 试述冻伤的原因及发病机制。
5. 简述毒蛇咬伤院前救护措施。

〔贺惠娟〕

第十四章 临床危象患者的护理

【学习目标】

1. 掌握：超高热危象、高血压危象、糖尿病酮症酸中毒、高渗性昏迷及甲状腺危象的临床表现与护理要点。

2. 熟悉：超高热危象、高血压危象、糖尿病酮症酸中毒、高渗性昏迷及甲状腺危象的概念及救护措施。

3. 了解：超高热危象、高血压危象、糖尿病酮症酸中毒、高渗性昏迷、甲状腺危象的病因、※发病机制、辅助检查及健康教育。

【自学时数】 2 学时。

临床危象不是独立的疾病，它是指某一疾病在病程进展过程中所表现的一组病理性症候群。大多数危象的发生都是在原有疾病的病理基础上，因机体内环境变化急剧加重，诱发因素存在而导致的。临床危象虽然不是独立的疾病，但它却对机体重要器官尤其是大脑功能构成严重的威胁，若不及时救治，死亡率和致残率均较高。导致临床危象常见的诱因为情绪激动、过度疲劳、感染、外伤、手术及分娩等。一般来说，多数临床危象是可逆的，若能够及早发现，及时治疗和护理，是可以得到满意而有效的控制。

第一节　超高热危象

发热是许多疾病所共有的病理过程。根据体温升高的程度可分为低热（37.5 ℃～38 ℃）、中度热（38.1 ℃～39 ℃）、高热（39.1 ℃～41 ℃）和超高热（41 ℃以上）。超高热危象(extreme pyrexin crisis，EPC）是指体温升高至体温调节中枢所能控制的调定点以上（>41 ℃），同时伴有抽搐、休克、昏迷、出血等。若不及时处理，重要器官，尤其是脑组织将会受到严重损害，进而危及患者的生命。

一、病因与※发病机制

（一）病因

1. 感染性发热　以细菌和病毒感染最为常见。

（1）细菌感染：由细菌引起的全身性感染，如败血症、细菌性痢疾、脑膜炎等，以及局部感染如肝脓肿、化脓性胆管炎、骨髓炎、扁桃体炎、中耳炎等。

（2）病毒感染：如流行性感冒、流行性乙型脑炎、脊髓灰质炎等。

（3）螺旋体感染：如钩端螺旋体病、回归热等。

（4）其他：寄生虫、支原体、螺旋体、立克次体等。

2. 非感染性发热　凡是由病原体以外的各种物质引起的发热均属于非感染性发热。常见病因如下：

（1）体温调节中枢功能异常：体温调节中枢受到损害时，可使体温调定点上移，引起发热。常见于中暑、脑外伤、脑出血、镇静催眠药及阿托品中毒等。

（2）变态反应：变态反应时所形成的抗原抗体复合物，激活白细胞释放内源性致热源而引起发热，如输液反应、药物热、血清病及某些恶性肿瘤等。

（3）内分泌与代谢疾病：如甲状腺危象、嗜铬细胞瘤、重度脱水等。

（4）无菌性坏死物质吸收：如大手术后吸收热等。

※（二）发病机制

发热发病学的基本机制包括 3 个环节。

1. 信息传递　各种激活物作用于产致热源的细胞，使后者产生和释放内生性致热源，内生性致热源作为“信使”，通过血液将其传递到下丘脑体温调节中枢。

2. 中枢调节　即内生性致热源以某种方式改变下丘脑温敏神经元的化学环境，使体温调节中枢的调定点上移，于是正常血液温度则变为冷刺激，体温中枢发出神经冲动，引起调温效应器的反应。

3. 效应部分　一方面通过运动神经引起骨骼肌紧张度增高或寒战，使产热增加；另一方面，经交感神经系统引起皮肤黏膜血管收缩，使散热减少。导致产热大于散热，体温上升至与调定点相适应的水平。

二、病情评估

（一）病史

1. 流行病学资料　患者发病的地区、季节、接触史等。如细菌性痢疾、食物中毒有不洁饮食史；流行性出血热、血吸虫病等有地区分布；流行性乙型脑炎、疟疾与季节、蚊子有关。

2. 发热特点　起病急缓、发热类型、伴随症状等。许多发热疾病具有特殊热型（如稽留热、间歇热、弛张热、不规则热等），根据不同的热型，可提示某些疾病的诊断；伴随症状（如皮疹、结膜充血、淋巴结肿大、关节肿痛等）对发热原因的鉴别提供有价值的线索。

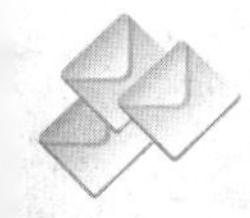

知识链接

常见热型

1. 稽留热　体温恒定地维持在 39 ℃～40 ℃以上的高水平，达数天或数周。24 小时内体温波动范围不超过 1 ℃。常见于大叶性肺炎、伤寒等。

2. 弛张热 体温常在 39 ℃以上，波动幅度大，24 小时内波动范围超过 2 ℃，但都高于正常水平。常见于风湿热、细菌性肝脓肿等。

3. 间歇热 体温骤然升高至 39 ℃以上，持续数小时后又迅速降至正常，经过一个间歇后体温又升高，即高热期和无热期（间歇期）交替出现。见于急性肾盂肾炎、疟疾等。

4. 波状热 体温逐渐上升达到 39 ℃或以上，数天后又逐渐下降至正常水平，持续数天后又逐渐升高，如此反复多次。常见于布鲁杆菌病。

5. 回归热 体温急骤上升至 39 ℃或以上，持续数天后又骤然下降至正常水平。高热期与无热期各持续若干天后规律性交替一次。可见于回归热、霍奇金淋巴瘤等。

6. 不规则热 指发热无一定规律。可见于结核病、风湿热、支气管肺炎等。

（二）临床表现

1. 体温>41 ℃，是诊断超高热危象首要和必备的临床表现。

2. 多脏器功能受损害的表现

（1）中枢神经系统：体温越高，对中枢神经系统的损害越重，症状出现越早。常表现为嗜睡、抽搐、谵妄、昏迷、脑膜刺激征、脑疝、视盘水肿、瘫痪、大小便失禁等。

（2）心血管系统：症状轻者，可出现心律失常、心肌缺血、心功能不全等；症状严重者可并发休克、心搏骤停而导致死亡。

（3）凝血机制障碍：早期即可出现血小板及纤维蛋白原减少，凝血酶原、出血及凝血时间延长；晚期常伴有广泛而严重的出血、DIC 形成，主要与超高热直接损害毛细血管壁使其渗透性增加、肝功能受损使凝血因子减少、骨髓受损使血小板减少等有关。

（4）肾脏损害：可有管型尿、血尿、少尿、无尿、血肌酐及尿素氮升高等肾功能不全的表现。

（5）肝脏损害：常有食欲不振、恶心呕吐、厌油腻、黄疸等肝功能异常的表现；严重时可出现急性肝功能衰竭而危及生命。

（6）其他表现：可出现水、电解质代谢及酸碱平衡失调等。

3. 原发病的表现 如流行性乙型脑炎，常出现抽搐、惊厥、昏迷等症状；中毒性细菌性痢疾，常有腹泻、脓血便、脱水等表现。

（三）诊断检查

发热原因很多，故应结合病史和临床表现有针对性地进行诊断检查。

1. 体格检查 检查时重点注意以下几个方面：①表浅淋巴结有无肿大，肿大的部位、数目、大小、硬度、活动度等。②有无皮疹及皮肤出血点。③肺部呼吸音是否正常，有无干、湿啰音及胸膜摩擦音。④咽部有无红肿、疱疹，扁桃体有无化脓。⑤神经系统有无阳性体征，有无脑膜刺激征。⑥有无腹膜刺激征等。

2. 辅助检查

（1）常规检查：血常规、尿常规、大便常规检查。血液生化检查，如血清电解质、血沉、血清酶、免疫学检查等。

（2）微生物检查：留取咽喉部、尿道、阴道、子宫颈、肛门等处标本或血液，进行细菌或病毒培养。

（3）特殊检查：

1）穿刺液检查：必要时，应根据病情做胸腔、腹腔或心包腔积液检查，脑脊液检查，关节腔液或某些脏器“囊肿”穿刺液等检查。

2）影像学检查：根据病情，选择心电图、X线、B超、CT、MRI等检查。

三、救治与护理

超高热危象患者的预后如何，取决于急救是否及时、有效。迅速而有效地降温是救护超高热危象的关键，利用现场可用的一切降温措施，及时将体温降至38.5 ℃，防止体温过高而导致患者机体严重损害，遗留后遗症，甚至死亡。

（一）救治措施

1. 迅速降温　迅速而有效地将体温降至38.5 ℃左右是治疗超高热危象的关键。可采用物理、药物降温、冬眠降温及血液净化降温方法，特别是小儿、有心脏病及妊娠期妇女超高热者更应及时降温。

2. 防治并发症　超高热可加速物质的分解代谢，当体温超过41 ℃时，可使横纹肌细胞代谢加速，引起横纹肌溶解、代谢产物堆积，导致代谢性酸中毒，甚至多系统器官功能衰竭。

3. 加强支持治疗　超高热可使物质分解代谢加强，患者体力消耗大，故应及时补充足够的水分和各种营养物质，以增强机体的抵抗力，有利于患者的早日康复。

4. 病因治疗

（1）病因明确者给予针对性治疗。如感染病原体已明确者，应用有效的抗生素；颅内疾病所致者，积极进行抗脑水肿治疗；明确为输液反应所致高热者，应立即停止输液。

（2）对高度怀疑者，可做诊断性治疗。如有典型病史、热型、肝脾大、白细胞减少，高度怀疑疟疾者，可试用磷酸氯喹3天。诊断性治疗用药要做到“用药有指征，停药有依据，”切忌盲目滥用。

（3）对原因不明的发热需进一步观察和检查。如热型稳定且不超过38.5 ℃，无须再做降温退热处理，密切观察热型，明确病因。

（二）护理要点

1. 降温的护理　应遵循热者冷降，冷者温降的原则。

（1）物理降温：首选，简便安全，疗效较快。常用方法如下。①冰水擦浴：对高热、烦躁、四肢末梢灼热者，可用冰水擦浴降温。②温水擦浴：对四肢厥冷、寒战者，用32 ℃～35 ℃温水擦浴，以免寒冷刺激而加重血管收缩。③乙醇擦浴：乙醇具有挥发性，并可使皮肤血管扩张，用温水配成30%～50%乙醇擦拭，可加速机体散热。④冰敷：用冰帽、冰袋装上适量冰块，置于前额、腋窝、腹股沟、腘窝等处。

注意事项：①伴皮肤感染或有出血倾向者，不宜进行皮肤擦浴。②不论采用何种降温方法，都应同时在足部置热水袋，可减轻脑组织充血，促进散热，增加舒适感。③擦浴方法是自上而下，由耳后、颈部开始，直至患者皮肤微红，体温降至38.5 ℃左右。擦浴时禁擦后背、胸前区、腹部和足底等处。④注意补充液体，维持水、电解质及酸碱平衡。⑤使用冰块降温要经常更换部位，防止冻伤。应用医用冰毯降温的患者，探头应放在腋中线与腋后线中间为宜。⑥不宜在短时间内将体温降得过低，以防患者虚脱。采用物理降温措施30分钟后测量体温，同时密切观察患者的血压、脉搏、呼吸及神志的变化。

（2）药物降温：必须与物理降温同时使用。常用药物有阿司匹林、吲哚美辛、地塞米松等。药物降温时患者常出汗较多，故应注意补充液体，以防引起虚脱。

（3）冬眠降温：若上述措施不能使体温降至38.5 ℃以下，尤其是烦躁、惊厥的患者，可在物理降温的基础上联合应用冬眠药物（哌替啶100 mg、异丙嗪50 mg、氯丙嗪50 mg）全量或半量静脉滴注。该类药物可以起到降温、镇静、消除低温引起的寒战及血管痉挛作用，亦可引起血压下降，因此，用药前应注意补足血容量，及时纠正休克；用药后应严密观察血压的变化。

（4）针刺降温：取内关、大椎、曲池、百会、合谷等穴针刺，亦有一定的临床疗效。

2. 严密观察病情变化

（1）生命体征：密切注意患者体温、呼吸、血压、脉搏及神志等变化，尤其是体温的变化；观察并记录物理降温、药物降温的效果，避免体温骤降而引起虚脱。

（2）伴随症状：注意观察患者有无皮疹、结膜充血、淋巴结肿大、关节肿痛、出血等伴随症状，及时向医生提供病情变化的信息。

（3）记录出入量：准确地记录24小时液体出入量，特别是药物降温大量出汗者，有利于补液方案制定，进行合理地补液。

3. 加强基础护理　将患者置于安静、通风、温度及湿度适宜的环境中；给予充足的水分和营养物质，以保护心、脑、肾等重要脏器功能；加强口腔护理、皮肤护理，以防护理源性并发症。

4. 对症护理　烦躁、惊厥者，可遵医嘱应用镇静药，安置床挡，必要时给予适当的肢体约束；呼吸困难者，给予氧气吸入，必要时可行气管内插管或气管切开，人工机械通气；呕吐、腹泻严重者，注意做好口腔护理、肛周皮肤的护理等。

5. 心理护理　因体温过高、体力消耗大，患者易产生紧张、焦虑的情绪。护理人员应积极给予心理疏导、稳定患者情绪。

（三）健康教育

1. 疾病知识宣教　了解患者高热发生的原因，向患者及家属介绍预防措施，指导其学会正确判断体温的变化及有效的降温方法。叮嘱患者及家属不滥用退热药，以免掩盖病情，或由于出汗过多引起虚脱。

2. 用药指导　长期应用抗生素可引起药物热，故禁忌滥用抗生素；儿童高热者，须在医生指导下应用退热药，不宜服用阿司匹林，以免引起严重的并发症。

3. 饮食指导　高热期间应卧床休息，多饮水，进食富含营养、清淡的流质或半流质。

4. 教会患者及家属测量体温的正确方法。

第二节　高血压危象

高血压危象（hypertensive crisis）是指在原发性高血压或继发性高血压病程中，由于某些诱因，外周小动脉发生暂时性强烈收缩，血压急剧升高，收缩压≥230 mmHg，舒张压≥130 mmHg，伴有重要器官的功能障碍或不可逆性损害的一种特殊临床危象，常危及患者生命。

一、病因与※发病机制

（一）病因

在原发性高血压和某些继发性高血压患者中，由于某些诱发因素的作用可引起高血压危象。其发病原因诸多，常见的有：①缓进型或急进型高血压Ⅰ期和Ⅱ期患者均可发生。②多种肾性高血压，如肾动脉狭窄、急性和慢性肾小球肾炎、慢性肾盂肾炎、肾脏结缔组织病变所致高血压。③内分泌性高血压，如嗜铬细胞瘤、肾素分泌瘤等。④妊娠期高血压疾病和卟啉病（紫质病）。⑤急性主动脉夹层血肿和脑出血。⑥头颅外伤等。

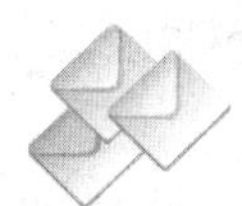

知识链接

1999年世界卫生组织及高血压联盟关于高血压诊断和分级标准

1. 理想血压　收缩压<120 mmHg和舒张压<80 mmHg
2. 正常血压　收缩压<130 mmHg和舒张压<85 mmHg
3. 正常高限血压　收缩压130～139 mmHg和舒张压85～89 mmHg

高血压分级标准：

临界高血压　收缩压140～149 mmHg或舒张压90～94 mmHg

1级高血压（轻度）　收缩压140～159 mmHg或舒张压90～99 mmHg

2级高血压（中度）　收缩压160～179 mmHg或舒张压100～109 mmHg

3级高血压（重度）　收缩压≥180 mmHg或舒张压≥110 mmHg

在上述高血压疾病基础上，如有下列因素存在，高血压患者易发生高血压危象。目前研究已证实的诱发因素有：①寒冷刺激、情绪波动、精神创伤、过度疲劳和外界不良刺激等。②高血压患者突然停服可乐定等某些降压药物。③应用拟交感神经药物后发生节后交感神经末梢的儿茶酚胺释放。④应用单胺氧化酶抑制药治疗高血压，同时食用干酪、腌鱼、扁豆、啤酒和红葡萄酒等一些富含酪氨酸的食物。⑤经期和绝经期的内分泌功能紊乱。

※（二）发病机制

关于高血压危象的发生机制，目前多数学者认为是由于高血压患者在诱发因素的作用下，血液循环中肾素、血管紧张素Ⅱ、去甲基肾上腺素和精氨酸加压素等缩血管活性物质急剧升高，引起肾脏出球小动脉、入球小动脉收缩或扩张，这种情况若持续存在，除了血压急剧增高外还可导致压力性多尿，继而发生血容量减少，同时又反射性引起血管紧张素Ⅱ、去甲肾上腺素和精氨酸加压素生成和释放增加，使循环血中血管活性物质和毒性物质达到危险水平，从而加重肾小动脉收缩，形成病理性恶性循环。此外，交感神经兴奋性亢进和血管加压性活性物质过量分泌，不仅引起肾小动脉收缩，而且也会引起全身周围小动脉痉挛，导致血压骤然升高而发生高血压危象。

二、病情评估

（一）病史

1. 高血压病史　原发性高血压、继发性高血压均可发生高血压危象。

2. 存在诱发高血压危象的因素。

（二）临床表现

1. 突发性血压急剧升高　收缩压≥230 mmHg，舒张压≥130 mmHg。

2. 急性靶器官损伤的表现　靶器官损伤视不同的脏器而有相应的临床表现。

（1）中枢神经系统：头痛、头晕或眩晕、耳鸣、平衡失调、眼球震颤、恶心、呕吐、腹痛、视力障碍、抽搐、意识模糊、嗜睡或昏迷等。

（2）心血管系统：出现急性心力衰竭或急性心肌缺血的症状和体征，如发绀、呼吸困难、肺部啰音、缺血性胸痛、心率加快（>120 次/min）、心脏扩大等。

（3）肾脏受损：出现蛋白尿、管型尿、少尿、无尿、血肌酐和尿素氮升高。

（4）眼底及视网膜病变：出现 3 度以上眼底改变（渗出、出血、视盘水肿）。

（5）类似梅尼埃综合征症状：如耳鸣、眩晕、恶心、呕吐、平衡失调、眼球震颤等。

3. 自主神经功能失调症状　如异常兴奋、发热、出汗、口干、皮肤潮红（或面色苍白）、手足震颤等；中风者可有神经系统定位体征。

4. 病变的可逆性　高血压危象患者的症状发作历时短暂，易迅速恢复，也易复发。大多数患者如能及时采取有效的、迅速的降压措施，症状可缓解，异常体征可消失。

（三）诊断检查

1. 体格检查　血压测定、心肺检查和神经系统检查等。

2. 辅助检查

（1）常规检查：血、尿、便三大常规检查；血液生化检查，如血清电解质、肾功能、血糖、血脂、心肌酶、血气分析等。

（2）眼底检查：可见小动脉痉挛；视网膜出血、渗出或视神经盘水肿。

（3）影像学检查：根据病情做 X 线、B 超、CT、心电图、MRI 等检查，可发现靶器官受损的表现。

三、救治与护理

高血压危象发生发展的主要因素是血压变化，迅速、有效、安全的降压是救护的关键。院外现场救护时，应立即将患者置于平卧位，及早服用硝苯地平、拉贝洛尔、利舍平等药物快速降压，紧急启动 EMSS，尽快送往就近医院，进行规范系统的治疗。

（一）救治措施

1. 迅速降压

（1）降压幅度：最初 48 小时降压不宜太快，一般将血压控制在 160～180/100～110 mmHg 较为安全。

（2）降压药的应用：一般应选择作用快、不良反应小、使用方便的药物。硝普钠为首选降压药，对小动脉和小静脉均可扩张，静注后起效迅速。本品对光敏感，溶液稳定性较差，滴注溶液应新鲜配制并注意避光；另外药液有局部刺激性，谨防外渗。

（3）联合用药：必要时可联合应用降压药物，不但可以提高疗效、减少药量及毒副作用，而且还可以延长降压作用时间，如酚妥拉明、硝酸甘油等。

2. 加强监护　将患者安置在重症监护病房治疗，严密监测病情变化，并注意观察心、脑、肾等重要脏器的灌注情况。

3. 对症治疗

（1）控制脑水肿：用脱水剂如甘露醇、山梨醇或利尿药呋塞米、利尿酸钠注射，以减轻脑水肿。

（2）制止抽搐：躁动、抽搐者给安定、巴比妥钠等肌肉注射，或行水合氯醛保留灌肠。

（3）合并左心衰者：给予强心、利尿及扩血管治疗。

（4）合并急性肾衰竭者：可考虑行血液透析治疗。

4. 病因治疗　高血压危象患者，待血压降低、病情稳定后，根据患者的具体情况进一步检查，明确病因，再采取针对性的治疗，以防止高血压危象的复发及靶器官损害。

（二）护理要点

1. 一般护理

（1）运动与休息：绝对卧床休息，协助患者取平卧位，抬高床头30°，以利体位性降压。避免过早下床活动和剧烈运动，以防脑血管意外，病情稳定再适当活动。

（2）保持呼吸道通畅：遵医嘱给予氧气吸入，以保证机体重要脏器的供氧量。

（3）正确应用降压药：及时建立静脉通路，严格、规范、及时地应用降压药物，并认真观察与记录药物的疗效。

（4）加强安全护理：患者抽搐时加用牙垫以防舌咬伤，躁动时加用床档防止摔伤。

（5）饮食护理：给予低盐（<6 g/d）、低脂、高纤维素、高维生素饮食；多吃新鲜的水果、蔬菜，多饮水，保持大便通畅，忌暴饮暴食。餐后适当休息，不宜立即活动。禁烟限酒。

2. 病情观察

（1）生命体征观察：最好将患者安置在重症监护病房，严密监测血压、脉搏、呼吸、心率等变化；必要时，在降压的同时可进行股动脉或桡动脉插管监测动脉压。

（2）并发症观察：如发现血压急剧增高，伴有剧烈头痛、头晕、恶心、呕吐、气促、面色潮红、视物模糊、肺水肿等，应立即通知医生，并积极配合抢救与治疗。

（3）用药观察：注意药物不良反应及毒副作用的观察，严格规范地掌控用药速度。

3. 心理护理　告知患者及家属高血压病是可防、可治、可控的，以消除患者的思想顾虑，树立战胜疾病的信心；还应指导患者进行放松训练，掌握放松技巧，以增强患者自我调节心理状况的能力。

（三）健康教育

1. 控制体重　血压升高与体重增加有密切关系。病态肥胖、超重的人可通过减少总热量和持之以恒的体育锻炼达到减轻体重的目的。患者出院后应经常测量体重，以掌控病情。

2. 自控血压　教会患者进行自我心理调整、自我控制活动量，保持良好的心情，劳逸适度，尽量避免情绪大幅度的波动。教会患者或家属正确测量血压，以便在家中进行血压监测。

3. 用药指导　告知患者有关降压药的名称、剂量、用法、作用及不良反应，嘱其遵医嘱坚持长期服药，不可随意增减药量或停药。

4. 饮食指导　以清淡、低脂、低热量和低钠饮食为主，增加奶制品、绿色蔬菜水果的摄取，忌烟限酒。

5. 定期复诊　遵医嘱定时复诊，若出现剧烈头痛、恶心、呕吐、血压升高时及时就医。

第三节　高血糖危象

高血糖危象（hyperglycemic crises）是指糖尿病昏迷。糖尿病是一组以长期高血糖为主要特征的代谢综合征，其基本病理生理为绝对或相对胰岛素分泌不足引起的糖代谢紊乱，严重时可导致酸碱失衡，特征性的病理改变包括高血糖、高酮血症及代谢性酸中毒。病情严重时，可发展为糖尿病酮症酸中毒昏迷（diabetic ketoacidosis，DKA）和高渗性高血糖状态（hyperosmolar hyperglycemic state ，HHS）。

一、糖尿病酮症酸中毒

糖尿病酮症酸中毒是糖尿病最常见的急性并发症，也是内科常见的急症之一。是由于体内胰岛素绝对或相对不足，引起糖、脂肪代谢紊乱，以高血糖、高酮血症和代谢性酸中毒为主要改变的一组临床综合征。多见于1型糖尿病，2型糖尿病在某些情况下也可发生。

（一）病因与发病机制

1. 病因　1型糖尿病患者发生DKA的原因多是由于中断胰岛素或胰岛素用量不足；2型糖尿病患者大多因存在应激因素，如创伤、感染、胰岛素治疗中断或不适当减量、精神刺激、饮食不当等，但有时也可没有明显诱因。胰岛素治疗的1型糖尿病患者应激状况下也可发生DKA。其常见诱因有：

（1）感染：是最主要的诱因。以肺部感染和泌尿道感染最为常见，其他还有皮肤感染、腹膜炎、盆腔炎、胆道感染等。

（2）应激状态：创伤、手术、妊娠分娩、精神刺激、急性心肌梗死等。

（3）胰岛素使用不当：用量不足或治疗中断。

（4）胰岛素拮抗激素增加：以大剂量应用糖皮质激素最常见，其他如库欣病、肢端肥大症、胰升糖素瘤等。

（5）饮食失调或胃肠疾患：过多进食高糖或高脂肪食物，尤其伴有严重呕吐、腹泻、高热等。

※2. 发病机制

（1）激素异常：近年来，国内外学者普遍认为DKA的发生原因是由于体内多激素的异常，破坏了激素分泌的动态平衡，脂肪代谢紊乱，出现了以高血糖、高血酮、代谢性酸中毒等为特征的DKA。其机制主要为胰岛素绝对或相对分泌不足；胰高血糖素分泌过多；其他反调节激素如肾上腺素、生长激素和皮质醇等水平升高。

（2）代谢紊乱：当胰岛素分泌绝对或相对不足时，拮抗胰岛素的激素绝对或相对增多而促进了体内的分解代谢，抑制合成代谢，引起葡萄糖代谢紊乱，脂肪和蛋白质的分解加速，合成受抑，脂肪动员增加，酮体生成增多，最终导致DKA。

（二）病情评估

1. 病史

（1）糖尿病病史：发病年龄较轻，女性多于男性，儿童糖尿病患者甚至可以 DKA 为糖尿病的首发表现。DKA 多见于 1 型糖尿病，2 型糖尿病在应激情况下也可发生。

（2）存在诱因：如感染、应激、创伤、胰岛素使用不当、大剂量应用糖皮质激素、过多进食高糖或高脂肪食物等因素均可诱发 DKA。

2. 临床表现　除感染、应激等诱发因素的症状外，还具有以下临床表现：

（1）症状：原有糖尿病症状加重，极度烦渴、尿多，明显脱水、极度乏力、恶心、呕吐、食欲低下；少数患者表现为全腹不固定疼痛，有时较剧烈，似外科急腹症，但无腹肌紧张，仅有轻压痛；头痛，精神委靡或烦躁、神志渐恍惚，最后嗜睡、昏迷。

（2）体征：呼吸深而速，即库斯莫尔（Kussmaul）呼吸，呼气有烂苹果味（酮味）；脱水程度不一，双眼球凹陷，皮肤弹性差；可出现休克征象，如脉搏细数、血压下降等。

3. 辅助检查

（1）血液检查：

1）血糖：明显升高，多为 16.7～33.3 mmol/L（300～600 mg/dL），甚至可达 55.5 mmol/L（1000 mg/dL）以上。

2）血酮体：升高较明显，多在 4.8 mmol/L（50 mg/dL）以上。

3）血气分析：血 pH<7.25；CO_2 结合力降低，轻者为 13.5～8.0 mmol/L，重者在 9.0 mmol/L 以下；标准碳酸氢盐、缓冲碱低于正常，碱剩余负值增大，阴离子间隙>16。

4）血常规：白细胞计数升高，以中性粒细胞升高为主。

（2）尿液检查：尿糖、尿酮体强阳性。当肾功能严重受损而阈值增高时，尿糖、尿酮体阳性程度与血糖、血酮体数值不相称；可有蛋白尿或管型尿；尿中 Na^+、K^+、Ca^{2+}、Cl^- 等排泄增多。

（3）其他检查：根据病情，选择心电图、X 线、B 超、CT 检查等。

（三）救治与护理

积极补液是抢救 DKA 首要的、极其关键的措施。只有在组织灌注改善后，胰岛素的生物效应才能充分发挥。现场救护时，应立即将患者置于平卧位；迅速建立静脉通道补液，有条件者加用胰岛素（4～6 U/h）；合并休克、昏迷者，首次可行胰岛素 10～20 U 静脉注射；同时还应联系就近医院，及时转送。

1. 救治措施

（1）补液治疗：对重症 DKA 尤为重要，不仅可以纠正机体的脱水状态，还有利于血糖的下降和酮体的消除。

1）补液总量：一般按患者体重（kg）的 10%估算，成人 DKA 一般失水 4～6 L。

2）补液种类：开始以生理盐水为主，若开始补液时血糖不是很高或治疗后血糖下降至 13.9 mmol/L 后，应输入 5%葡萄糖或糖盐水，以利消除酮症。

3）补液速度：按先快后慢为原则。原则上前 4 小时输入总失水量的 1/3～1/2，在前 12 小时内输入量 4000 mL 左右，达补液总量的 2/3，剩余部分于 24～28 小时内补足。

（2）胰岛素应用：多采用小剂量胰岛素疗法，给药途径以静脉滴注和静脉推注为首选。静脉滴注每小时 5～15 U；若采用间歇静脉注射，每小时 1 次，剂量为 5～10 U。当血糖降至13.9 mmol/L时，胰岛素应改为皮下注射，每4～6小时1次，根据血糖、尿糖调整剂量。临床实践证明，小剂量胰岛素疗法较安全、有效，不良反应少。

（3）纠正电解质及酸碱失衡：

1）轻症酸中毒：一般经补液和胰岛素治疗后，酮体水平下降，酸中毒可自行纠正，不必补碱。

2）重症酸中毒：PCO_2＜8.92 mmol/L，pH＜7.1，应根据血PCO_2和pH变化，给予适量的碳酸氢钠溶液静脉滴注。

3）及时补钾：酸中毒时细胞内缺钾，治疗前血钾水平不能真实地反映体内缺钾的程度，治疗后4～6小时血钾会明显下降，故在静脉补液的同时应补钾，最好在心电监护下，结合尿量、血钾水平，调整补钾的剂量、速度与浓度。

（4）对症治疗：

1）感染：既可作为DKA的诱因，又是DKA时多见的并发症。DKA患者机体抗感染抵抗力下降而易并发感染，故应在补液、胰岛素治疗的同时应用广谱抗生素防治感染。

2）休克：若休克持续不好转者，应认真查找原因，是否有心肌梗死、脑血管病等。如无特殊情况，应输入血浆等胶体溶液，以扩充血容量，并采取其他综合抗休克措施。

3）急性胃扩张或严重呕吐者：用5%碳酸氢钠溶液洗胃。

4）老年患者伴昏迷或呈严重高渗状态者：给予小剂量肝素治疗，同时监测各项凝血指标，以防DIC或血栓形成。

5）其他：如吸氧、导尿、抗心力衰竭、降脑压等辅助治疗。

2. 护理要点

（1）一般护理：①绝对卧床休息，注意保暖，必要时吸氧。②建立两条静脉通道，为补液、使用胰岛素和抗生素做准备。③加强基础护理，及时清除口、鼻分泌物，保持呼吸道通畅；做好口腔、皮肤和会阴护理，预防压疮和继发性感染。

（2）病情观察：

1）生命体征观察：严密观察体温、脉搏、呼吸、血压、瞳孔及神志等变化，每15～30分钟测血压、呼吸、脉搏1次，并及时做好记录。

2）疗效观察：及时采集血、尿标本，在补液及使用胰岛素过程中，应每1～2小时检查尿糖、尿酮、血糖、血酮、电解质及血气分析一次，及时了解治疗效果，防止发生低血糖。

3）补液监测：准确记录24小时出入量，合理制定补液方案，尽早恢复体液平衡。

（3）用药护理：胰岛素是治疗DKA必要的特效药物。应遵医嘱及时、准确、规范地给药；用药期间，应密切观察患者的血糖变化及不良反应，若出现异常情况，立即通知医生并积极配合处理。

（4）心理护理：向患者及家属讲解疾病治疗和护理方面的知识，提高他们对疾病的认知程度，以利患者树立战胜疾病的信心，保持良好的心态，积极配合治疗与护理。

3. 健康教育

（1）疾病知识宣教：向患者及家属介绍糖尿病及DKA的相关知识，说明坚持正规治疗的重要性，提高患者的遵医行为，使之以乐观的态度配合治疗。

（2）用药指导：应用胰岛素治疗时，在医师指导下，先从小剂量开始探索，逐渐加大剂量，至有效剂量，然后再过渡到维持量；禁忌擅自增减胰岛素剂量或突然停药；用药期间需监测血糖、尿糖的水平。

（3）饮食和运动指导：掌握糖尿病饮食控制的原则和方法，根据个人情况选择合适的体育项目，持之以恒进行锻炼。建立良好的生活习惯。

（4）技能教育：学会正确使用便携式血糖仪监测血糖；学会测定尿糖；学会胰岛素注射的技巧。

（5）定期复诊：指导患者及家属识别 DKA 先兆、急救措施，告知急救电话号码、紧急就诊的途径与方法。

二、高渗性高血糖状态

高渗性高血糖状态（HHS），又称糖尿病高血糖危象，是糖尿病一种较少见的严重急性并发症。其临床特征为严重的高血糖、高血钠、脱水、血浆渗透压升高而无明显的酮症酸中毒表现，患者常有不同程度意识障碍或昏迷。约 2/3 患者于发病前无糖尿病史，或仅有轻度症状。多发于老年人和 2 型糖尿病患者。

（一）病因与发病机制

1. 病因

（1）应激因素：如感染、外伤、手术、高热、急性胃肠炎、脑血管疾病等。

（2）体液因素：①摄水不足，如过分限制入水量，老年人口渴中枢敏感性下降，静脉注射大量高渗液体，胃肠道疾患或昏迷者、不能主动摄水的幼儿或精神失常患者。②失水过多，如严重的呕吐、腹泻，大面积烧伤，高热大量出汗，尿崩症；利尿药、脱水剂、透析治疗等。

（3）摄糖过多：如大量饮用含糖饮料、静脉输注过多葡萄糖、完全性静脉高营养等。

（4）药物影响：如大量使用糖皮质激素、噻嗪类或呋塞米利尿药、苯妥英钠、普萘洛尔、氯丙嗪及免疫抑制药等。

（5）疾病因素：①内分泌疾病，如甲状腺功能亢进症、肢端肥大症、皮质醇增多症等。②肾功能不全，如急、慢性肾衰竭，糖尿病肾病等，由于肾小球滤过率下降，对血糖的清除亦下降。

※2. 发病机制　本症发病机制复杂，尚未完全明确。HHS 的发病基础首先是患者已有不同程度的糖代谢障碍，基本病因是胰岛素不足和脱水。在某种诱因作用下，使原有糖代谢障碍加重，胰岛对糖刺激的反应降低，胰岛素分泌减少，肝糖原分解增加，使血糖显著升高。但由于患者的胰岛功能尚存，还能分泌一定量的胰岛素，机体抑制脂肪分解所需的胰岛素远比糖代谢所需的胰岛素量小，因此 HHS 患者自身的胰岛素量虽不能满足应激状态下对糖代谢的需要，却足以抑制脂肪分解，因而表现出严重的高血糖，而血酮升高却不明显。严重的高血糖和糖尿引起渗透性利尿，致使水、电解质大量自肾脏丢失。由于大多数患者存在主动摄取水能力障碍和不同程度的肾功能损害，故高血糖、脱水及高血浆渗透压逐渐加重，最终导致高渗，即 HHS 状态。

（二）病情评估

1. 病史

（1）糖尿病病史：一般发生在 50～70 岁老年人，男女患病率基本相同。多见于 2 型糖尿病，1 型糖尿病在应激情况下也可发生。

（2）存在诱因：如外伤、感染、应激、大量使用糖皮质激素、静脉输注过多葡萄糖、完全性静脉高营养、肾功能不全等因素。

2. 临床表现

（1）症状：起病较慢。患者在发病前数天至数周，常有糖尿病的症状，包括头晕、乏力、烦渴、多饮、多尿、食欲不振等；随着失水逐渐加重，出现神经精神症状，表现为淡漠、迟钝、幻觉、嗜睡，最后陷入昏迷。

（2）体征：严重的脱水征及周围循环衰竭。表现为口唇干燥、眼窝凹陷、皮肤无弹性、心率加快、脉搏快而弱、血压下降甚至休克，晚期少尿，甚至无尿。有些患者虽然脱水严重，但因血浆的高渗状态可使细胞内液向细胞外转移，补充了血容量，可掩盖失水的严重程度，而使血压维持正常。

3. 辅助检查

（1）血液检查：特征性改变为高血糖和高血浆渗透压，多数伴有高血钠和氮质血症。血糖常高至33.3 mmol/L以上，血钠可高达155 mmol/L，血浆渗透压一般在350 mOsm/L以上，血清［HCO_3^-］≥15 mmol/L或动脉血气分析示pH值≥7.3。

（2）尿液检查：尿糖强阳性，尿酮体阴性或弱阳性。

（3）其他检查：视病情需要，可行X线、B超、心电图、CT等检查。

（三）救治与护理

积极补液是抢救HHS首要和重要的关键措施，对患者的预后具有决定性的作用。现场救护时，应将患者置于平卧位，立即给予氧气吸入，迅速建立静脉通道，快速补充失水量，纠正血浆高渗状态，并在严密监护下，及时转送至附近医院。

1. 救治措施

（1）补液治疗：对HHS患者极其重要，不仅可以纠正血浆高渗状态，还有利于血糖的下降。

1）补液总量：按血浆渗透压估算患者的失水量，计算公式为：失水量（L）=［血浆渗透压（mmol/L）－300］/［300（正常血浆渗透压）］×体重（kg）×0.6，由于实测量血浆渗透压需要专门的渗透压计，按公式计算则需等电解质结果，故临床上并不常用，可供参考。

2）补液种类：①血压正常或偏低、血Na^+<150 mmol/L者，首选等渗溶液（0.9%生理盐水），以便迅速有效地补充血容量，纠正休克，改善肾功能并降低血糖。②血Na^+>155 mmol/L者，可首选低渗溶液（0.45%NaCl）。③收缩压<80 mmHg者，除补充等渗溶液外，还应间断输血浆或全血。

3）补液速度：原则是先快后慢。前2小时先输注生理盐水1000～2000 mL，再根据血钠和血浆渗透压情况而定。一般4小时内补充输液总量的1/3，8小时内补充总量的1/2加当天尿量，余量在24小时内补足。

（2）胰岛素应用：HHS患者在治疗过程中，对胰岛素较DKA敏感，一般倾向于一开始即给予胰岛素治疗，但剂量宜小，同时密切监测血糖、尿糖的变化。

（3）纠正电解质失衡：主要是补充钾盐。若伴有低血钙、低血镁或低血磷时，可酌情给予葡萄糖酸钙、硫酸镁或磷酸钾缓冲液。

（4）防治并发症：

1）抗感染：感染是HHS患者主要的死亡原因，因此应及时、有效地应用敏感抗生素。

2）防治脑水肿：HHS 患者在大量使用低渗溶液治疗过程中可并发脑水肿，故应密切观察病情变化，尽早发现，及时处理。

3）防治弥散性血管内凝血：弥散性血管内凝血是 HHS 患者严重的并发症，一旦发现，应立即给予肝素进行对症治疗。

4）抗休克：防治措施见第十章。

2. 护理要点

（1）一般护理：同糖尿病酮症酸中毒。

（2）病情观察：

1）生命体征观察：密切监测患者生命体征及神志变化，若患者出现烦躁不安、咳嗽、呼吸困难、脉搏增快，提示可能输液过多、过快，应立即减慢输液速度并及时处理。观察尿液的颜色、形状和数量，若尿液呈粉红色，应停止输入低渗溶液并对症处理。

2）疗效观察：在补液治疗及使用胰岛素过程中，应每 1～2 小时检查尿糖、血糖、电解质及血气分析 1 次，及时了解治疗效果，防止发生并发症。

3）补液监测：观察并记录 24 小时出入量，以利于补液方案的制定，促进患者早日康复。

（3）用药护理：当患者血糖降至 16.7 mmol/L（300 mg/dL）时，改用 5%葡萄糖液加胰岛素（按 2～4 g 葡萄糖加 1 U 胰岛素）进行治疗。患者病情改善后，根据血糖、尿糖及进食等情况给予胰岛素皮下注射，再逐渐过渡到常规治疗。

3. 健康教育　同糖尿病酮症酸中毒。

第四节　甲状腺危象

甲状腺危象（thyroid crisis）是甲状腺功能亢进症（简称甲亢）最严重的并发症。多发生于较重甲亢未予治疗或治疗不充分的患者。是由各种原因引起血液循环中甲状腺激素异常增高，出现以高热（>39 ℃）、大汗、心动过速（>140 次/min）、心律失常、呕吐、腹泻、意识障碍等为特征的临床综合征。本危象临床较少见，但死亡率很高，若不及时处理患者可迅速死亡，死亡率高达 50%，即使进行及时正确地抢救，仍有 5%～15%的死亡率。

一、病因与※发病机制

（一）病因

1. 严重感染　是最常见的诱因，约占 40%。以呼吸道感染最为常见，其次是胃肠道、胆道及泌尿道感染。危象发生一般与感染严重程度成正比，且多发生于感染的高峰阶段。

2. 应激状态　过度疲劳、高温环境、情绪激动、精神创伤等因素，可导致甲状腺激素大量释放入血。

3. 手术因素　甲状腺切除手术或其他部位手术，由于应激、出血、缺氧、麻醉不良、挤压甲状腺组织、术前准备不充分等均可诱发危象的发生。

4. 药物因素　突然停用抗甲状腺药，致使甲状腺激素大量释放入血，进一步加重甲亢症状。

5. 放射性碘治疗　较少见。^{131}I治疗甲亢引起的放射性甲状腺炎等，可引起甲状腺激素释放入血。

※（二）发病机制

甲状腺危象的发病机制目前尚未完全阐明，可能与下列因素有关：

1. 大量甲状腺激素释放入血　大量服用甲状腺素的患者可发生甲状腺危象；甲状腺手术、不适当地停用碘剂以及放射性碘治疗后，使血中甲状腺素含量急骤增多，引起甲状腺危象。

2. 儿茶酚胺活性增强　在应激的情况下，甲状腺合成大量甲状腺激素并释放入血，使原有的甲亢病情急剧加重，而且应激可以使儿茶酚胺的活性明显增强，进一步加重病情而导致甲状腺危象。

3. 肾上腺皮质功能减退　甲状腺功能亢进时肾上腺皮质激素合成、分泌和分解代谢加速，久之可导致肾上腺皮质功能降低，当应激反应（如手术、感染等）发生时，可诱发肾上腺皮质功能不足，从而导致危象发生。

二、病情评估

（一）病史

1. 甲亢病史　原发性甲亢、继发性甲亢均可发生甲状腺危象。

2. 存在诱发危象的因素　如过度疲劳、精神刺激、情绪激动、手术创伤、突然停用抗甲状腺药等因素，可导致血中甲状腺素含量骤然升高，发生甲状腺危象。

（二）临床表现

1. 活跃型危象　原有的甲亢症状进一步加重，同时出现以下症候：

（1）高热：是甲状腺危象的特征表现，体温可在24～48小时内急剧升高，T＞39 ℃，甚至高达42 ℃。患者皮肤潮红，大汗淋漓，继而汗闭，一般降温措施难以奏效。

（2）心血管系统症状：窦性或异源性心动过速（140～240次/min），与体温升高程度不成比例；可出现各种心律失常，如房性及室性早搏、心房扑动等，一般药物不易控制；血压以收缩压升高最为明显，脉压增大，可有相应的周围血管体征；部分患者可发生心衰或休克。

（3）神经系统症状：焦虑、烦躁不安、定向力异常、谵妄、嗜睡，最后陷入昏迷。

（4）消化系统症状：食欲减退，恶心、呕吐频繁，腹痛、腹泻明显，绝大多数患者伴有不同程度的失水及电解质紊乱。肝功能受损严重者，可有肝大、黄疸，少数患者可发生腹水、肝性脑病。

2. 淡漠型危象　临床上有很少一部分甲亢患者表现为低热，明显乏力，表情淡漠，木僵，嗜睡，反射降低，心率慢，脉压小，血压下降，恶病质，进行性衰竭，最后陷入昏迷而死亡，这种类型临床上称为淡漠型甲状腺危象。此类型症状不典型，临床较难辨别，极易误诊。

（三）辅助检查

1. 放射性核素显像　测定T_3、T_4、PBI可明显升高，也可在一般的甲亢范围内。

2. 血液检查

1）血常规：无特异改变，如血白细胞总数及中性粒细胞明显升高，提示存在感染。

2）血生化：血清 Na^+、Cl^-、Ca^{2+} 等降低，血 K^+、血磷升高。

3）其他：胆红素升高、转氨酶异常、血清胆固醇降低，少部分患者血清尿素氮升高。

3. 影像学检查　B超检查可见甲状腺弥漫肿大，血流丰富；心电图检查可显示各种快速心律失常等。

三、救治与护理

甲状腺危象是内分泌科急症，起病急、进展快、死亡率高。若一旦发生，即应紧急处理，迅速降温是抢救甲状腺危象首要和重要的关键措施，对患者的预后具有决定性的作用。

（一）救治措施

1. 降低甲状腺激素浓度

（1）抑制甲状腺激素合成：首选丙硫氧嘧啶（PTU），PTU 不仅可以抑制甲状腺激素的合成，大剂量时还能抑制外周组织中的 T_4 转化为生物活性强的 T_3。

（2）抑制甲状腺激素释放：口服复方碘化钾溶液 3～5 mL，紧急时将 10%碘化钠 5～10 mL加入 10%葡萄糖 500 mL 中静脉滴注，降低循环血液中甲状腺素水平或抑制外周 T_4 转化为 T_3。

（3）清除血浆内激素：采用血液透析、滤过或血浆置换。

2. 降低组织对甲状腺素-儿茶酚胺的反应　应用β-肾上腺素能受体阻断药（普萘洛尔）和利血平、胍乙啶等抗交感神经药物，阻断周围组织对儿茶酚胺的反应，从而达到控制甲亢危象的目的。

3. 拮抗应激　尽早应用糖皮质激素（氢化可的松或地塞米松），改善机体反应性，提高应激能力；还可抑制组织中 T_4 向 T_3 转化作用，与抗甲状腺药物有协同作用，可迅速减轻临床症状。

4. 降温治疗　立即采取降温措施，在应用镇静药基础上行物理降温治疗，亦可采用人工冬眠加物理降温，直至病情稳定。

5. 对症处理　视病情需要及时给氧；纠正水、电解质及酸碱紊乱；治疗心功能不全、心律失常；合并感染者，应积极抗感染治疗。

（二）护理要点

1. 一般护理

（1）绝对卧床休息，注意保暖；保持病室安静舒适，让患者得到充分的休息和睡眠。

（2）给予高热量、高蛋白和富含维生素的均衡饮食；严格控制紫菜、海带及海蛰皮等含碘高的食物；鼓励患者多饮水，饮水量>2000 mL/d；切忌暴饮暴食、过饱饮食，以免诱发心功能不全。

（3）保持呼吸道通畅，及时清除口、鼻分泌物；做好口腔、皮肤及会阴护理，预防压疮和继发性感染。

（4）加强安全护理，当患者躁动、谵妄时给予约束带或加床档保护。

2. 病情观察

（1）生命体征观察：密切监测神志、体温、脉搏、呼吸及血压等变化，每 15～30 分钟测量 1 次，至病情稳定后改为 1～2 小时测 1 次并做好记录。有条件者，可使用床边心电监护仪连续监测。

(2) 疗效观察：在降温、拮抗应激及对症治疗等过程中，应及时检测 T_3、T_4、PBI 及血清电解质等变化，动态地掌控病情变化，客观地评价治疗效果。

3. 心理护理　护理人员应向患者及家属讲解甲亢危象的相关知识，以减轻或缓解他们的焦虑、恐惧，树立战胜疾病的信心，以良好的心态积极地配合治疗与护理。

(三) 健康教育

1. 疾病知识宣教　向患者及其家属讲解甲亢及其危象的相关知识，告知有效的预防措施及紧急处理方法。

2. 用药指导　告知患者要做到系统规范地治疗，严格遵医嘱服药，不得自行停药，服药期间应注意观察药物的疗效及不良反应，并定期复查 T_4、T_3、PBI 及血常规等。

3. 心理疏导　鼓励患者保持身心愉快，避免精神刺激或过度劳累，建立和谐的人际关系和良好的社会支持系统。

4. 饮食指导　指导患者选择高热量、高蛋白质、高维生素、易消化的饮食，粗细搭配。宜少食多餐，不可暴饮暴食。

自学指导

【重点难点】

1. 超高热危象、高血压危象、糖尿病酮症酸中毒、高渗性高血糖状态及甲状腺危象的概念、临床表现、救治措施与护理要点。

2. 超高热危象、高血压危象、糖尿病酮症酸中毒、高渗性高血糖状态及甲状腺危象的病因和发病机制。

【考核知识点】

超高热危象、高血压危象、糖尿病酮症酸中毒、高渗性高血糖状态及甲状腺危象的概念、临床表现、救治措施与护理要点。

【复习思考题】

1. 解释下列概念：超高热危象、高血压危象、糖尿病酮症酸中毒及甲状腺危象。
2. 简述超高热危象及高血压危象的临床表现。
3. 简述超高热危象时降温治疗的护理措施。
4. 简述高血压危象救治措施。
5. 简述甲状腺危象的临床表现和护理要点。

〔林巧梅　蔡恩丽〕

参考书目

〔1〕许虹. 急救护理学. 北京：人民卫生出版社，2012
〔2〕周秀华，牛德群. 急救护理学. 北京：中国中医药出版社，2005
〔3〕关青. 急危重症护理学. 北京：人民卫生出版社，2009
〔4〕沈洪. 急诊医学. 北京：人民卫生出版社，2008
〔5〕曹伟新. 外科护理学. 北京：人民卫生出版社，2009
〔6〕白人骍. 急救护理. 北京：高等教育出版社，2008
〔7〕许虹. 急危重症护理学. 北京：人民卫生出版社，2007
〔8〕万长秀. 急救护理学. 北京：中国中医药出版社，2012
〔9〕陈晓松，刘建华. 现场急救学. 北京：人民卫生出版社，2009
〔10〕周秀华. 急危重症护理学. 第2版. 北京：人民卫生出版社，2010
〔11〕孙刚，刘玉法，高美. 院前急救概要. 北京：军事医学科学出版社，2010
〔12〕叶文琴. 急救护理. 北京：人民卫生出版社，2009
〔13〕宋洁，孙永显. 急救护理学. 北京：中国医药科技出版社，2009
〔14〕钟清玲. 急危重症护理学. 北京：人民卫生出版社，2009
〔15〕方海云. 临床常见急症护理程序. 广东：广东科学技术出版社，2003
〔16〕王志红，周兰姝. 危重症护理学. 北京：人民军医出版社，2003
〔17〕江观玉. 急诊护理学. 北京：人民卫生出版社，2005
〔18〕张淑香，赵玉敏，于鲁欣，等. 重症监护. 北京：中国科学技术出版社，2010
〔19〕曹广文. 灾难医学. 上海：第二军医大学出版社，2011
〔20〕肖振衷. 突发灾害应急医学救援. 上海：上海科学技术出版社，2007
〔21〕周继如. 实用急诊急救学. 北京：人民卫生出版社，2006
〔22〕谢虹. 急救护理学. 安徽：安徽大学出版社，2012
〔23〕许虹. 急诊护理学. 北京：人民卫生出版社，2012
〔24〕刘化侠. 急危重症护理学. 北京：中国中医药出版社，2007
〔25〕周玉杰，李小鹰，马长生，等. 现代心肺复苏. 北京：人民卫生出版社，2006
〔26〕周秀华. 急危重症护理学. 第2版. 北京：人民卫生出版社，2006
〔27〕谢天麟. 急危重症监护. 北京：人民卫生出版社，2006
〔28〕许虹. 急危重症护理学. 北京：人民卫生出版社，2011
〔29〕王祥瑞，于布为. 重症监测与治疗技术. 北京：人民卫生出版社，2011
〔30〕孙永显. 急救护理. 北京：人民卫生出版社，2010
〔31〕汪初球，徐洪璋. 现场救护手册. 北京：人民军医出版社，2010

〔32〕陶红. 急救护理学. 北京：高等教育出版社，2010
〔33〕胡虹. 急救护理学. 北京：人民卫生出版社，2011
〔34〕胡爱招. 急危重症护理. 杭州：浙江大学出版社，2010
〔35〕刘晓云，杨丽. 急救护理学. 长沙：中南大学出版社，2011
〔36〕许方蕾，陈淑英，吴敏. 新编急救护理学. 上海：复旦大学出版社，2011
〔37〕刘革新. 中医护理学. 北京：人民卫生出版社，2010
〔38〕姚景鹏. 内科护理学. 第2版. 北京：北京大学医学出版社，2008
〔39〕尤黎明. 内科护理学. 第4版. 北京：人民卫生出版社，2010
〔40〕杨志寅，于世鹏，高东升，等. 急性中毒. 北京：中国医药科技出版社，2006
〔41〕高野，张淑华，闫立强. 新编现场急救教程. 北京：中国人民公安大学出版社，2011
〔42〕胡敏，朱京慈. 急危重症护理技术. 北京：人民卫生出版社，2011
〔43〕王世文，肖文. 急诊护理学. 兰州：甘肃科学技术出版社，2008
〔44〕黄艺仪，张美芬. 现代急诊急救护理学. 北京：人民军医出版社，2008
〔45〕杨丽丽. 急救护理学. 北京：清华大学出版社，2011
〔46〕张彧. 急诊医学. 北京：人民卫生出版社，2010
〔47〕许方蕾，陈淑英，吴敏. 新编急救护理学. 上海：复旦大学出版社，2011
〔48〕杨涵铭，曹同瓦. 急诊医学. 上海：复旦大学出版社，2008
〔49〕李奇林，蔡学全，宋玉刚. 全科急救学. 北京：军事医科出版社，2002
〔50〕刘保池，蔡聚雨，刘海燕，等. 现代急诊医学. 郑州：郑州大学出版社，2006
〔51〕邵之祺，包启卫. 现场触电急救和创伤急救. 北京：水利水电出版社，2002
〔52〕张冬梅，陈希莲，柳红，等. 临床急救护理学. 天津：天津科学技术出版社，2008
〔53〕王世文，郭豫学，郑宁，等. 急症医学. 兰州：甘肃科学技术出版社，2007
〔54〕黄子通. 急诊抢救指南. 广州：广东科学技术出版社，2003
〔55〕关青. 急诊急救与重症护理. 郑州：郑州大学出版社，2008
〔56〕安淑芬，朱庆环，吴秀然，等. 急诊急救及护理. 天津：天津科学技术出版社，2009
〔57〕刘凤艳. 急诊护理指南. 兰州：甘肃科学技术出版社，2010
〔58〕张孟. 急救护理技术. 南京：东南大学出版社，2006
〔59〕张连阳，姚元章. 简明创伤救治学. 重庆：重庆出版社，2008
〔60〕尤黎明，吴瑛. 内科护理学. 北京：人民卫生出版社，2012
〔61〕张波，桂莉. 急危重症护理学. 第3版. 北京：人民卫生出版社，2012
〔62〕叶文琴. 急救护理学. 北京：人民卫生出版社，2012

《急救护理学》教学大纲

急救护理学是现代护理学的重要组成部分，是一门具有较强综合性和实践性的重要临床专业课程，主要内容包括院前急救、灾难救护、重症监护、心肺脑复苏、急性中毒等各类急危重症患者的抢救与护理及常用院前、院内急救技术。通过本课程的学习，使学生掌握急救护理的基本理论、基本知识和基本技术。学会对各类急危重症患者的病情评估、应急处理和配合抢救，能按照操作流程正确实施急救护理技术。掌握当面对危急情况时，能及时、正确的判断病情，实施正确的救援措施和监护，提高抢救成功率。

教学内容与考核要求

第一章 绪 论

第一节 急救护理学的发展史

【学习目的与要求】

通过本节的学习，掌握急救护理学的概念，了解急救护理学的发展史。学习重点是急救护理学的概念。

【课程内容】

1. 现代急救护理学的起源与发展。
2. 我国急救护理学的起源与发展现状。

第二节 急救护理学的研究范畴

【学习目的与要求】

通过本节的学习，熟悉急救护理学的研究范畴。学习重点是急救护理学的研究范畴。

【课程内容】

1. 院前急救。
2. 院内急诊科救护。
3. 危重病救护。
4. 灾难救护。
5. 战地救护。

6. 急诊医疗服务体系。
7. 急救护理学教育、科研和人才培训。

第三节　急诊医疗服务体系

【学习目的与要求】

通过本节的学习，掌握急诊医疗服务体系的概念；熟悉急诊医疗服务体系的组织与管理。学习重点是急诊医疗服务体系的概念；学习难点是急诊医疗服务体系的组织与管理。

【课程内容】

1. 急诊医疗服务体系的组织。
2. 急诊医疗服务体系的管理。

第四节　急救护理人员的素质要求

【学习目的与要求】

通过本节的学习，了解急救护理人员的素质要求。

【课程内容】

1. 高度的责任心。
2. 扎实的业务素质。
3. 健康的身体素质。
4. 良好的心理素质。
5. 较强的管理素质。

第二章　院前急救

第一节　概　　述

【学习目的与要求】

通过本节的学习，掌握院前急救的概念和原则；熟悉院前急救的特点和任务。学习重点是院前急救的原则。学习难点为院前急救的特点。

【课程内容】

1. 院前急救的概念及特点。
2. 院前急救的任务。
3. 院前急救的原则。

第二节　院前急救的组织体系

【学习目的与要求】

通过本节的学习，了解院前急救的设置（※计算机在院前急救中的运用）、※院前急救的工作模式。学习重点是院前急救的设置。学习难点为※院前急救的工作模式。

【课程内容】

1. 院前急救的设置：数量与规模、基本设备。
※2. 院前急救的工作模式。

第三节　院前急救护理的程序阶段

【学习目的与要求】

通过本节的学习，掌握现场评估分类、现场急救护理的内容与方法；熟悉急救呼救的要求、转运与途中监护的内容与方法；※了解急救信息处理、急救出诊准备、赶赴现场阶段、抵达医院阶段、返回待命状态的内容与方法。学习重点是现场急救护理的内容与方法。学习难点为现场评估分类的内容与方法。

【课程内容】

1. 急救呼救阶段。
※2. 急救信息处理阶段。
※3. 急救出诊准备阶段。
※4. 赶赴现场阶段。
5. 现场评估分类阶段。
6. 现场急救护理阶段。
7. 转运与途中监护阶段。
※8. 抵达医院阶段。
※9. 返回待命状态。

第三章　灾难事故救护

第一节　概　　述

【学习目的与要求】

通过本节的学习，掌握灾难事故的概念、灾难事故救护的基本原则和现场救护要点；熟悉灾难事故的特点和※医疗救护程序；了解灾难事故的分类。学习重点是灾难事故救护的现场救护要点。学习难点为灾难事故救护的基本原则。

【课程内容】

1. 概念。
2. 灾难事故的分类。
3. 灾难事故的特点。
4. 灾难事故救护的基本原则。
※5. 灾难事故的医疗救护程序。
6. 灾难事故的现场救护要点。

第二节 灾难时医学救援的组织管理

【学习目的与要求】

通过本节的学习，熟悉灾难事故医学救援的组织形式；了解灾难事故医学救援组织的建立和灾难事故医学救援的应急流程。学习重点是灾难事故医学救援的组织形式。学习难点是灾难事故医学救援组织的应急流程。

【课程内容】

1. 灾难事故医学救援组织的建立。
※2. 灾难事故医学救援组织的应急流程。
3. 灾难事故医学救援的组织形式。

第三节 灾难所致伤病类型

【学习目的与要求】

通过本节的学习，熟悉机械因素和生物因素所致伤病类型；了解气体尘埃因素所致疾病和※灾难损伤综合征。学习重点是机械因素和生物因素所致伤病。学习难点是※灾难损伤综合征。

【课程内容】

1. 机械因素所致的伤病。
2. 生物因素所致的疾病。
3. 气体尘埃因素所致疾病。
※4. 灾难损伤综合征。

第四节 常见灾难伤病员的现场救护

【学习目的与要求】

通过本节的学习，掌握交通事故、火灾、水灾和地震的现场医疗救护要点；了解交通事故、火灾、水灾和地震的现场自救要点。学习重点是交通事故、火灾、水灾和地震的现场医疗救护要点。学习难点是交通事故、火灾、水灾和地震的现场自救要点。

【课程内容】

1. 交通事故的现场救护：现场自救要点、现场医疗救护要点。
2. 火灾的现场救护：现场自救要点、现场医疗救护要点。
3. 水灾的现场救护：洪水时现场自救要点、落水者现场医疗救护要点。
4. 地震的现场救护：家中自救要点、办公室及公共场所自救要点、室外的应对措施、地震后现场自救要点、地震现场医疗救护要点。

第五节　灾后防疫

【学习目的与要求】

通过本节的学习，掌握灾后卫生防疫的主要措施；熟悉灾后卫生防疫的重点疾病；了解灾后易发生疫情的原因，※灾后卫生防疫部门的工作要点。学习重点是灾后卫生防疫的主要措施。学习难点是※灾后卫生防疫部门的工作要点。

【课程内容】

1. 灾后易发生疫情的原因。
2. 灾后卫生防疫的重点疾病。
※3. 灾后卫生防疫部门的工作要点。
4. 灾后卫生防疫的主要措施。

第四章　急诊科护理工作

第一节　急诊科的任务与设置

【学习目的与要求】

通过本节的学习，熟悉急诊科的任务；了解急诊科的设置、※急诊科组织结构。学习重点是急诊科的任务。

【课程内容】

1. 急诊科的任务。
2. 急诊科设置：基础设施与布局、急诊绿色通道、※急诊科组织结构、急诊科人员配备。

第二节　急诊科的护理管理

【学习目的与要求】

通过本节的学习，熟悉急诊科的工作制度；了解急诊科护理工作质量要求、※急诊护理人员的素质要求。学习重点是急诊科的工作制度。

【课程内容】

1. 急诊科护理工作质量要求：※管理目标、急诊管理措施。
※2. 急诊护理人员素质要求。
3. 急诊科工作制度：首诊负责制度、急诊观察室管理制度、抢救室管理制度、急诊绿色通道的相应制度。

第三节　急诊预检分诊

【学习目的与要求】

通过本节的学习，掌握急诊护理工作流程及处理原则；熟悉急诊科的护理工作特点、护理程序；了解

※急诊患者及家属的心理特点及心理护理。学习重点是急诊科护理工作流程。学习难点为急诊科护理处理原则。

【课程内容】

1. 急诊护理工作特点。
2. 急诊护理工作流程：接诊、分诊、急诊处理。
3. 护理程序：护理评估、护理诊断、制定护理计划并立即实施护理措施、及时评价护理效果。
4. 急诊患者及家属的心理护理：※急诊患者及家属的心理特点、急诊护理中的护患沟通、急诊患者及家属的心理护理。

第五章　重症监护病房

第一节　概　　述

【学习目的与要求】

通过本节的学习，掌握ICU的概念、综合性ICU床位数设置、护士与床位数比例设置；熟悉ICU的模式。学习重点是ICU的模式和设置。

【课程内容】

1. ICU模式。
2. ICU设置。

第二节　ICU管理与感染控制

【学习目的与要求】

通过本节的学习，熟悉ICU收治对象范围、ICU护士应具备的能力，※ICU的工作制度；了解※ICU的感染监控。学习重点是ICU收治对象范围、ICU护士应具备的能力。学习难点是ICU的感染监控。

【课程内容】

1. ICU功能。
2. ICU管理。
※3. ICU感染控制：易发生感染的原因、常见感染部位、ICU感染控制。

第三节　ICU的护理工作

【学习目的与要求】

通过本节的学习，掌握ICU患者的转入和转出护理；熟悉ICU的监护内容。学习重点是ICU患者的转入和转出护理。

【课程内容】

1. ICU患者的转入和转出护理：转入准备、转运途中要求、病情交接要求、转入护理、转出护理。

2. ICU 的监护内容：一般监护、※加强监护。

第四节　ICU 患者的心理护理和 ICU 的护理伦理

【学习目的与要求】

通过本节的学习，掌握 ICU 患者常见的心理问题及心理护理；熟悉※ICU 患者心理反应的影响因素；了解※ICU 的护理伦理问题。学习重点是 ICU 患者常见的心理问题及心理护理。学习难点是 ICU 患者心理反应的影响因素。

【课程内容】

1. ICU 患者的心理护理：危重症患者的心理变化特点、※ICU 患者心理反应的影响因素、ICU 患者的心理护理。

※2. ICU 的护理伦理。

第六章　常用监护技术

第一节　循环功能监护技术

【学习目的与要求】

通过本节的学习，掌握心电监护、血压及中心静脉压监测的方法及临床意义；熟悉有创血压监测的方法；了解※肺动脉压监测的方法、指标、临床意义及注意事项。学习重点是心电监护、血压及中心静脉压监测的方法及临床意义。学习难点为※肺动脉压监测的方法、指标及临床意义。

【课程内容】

1. 心电监护：心电监护仪的功能；监测方法；临床意义。
2. 血流动力学监测：心率监测；动脉压监测；中心静脉压监测；※肺动脉压监测。

第二节　呼吸功能监护技术

【学习目的与要求】

通过本节的学习，掌握呼吸运动的观察、脉搏氧饱和度的正常值及临床意义、血气分析主要指标的正常值及临床意义；熟悉呼吸功能监测的主要指标；了解※呼气末二氧化碳监测的临床意义。学习重点是呼吸运动的观察、脉搏氧饱和度的正常值及临床意义。学习难点为血气分析指标的正常值及临床意义。

【课程内容】

1. 呼吸运动观察：呼吸频率、呼吸节律。
2. 呼吸功能测定：潮气量、肺活量、每分钟通气量、生理无效腔、每分钟肺泡通气量、时间肺活量。
3. 脉搏氧饱和度监测：原理及方法、正常值及临床意义、SpO_2 监测中的注意事项。

※4. 呼气末二氧化碳监测。

5. 动脉血气分析：pH、$PaCO_2$、PaO_2、SaO_2、CaO_2、HCO_3^-、BE、BB、※AGp。

第三节 其他常用监护技术

【学习目的与要求】

通过本节的学习，掌握肾功能监测的主要指标，昏迷指数的测定，体温监测的方法及临床意义，简单酸碱失衡的判断方法；熟悉颅内压监测的正常值及临床意义，※影响颅内压的因素，肝功能监测的主要指标；了解※胃肠黏膜内 pH 监测的方法及临床意义。学习重点是昏迷指数的测定，体温监测的方法及临床意义，简单酸碱失衡的判断方法。学习难点为※酸碱失衡的判断方法。

【课程内容】

1. 肾功能监测：尿量监测、肾小球功能监测、肾小管功能监测。
2. 脑功能监测：昏迷指数测定、颅内压监测。
3. 肝功能监测：转氨酶、清蛋白及清蛋白/球蛋白、凝血酶原时间、甲胎球蛋白、纤维蛋白原与凝血酶原、血脂与脂蛋白、血清总胆红素。
4. 胃肠道功能监测：监测方法、正常值及临床意义。
5. 体温监测：正常体温、监测方法、测温部位、外周及中心温度差及临床意义、注意事项。
6. 酸碱平衡监测：根据 pH 值判断有无酸血症或碱血症、※根据 HCO_3^- 与 $PaCO_2$ 变量关系判断有无混合性酸碱失衡、机体代偿的时间、机体代偿的限度、根据阴阳离子平衡原则。

第七章 心搏骤停与心肺脑复苏

第一节 概 述

【学习目的与要求】

通过本节的学习，掌握心搏骤停的概念、临床表现及诊断标准；熟悉心搏骤停的病因及类型。学习重点是心搏骤停的临床表现及诊断标准。学习难点为心搏骤停的病因及类型。

【课程内容】

1. 心搏骤停的病因。
2. 心搏骤停的类型。
3. 心搏骤停的临床表现及诊断标准。

第二节 心肺脑复苏的起源与发展

【学习目的与要求】

通过本节的学习，熟悉心肺脑复苏概念的形成；了解※心肺复苏和心血管急救指南的发展历史、心肺脑复苏理论的发展。学习重点是心肺脑复苏理论基本生命支持的 CAB 顺序。学习难点是※《2010 心肺复苏和心血管急救指南》强调基本生命支持 CAB 顺序的理由。

【课程内容】

1. 心肺脑复苏概念的形成。

※2. 心肺复苏和心血管急救指南的发展历史。

3. 心肺脑复苏理论的发展：三期九步法、CAB 顺序及※理由、生存链。

第三节　心肺脑复苏的一般程序和方法

【学习目的与要求】

通过本节的学习，掌握心肺脑复苏基本生命支持的流程和方法；熟悉心肺脑复苏高级心血管生命支持的技术和脑复苏的治疗措施。学习重点是心肺脑复苏基本生命支持的 CAB 顺序，胸外心脏按压的部位、方法及注意事项，现场开放气道的方法，人工呼吸的要求，高级生命支持常用人工气道的种类，常用急救药物，电除颤的注意事项。学习难点是※胸外心脏按压的原理，脑缺血缺氧的病理生理改变。

【课程内容】

1. 基本生命支持：判断患者反应，启动急救医疗服务体系，建立有效循环、开放气道、人工呼吸、电除颤、基本生命支持效果判断。

2. 高级心血管生命支持：明确诊断、建立人工气道、氧疗和人工通气、开胸心脏按压、药物治疗。

3. 持续生命支持：※脑完全性缺血缺氧的病理生理、脑复苏、器官特异性评估和支持。

4. 复苏后监测。

〔附〕小儿基本生命支持。

第八章　常用急救技术

第一节　院前急救技术

【学习目的与要求】

通过本节的学习，掌握口咽通气管、鼻咽通气管的适应证、操作方法和注意事项，指压止血法、橡皮止血带止血法及注意事项，呼吸道异物的判断及现场急救；熟悉绷带基本包扎法、包扎的注意事项，身体各部位骨折固定方法、骨折固定注意事项，患者搬运方法和搬运注意事项；了解环甲膜穿刺术、环甲膜切开术及三角巾包扎法。学习重点是口咽通气管、鼻咽通气管的适应证、操作方法和注意事项，指压止血法、橡皮止血带止血法及注意事项。学习难点为呼吸道异物的现场急救。

【课程内容】

1. 通气：手法开放呼吸道、咽插管、环甲膜穿刺术、环甲膜切开术。

2. 止血。

3. 包扎。

4. 固定。

5. 搬运。

6. 呼吸道异物的现场急救：病因、临床表现、判断、救护措施、注意事项。

第二节　院内急救技术

【学习目的与要求】

通过本节的学习，掌握气管内插管、气管切开、机械辅助呼吸的目的、适应证、禁忌证和救护要点；

熟悉中心静脉置管的目的、适应证、禁忌证、救护要点；了解※临时心脏起搏术、※主动脉球囊反搏术、连续肾脏替代治疗和体外膜肺氧合的目的、适应证、禁忌证和救护要点。学习重点是气管内插管、气管切开、中心静脉置管的目的、适应证、禁忌证和救护要点。学习难点是机械辅助呼吸的目的、适应证、禁忌证和救护要点。

【课程内容】

1. 气管内插管术。
2. 气管切开术。
3. 机械辅助呼吸。
4. 中心静脉置管术。

※5. 临时心脏起搏。
※6. 主动脉球囊反搏。
※7. 连续性血液净化治疗。
※8. 体外膜肺氧合技术。

第三节　常用中医急救技术

【学习目的与要求】

通过本节的学习，掌握常用中医急救技术如指压穴位法、拔罐法和刮痧法的操作方法；熟悉指压穴位法、针刺法、拔罐法和刮痧法的目的、适应证和注意事项；了解常用中医急救技术的禁忌证、针刺法操作的基本手法和※辅助手法。学习重点是各种中医急救技术的操作方法。学习难点为针刺法操作的基本手法和※辅助手法以及各种中医急救技术的注意事项。

【课程内容】

1. 指压穴位法。
2. 针刺法。
3. 拔罐法。
4. 刮痧法。

第九章　危重症患者的营养支持

第一节　概　　述

【学习目的与要求】

通过本节的学习，掌握营养支持的概念。了解※危重症患者的代谢变化。学习重点是营养支持的概念，学习难点是※危重症患者的代谢变化。

【课程内容】

※1. 危重症患者的代谢变化：三大营养素代谢改变、能量代谢增高、维生素代谢改变、胃肠道功能改变。

2. 营养需求：正常营养需求、危重症患者的营养需求。

第二节　营养评估

【学习目的与要求】

通过本节的学习，熟悉危重症患者营养评估的方法（病史、人体测量、※实验室检查、临床检查、※综合营养评估）。学习重点是危重症患者营养评估的方法，学习难点是营养评估的方法。

【课程内容】

1. 病史。
2. 人体测量。
※3. 实验室检查。
4. 临床检查。
※5. 综合营养评估。

第三节　危重症患者营养支持途径与选择

【学习目的与要求】

通过本节的学习，掌握肠内、肠外营养支持的监护内容、并发症及其防治措施。熟悉肠内、肠外营养支持的适应证、禁忌证、给予途径与输注方式。了解※肠内、肠外营养支持的各类营养制剂。学习重点是肠内、肠外营养支持的监护内容、并发症及其防治措施。学习难点是肠内、肠外营养支持的监护内容。

【课程内容】

1. 肠内营养：概念、适应证、禁忌证、※营养制剂、给予途径、输注方式、监护、并发症。
2. 肠外营养：概念、适应证、禁忌证、※营养制剂、给予途径、监护、并发症。

第十章　休　　克

第一节　概　　述

【学习目的与要求】

通过本节的学习，熟悉休克的病因和分类方法；※了解休克的病理生理特点。学习重点是休克的病因和分类。学习难点为※休克的病理生理特点。

【课程内容】

1. 病因与分类。
2. 病理生理：微循环的变化、※细胞代谢的变化和内脏器官的继发性损害。

第二节　休克的病情评估

【学习目的与要求】

通过本节的学习，掌握休克的临床表现及分期；熟悉※临床常见休克的鉴别；了解休克的辅助检查方法。学习重点是休克的分期及临床表现。学习难点为※临床常见休克的鉴别。

【课程内容】

1. 临床表现。
2. 辅助检查。

第三节 休克的救治与护理

【学习目的与要求】

通过本节的学习，掌握休克的现场救护措施，院内护理措施；熟悉休克的常规病情监测及※特殊监测；了解休克的健康教育。学习重点是休克现场和院内救护措施及常规监测方法。学习难点是※休克的特殊监测。

【课程内容】

1. 现场救护。
2. 院内救护。
3. 病情监测：常规监测和※特殊监测。
4. 健康教育。

第十一章 创 伤

第一节 概 述

【学习目的与要求】

通过本节的学习，掌握创伤的概念；熟悉创伤的评分系统（院前、※院内）；了解创伤的病理生理变化（应激反应、※代谢改变、※免疫功能改变）。学习重点为创伤的概念及评分系统（院前、※院内）。学习难点为※创伤的病理生理变化及评分系统（院前、※院内）。

【课程内容】

1. 创伤概述：概念、分类、病理生理变化（应激反应、※代谢改变、※免疫功能改变）。
2. 创伤评分系统：院前评分、※院内评分、※ICU 评分。

第二节 多发伤

【学习目的与要求】

通过本节的学习，掌握多发伤的概念、院前救护、转运与途中监护；熟悉多发伤的伤情评估、临床特点及院内救护；了解多发伤的辅助检查。学习重点是多发伤的概念、临床特点、院前救护、转运与途中监护。学习难点为※多发伤的伤情评估、救治与护理。

【课程内容】

1. 概念。

2. 临床特点。

※3. 伤情评估：危及生命的伤情评估、全身伤情评估、确立多发伤的诊断。

※4. 救治与护理：院前救护、转运与途中监护、院内救护。

第三节　常见创伤的急救处理

【学习目的与要求】

通过本节的学习，掌握颅脑损伤、胸部损伤（※心包填塞的救护）、腹部损伤及四肢、骨盆和脊椎伤的临床表现和院前救护；熟悉颅脑损伤、胸部损伤、腹部损伤的伤情评估与院内救护，※四肢、骨盆和脊椎伤的院内救护；了解各类损伤的分类及辅助检查。学习重点是常见损伤的院前、院内救护。学习难点是常见损伤的伤情评估、院前救护。

【课程内容】

1. 颅脑损伤：分类、伤情评估、救治与护理（院前救护、院内救护）。
2. 胸部损伤：分类、伤情评估、救治与护理（院前救护、院内救护）。
3. 腹部损伤：分类、伤情评估、救治与护理（院前救护、院内救护）。
4. 四肢、骨盆和脊椎伤：分类、伤情评估、救治与护理（院前救护、转运与途中监护、※院内救护）。

第十二章　急性中毒

第一节　中毒概述

【学习目的与要求】

通过本节的学习，掌握中毒的分类、毒物的吸收途径和中毒的护理要点；熟悉毒物的代谢、排泄途径、中毒的发病机制、临床表现和急救措施；了解中毒的原因、辅助检查和健康教育。学习重点为中毒的急救措施和护理要点。学习难点为中毒的发病机制及临床表现。

【课程内容】

1. 分类。
2. 原因。
3. 吸收、代谢与排泄。
4. 发病机制。
5. 临床表现。
6. 辅助检查。
7. 救治与护理。

第二节　有机磷农药中毒

【学习目的与要求】

通过本节的学习，掌握有机磷农药中毒的临床表现、病情判断和护理要点；熟悉有机磷农药中毒的机制和急救措施；了解有机磷农药中毒的途径、毒物的吸收及代谢、病史、辅助检查和健康教育。学习重点为有机磷农药中毒的临床表现及救治与护理。学习难点为有机磷农药中毒的机制、急救措施和用药护理。

【课程内容】

1. 中毒的途径和机制：中毒途径、毒物的吸收及代谢、中毒机制。
2. 病情评估：病史、临床表现、病情判断、辅助检查。
3. 救治与护理：急救措施、护理要点、健康教育。

第三节 一氧化碳中毒

【学习目的与要求】

通过本节的学习，掌握一氧化碳中毒的临床表现、急救措施和护理要点；熟悉一氧化碳中毒的途径和中毒机制；了解一氧化碳中毒的病史、辅助检查、健康教育。学习重点为一氧化碳中毒的临床表现、现场急救及护理要点。学习难点为一氧化碳中毒机制和对迟发性脑病的理解。

【课程内容】

1. 中毒的途径和机制：中毒途径、中毒机制。
2. 病情评估：病史、临床表现、辅助检查。
3. 救治与护理：急救措施、护理要点、健康教育。

第四节 镇静催眠药中毒

【学习目的与要求】

通过本节课的学习，掌握镇静催眠药中毒的临床表现和护理要点；熟悉镇静催眠药中毒的急救措施；了解镇静催眠药中毒的中毒途径、※中毒机制、病史、辅助检查和健康教育。学习重点为镇静催眠药中毒的临床表现和护理要点。学习难点为镇静催眠药中毒的中毒机制和急救措施。

【课程内容】

1. 中毒的途径和机制：中毒途径、※中毒机制。
2. 病情评估：病史、临床表现、辅助检查。
3. 救治与护理：急救措施、护理要点、健康教育。

第五节 食物中毒

【学习目的与要求】

通过本节的学习，掌握细菌性食物中毒的临床表现、急救措施和护理要点；熟悉食物中毒的分类和健康教育；了解细菌性食物中毒的途径、※中毒机制。学习重点为细菌性食物中毒的临床表现、急救措施与护理要点。学习难点为细菌性食物中毒机制。

【课程内容】

1. 中毒的途径与机制：中毒途径、※细菌性食物中毒机制。
2. 病情评估：病史、临床表现、辅助检查。
3. 救治与护理：急救措施、护理要点、健康教育。

第六节　强酸强碱中毒

【学习目的与要求】

通过本节的学习，掌握强酸强碱中毒的临床表现、急救措施和护理要点；熟悉强酸强碱中毒的途径、健康教育；了解强酸强碱中毒的辅助检查、※中毒机制。学习重点为强酸强碱中毒的临床表现、急救措施与护理要点，学习难点为强酸强碱中毒机制。

【课程内容】

1. 中毒的途径与机制：中毒途径、※中毒机制。
2. 病情评估：病史、临床表现、辅助检查。
3. 救治与护理：急救措施、护理要点、健康教育。

第七节　急性酒精中毒

【学习目的与要求】

通过本节的学习，掌握急性酒精中毒的临床表现、急救措施及护理要点；熟悉急性酒精中毒途径及※中毒机制；了解急性酒精中毒的辅助检查、健康教育。学习重点为急性酒精中毒的临床表现、急救措施和护理要点。学习难点是急性酒精中毒机制。

【课程内容】

1. 中毒的途径与机制：中毒途径、※中毒机制。
2. 病情评估：病史、临床表现、辅助检查。
3. 救治与护理：急救措施、护理要点、健康教育。

第八节　亚硝酸盐中毒

【学习目的与要求】

通过本节的学习，掌握亚硝酸盐中毒的临床表现、急救措施与护理要点；熟悉亚硝酸盐中毒途径及健康教育；了解亚硝酸盐的来源、辅助检查、中毒机制。学习重点是亚硝酸盐的临床表现、急救措施与护理要点。学习难点是亚硝酸盐中毒机制。

【课程内容】

1. 中毒的途径与机制：中毒途径、中毒机制。
2. 病情评估：病史、临床表现、辅助检查。
3. 救治与护理：急救措施、护理要点、健康教育。

第十三章　环境及物理因素损伤

第一节　中　　暑

【学习目的与要求】

通过本节的学习，掌握中暑院前救护及护理要点；熟悉中暑的临床表现、院内救护及健康教育；了解中暑的病因，※中暑的发病机制；学习重点是中暑的临床表现、院前救护、院内救护、护理要点；学习难点是※中暑的发病机制及院内救护。

【课程内容】

1. 病因与※发病机制。
2. 临床表现。
3. 救治与护理：院前救护、院内救护、健康教育。

第二节　淹　　溺

【学习目的与要求】

通过本节的学习，掌握淹溺救护原则及院前救护措施和护理要点；熟悉淹溺的临床表现及健康教育；了解淹溺的※发病机制。学习重点是淹溺的临床表现、院前救护原则及措施、护理要点；学习难点是※淹溺的发病机制及院内救护。

【课程内容】

1. 病因与※发病机制。
2. 临床表现。
3. 救治与护理：院前救护、院内救护、健康教育。

第三节　电击伤

【学习目的与要求】

通过本节的学习，掌握电击伤院前救护原则、救护措施及护理要点；熟悉电击伤的临床表现及健康教育；了解电击伤的原因，※电击伤的发病机制。学习重点是电击伤的临床表现、院前救护原则及措施、护理要点；学习难点是※电击伤的发病机制及院内救护。

【课程内容】

1. 病因与※发病机制。
2. 临床表现。
3. 救治与护理：院前救护、院内救护、健康教育。

第四节 冻 伤

【学习目的与要求】

通过本节的学习，掌握冻伤救护原则及措施，护理要点；熟悉局部冻伤的分度、临床表现及健康教育；了解冻伤的原因，※冻伤的发病机制。学习重点是冻伤的临床表现、院前救护原则及措施、院内救护及护理要点；学习难点是※冻伤的发病机制及院内救护。

【课程内容】

1. 病因与※发病机制。
2. 临床表现。
3. 救治与护理：院前救护、院内救护、健康教育。

第五节 毒蛇咬伤

【学习目的与要求】

通过本节的学习，掌握毒蛇咬伤的院前救护原则及措施，护理要点；熟悉毒蛇咬伤的临床表现及健康教育；了解有毒蛇与无毒蛇咬伤的牙痕区别；※毒蛇咬伤的发病机制。学习重点是毒蛇咬伤临床表现、院前救护原则及措施，护理要点；学习难点是※毒蛇咬伤的发病机制及院内救护。

【课程内容】

1. 病因与※发病机制。
2. 临床表现。
3. 救治与护理：院前救护、院内救护、健康教育。

第十四章 常见的临床危象

第一节 超高热危象

【学习目的与要求】

通过本节的学习，掌握超高热危象的临床表现与护理要点；熟悉超高热危象的概念及救治措施；※了解超高热的发病机制、病因、辅助检查及健康教育；学习重点是超高热危象的概念、临床表现、救治措施、护理要点；学习难点是※超高热的发病机制及救治措施。

【课程内容】

1. 病因与※发病机制。
2. 病情评估。
3. 救治与护理：救治措施、护理要点、健康教育。

第二节　高血压危象

【学习目的与要求】

通过本节的学习，掌握高血压危象的临床表现与护理要点；熟悉高血压危象的的概念及救治措施；了解高血压危象的病因、※发病机制、辅助检查及健康教育；学习重点是高血压危象的概念、临床表现、救治措施、护理要点；学习难点是※高血压危象的发病机制及救治措施。

【课程内容】

1. 病因与※发病机制。
2. 病情评估。
3. 救治与护理：救治措施、护理要点、健康教育。

第三节　高血糖危象

【学习目的与要求】

通过本节的学习，掌握糖尿病酮症酸中毒、高血糖高渗性状态的临床表现与护理要点；熟悉糖尿病酮症酸中毒、高血糖高渗性状态的概念及救护措施；了解糖尿病酮症酸中毒、高血糖高渗性状态的病因、※发病机制、辅助检查及健康教育；学习重点是糖尿病酮症酸中毒、高血糖高渗性状态的概念、临床表现、救治措施、护理要点；学习难点是※糖尿病酮症酸中毒、高血糖高渗性状态的发病机制及救治措施。

【课程内容】

1. 糖尿病酮症酸中毒：病因与※发病机制、病情评估、救治与护理。
2. 高血糖高渗性状态：病因与※发病机制、病情评估、救治与护理。

第四节　甲状腺危象

【学习目的与要求】

通过本节的学习，掌握甲状腺危象的临床表现与护理要点；熟悉甲状腺危象的的概念及救护措施；了解甲状腺危象的病因、※发病机制、辅助检查及健康教育；学习重点是甲状腺危象的概念、临床表现、救治措施、护理要点；学习难点是※甲状腺危象的发病机制及救治措施。

【课程内容】

1. 病因与※发病机制。
2. 病情评估。
3. 救治与护理：救治措施、护理要点、健康教育。

图书在版编目（CIP）数据

急救护理学 / 吕静，许瑞主编；许虹主审. -- 长沙 : 湖南科学技术出版社，2013.11

全国高等中医药院校护理专业成人教育规划教材

ISBN 978-7-5357-7857-4

Ⅰ. ①急… Ⅱ. ①吕… ②许… ③许… Ⅲ. ①急救－护理－成人高等教育－教材 Ⅳ. ①R472.2

中国版本图书馆 CIP 数据核字(2013)第 216866 号

全国高等中医药院校护理专业成人教育规划教材

急救护理学

指　　导：国家中医药管理局人事教育司

总 主 编：洪　净

副总主编：徐英敏　蒋冠斌

主　　编：吕　静　许　瑞

主　　审：许　虹

责任编辑：黄一九　石　洪　邹海心　李　忠

出版发行：湖南科学技术出版社

社　　址：长沙市湘雅路 276 号

http://www.hnstp.com

邮购联系：本社直销科　0731-84375808

印　　刷：长沙超峰印刷有限公司

（印装质量问题请直接与本厂联系）

厂　　址：宁乡县金洲新区泉洲北路 100 号

邮　　编：410600

出版日期：2013 年 11 月第 1 版第 1 次

开　　本：787mm×1092mm　1/16

印　　张：19.5

字　　数：460000

书　　号：ISBN 978-7-5357-7857-4

定　　价：35.00 元